「新版　どう読む？　こう読む！　てんかんの発作間欠期・発作時脳波」
参考表

主な薬剤略語一覧

本書内に登場する薬剤は太字とした。　太字以外の薬剤は本書に登場していないもの
の、よく登場する薬剤の略語である。

AZA	acetazolamide	アセタゾラミド
CBZ	**carbamazepine**	**カルバマゼピン**
CLB	**clobazam**	**クロバザム**
CZP	**clonazepam**	**クロナゼパム**
DZP	**diazepam**	**ジアゼパム**
EHN	ethotoin	エトトイン
ESM	**ethosuximide**	**エトスクシミド**
GBP	gabapentin	ガバペンチン
LCM	lacosamide	ラコサミド
LEV	**levetiracetam**	**レベチラセタム**
LTG	**lamotrigine**	**ラモトリギン**
NZP	nitrazepam	ニトラゼパム
PB	**phenobarbital**	**フェノバルビタール**
PER	perampanel	ペランパネル
PHT	**phenytoin**	**フェニトイン**
PHT	phenytoin	フェニトイン
PIR	piracetam	ピラセタム
PLP	pyridoxal phosphate	ピリドキサールリン酸
PN	pyridoxine	ピリドキシン
PRM	primidone	プリミドン
RFN	rufinamide	ルフィナミド
ST	sultiame	スルチアム
STP	stiripentol	スチリペントール
TPM	topiramate	トピラマート
VGB	**vigabatrin**	**ビガバトリン**
VPA	**valproic acid**	**バルプロ酸(ナトリウム)**
ZNS	**zonisamide**	**ゾニサミド**

「新版　どう読む？　こう読む！　てんかんの発作間欠期・発作時脳波」正誤表

viiiページの表内、以下の太字の箇所に間違いがございました。謹んでお詫び申し上げます。

主な用語一覧

略語	和文	欧文
CAE	小児欠神てんかん	childhood absence epilepsy
CSWS	徐波睡眠時持続性棘徐波	continuous spike-and-wave during slow wave sleep
DEE-SWAS	睡眠時棘徐波活性化を示す発達性てんかん性脳症	developmental and/or epileptic encephalopathy with spike-and-wave activation in sleep
DRPLA	歯状核赤核淡蒼球ルイ体萎縮症	dentatorubral pallidoluysian atrophy
DSA	周波数解析表示	—
ED	てんかん様発射	epileptiform discharge
EIDEE	早発乳児発達性てんかん性脳症	early infantile developmental and epileptic encephalopathy
EIFMS	遊走性焦点発作を伴う乳児てんかん	epilepsy of infancy with migrating focal seizures
EMA	ミオクロニー欠神発作を伴うてんかん	epilepsy with myoclonic absence
EMAS	ミオクロニー脱力発作を伴うてんかん	epilepsy with myoclonic-atonic seizures
GTCS	全般強直間代発作	generalized tonic-chonic seizure
IED	発作間欠期てんかん様発射	interictal epileptiform discharge
—	多棘波	polyspikes
ILAE	国際抗てんかん連盟	International League Against Epilepsy
—	**ヒプスアリスミア**	**hypsarrhythmia**
IRDA	**間欠性律動性デルタ活動**	**intermittent rhythmic delta activity**
JAE	若年欠神てんかん	juvenile absence epilepsy
JME	若年ミオクロニーてんかん	juvenile myoclonic epilepsy
LGS	Lennox-Gastaut（レノックス・ガストー）症候群	Lennox-Gastaut syndrome
PD	光駆動反応	photic driving
PDs	周期性放電	periodic discharges
PME	進行性ミオクローヌスてんかん	progressive myoclonus epilepsy
PMR	光ミオクロニー反応	photomyoclonic response
—	**K-複合**	**K-complex**
PPR	**光突発脳波反応**	**photoparoxysmal response**
—	睡眠紡錘波	spindle
SeLECTS	中心側頭部棘波を示す自然終息性てんかん	self-limited epilepsy with centrotemporal spikes

2024年8月
診断と治療社

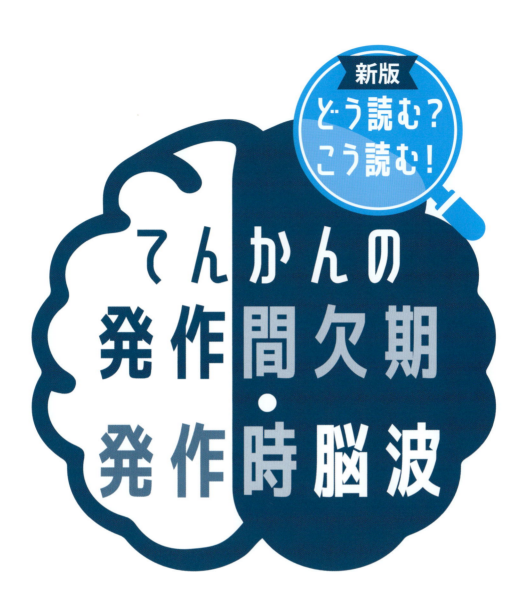

新版
どう読む？
こう読む！

てんかんの
発作間欠期・
発作時脳波

高橋 幸利

編集

診断と治療社

序　文

　静岡てんかん・神経医療センターでは，てんかんに関する医学知識の普及のため，若手医師向けに「てんかん学研修セミナー」や「Epilepsy exposure course（てんかん研修初期コース）」という個人研修を行っています．参加された方にお伺いすると，てんかん診療の中でお困りの点としては"脳波判読が難しい"，という声が多いです．脳波は数値で表せず，形やその変化の仕方で判断しなければならないことから，自己学習では習得が難しく，周りに自信をもって指導してくれる指導医が少ないためではと思っています．脳波記録にはアーチファクトという脳波以外の成分も混じるため，脳波変化が見えなかったり，アーチファクトを脳波と考えてしまったりする落とし穴があります．また，正常というかてんかんではないのに，てんかんの人に見られる脳波異常を持っている人がいたり，てんかんなのに何度脳波検査を行っても脳波異常が出ない症例もあったりして，てんかんでない人を脳波でてんかんと誤診してしまう落とし穴もあります．ビデオ脳波同時記録装置以外の通常の脳波計による検査のみですと，発作を起こしている脳波異常なのか，発作を起こさない発作間欠期脳波異常なのか判断が難しく，微細な発作を見逃してしまう落とし穴もあります．

　本書では，2022 年の新しい国際抗てんかん連盟のてんかん症候群分類に従って，てんかん症候群ごとに発作間欠期，発作時脳波を大きな脳波記録図を用いて，見るべき点を詳細に解説しました．典型的な異常をしっかり覚えていただくことで，自信をもって脳波正常と判断できるようになります．読者のみなさんが，各てんかん症候群の基本的な臨床特徴，脳波特徴を覚えていただいて，色々な落とし穴を避けて，正しい脳波判読ができるようになっていただけるように祈念しています．

2024 年 3 月吉日
メジロの姿に春を想う漆山にて．
静岡てんかん・神経医療センター名誉院長／小児科　　高橋幸利

執筆者一覧

編 集

高橋　幸利　　　国立病院機構静岡てんかん・神経医療センター，
　　　　　　　　岐阜大学医学部小児病態学，静岡県立大学薬学部，岐阜市民病院小児科

執筆者(五十音順)

秋山　倫之　　　岡山大学病院小児神経科
秋山　麻里　　　岡山大学病院小児神経科
荒木　保清　　　国立病院機構静岡てんかん・神経医療センター（てんかん科）
池田　　仁　　　大阪南森町いけだクリニック 神経内科
池田　浩子　　　大阪南森町いけだクリニック 神経内科
今井　克美　　　国立病院機構静岡てんかん・神経医療センター（てんかん科）
植田　佑樹　　　北海道大学病院小児科
臼井　直敬　　　国立病院機構静岡てんかん・神経医療センター（てんかん科）
江川　　潔　　　北海道大学大学院医学研究科小児科学分野
大谷　英之　　　国立病院機構静岡てんかん・神経医療センター（てんかん科）
大松　泰生　　　横浜医療福祉センター港南 神経小児科
小川　博司　　　国立病院機構静岡てんかん・神経医療センター（てんかん科）
川口　典彦　　　国立病院機構静岡・てんかん神経医療センター（てんかん科）
木水　友一　　　大阪母子医療センター小児神経科
九鬼　一郎　　　大阪市立総合医療センター小児神経内科
久保田裕子　　　日本橋神経クリニック
近藤　聡彦　　　国立病院機構岡山医療センター脳神経外科
佐藤　哲也　　　元・国立病院機構静岡てんかん・神経医療センター
白石　秀明　　　北海道大学病院小児科／北海道大学病院てんかんセンター
鈴木　菜摘　　　国立病院機構静岡てんかん・神経医療センター（てんかん科）
高橋　幸利　　　国立病院機構静岡てんかん・神経医療センター，
　　　　　　　　岐阜大学医学部小児病態学，静岡県立大学薬学部，岐阜市民病院小児科
寺田　清人　　　てんかんと発達の横浜みのる神経クリニック
徳本健太郎　　　国立病院機構静岡てんかん・神経医療センター（てんかん科）
西田　拓司　　　国立病院機構静岡てんかん・神経医療センター（てんかん科）
日吉　俊雄　　　国立病院機構静岡てんかん・神経医療センター（てんかん科）
福岡　正隆　　　大阪市立総合医療センター小児脳神経内科
松田　一己　　　さざ波てんかん神経クリニック
水谷　聡志　　　国立病院機構静岡てんかん・神経医療センター（てんかん科）

美根　　潤	国立病院機構静岡てんかん・神経医療センター（てんかん科）
宮下　光洋	国立病院機構静岡てんかん・神経医療センター（てんかん科）
最上友紀子	大阪母子医療センター小児神経科
本山　りえ	国立循環器病研究センター脳神経内科
森岡　景子	富士宮市立病院小児科
矢部　友奈	国立病院機構静岡てんかん・神経医療センター（てんかん科）
山口　解冬	国立病院機構静岡てんかん・神経医療センター（てんかん科）
山崎　悦子	国立病院機構静岡てんかん・神経医療センター（てんかん科）
芳村　勝城	国立病院機構静岡てんかん・神経医療センター（てんかん科）
渡辺　陽和	大阪発達総合療育センター

CONTENTS

第1部　総　論

A てんかん発作・てんかん・てんかん症候群の最新分類 ……………………… 2　高橋幸利

B 脳波の役割：発作間欠期・発作時・発作直後の脳波と臨床症状 ………… 8　高橋幸利

C 覚醒時，睡眠時の背景脳波活動の発達，加齢に伴う変化 ……………… 16　植田佑樹

D 突発性異常波（発作間欠期） ……………………… 23　本山りえ／川口典彦

E 境界領域の脳波所見 ……………………………………… 29　池田　仁

F 光刺激で誘発される脳波異常 ……………………… 35　美根　潤／高橋幸利

G アーチファクトの種類と見分け方 ……………………………… 39　荒木保清

H 発作時脳波の見方 ……………………………………… 48　西田拓司

第2部　各　論

A 全般てんかん

小児欠神てんかん（CAE） ……………………………… 58　宮下光洋
若年欠神てんかん（JAE） ……………………………… 62　寺田清人
若年ミオクロニーてんかん（JME） ………………… 67　芳村勝城
全般性強直間代発作のみを示すてんかん（GTCA） ………… 73　山崎悦子
ミオクロニー欠神発作を伴うてんかん（EMA） …………… 77　徳本健太郎

B 焦点てんかん

海馬硬化を伴う内側側頭葉てんかん（MTLE-HS） ………… 84　日吉俊雄
中心側頭部棘波を示す自然終息性てんかん（SeLECTS） ………… 92　福岡正隆
自律神経発作を伴う自然終息性てんかん（SeLEAS） ………… 97　秋山麻里
小児後頭視覚てんかん（COVE） …………………………… 102　池田浩子

C 発達性てんかん性脳症または進行性神経学的退行を伴う症候群

①新生児・乳児期発病

早期乳児発達性てんかん性脳症(EIDEE) ……………………………………… 108 今井克美

遊走性焦点発作を伴う乳児てんかん(EIMFS) ……………………………… 115 九鬼一郎

乳児てんかん性スパズム症候群(IESS) ……………………………………… 123 山口解冬

Dravet 症候群(DS) …………………………………………………………… 133 水谷聡志

KCNQ2―発達性てんかん性脳症(*KCNQ2*-DEE) …………………………… 145 大松泰生

ピリドキシン／ピリドキサールリン酸依存性発達性てんかん性脳症(PD/P5PD-DEE)
………………………………………………… 153 矢部友奈／高橋幸利／秋山倫之

CDKL5―発達性てんかん性脳症(*CDKL5*-DEE) ……………… 160 森岡景子／高橋幸利

PCDH19 群発てんかん ………………………………………………………… 166 木水友一

グルコーストランスポーター1 欠損症(Glut1DS) ………………………… 172 渡辺陽和

Sturge-Weber 症候群(SWS) …………………………………………………… 180 小川博司

視床下部過誤腫による笑い発作 ……………………………………………… 186 大谷英之

②小児期発症

ミオクロニー脱力発作を伴うてんかん(EMAtS) …………………………… 192 最上友紀子

Lennox-Gastaut 症候群(LGS) ………………………………………………… 197 久保田裕子

睡眠時棘徐波活性化を示す発達性てんかん性脳症(DEE-SWAS) ………… 206 白石秀明

③発症時期が一定でない疾患

Rasmussen 症候群(RS) ………………………………………………………… 221 高橋幸利

進行性ミオクローヌスてんかん(PME) ……………………………………… 227 江川　潔

第3部　付　録

A 発作時脳波焦点と MRI 所見 ………………………………………………… 234 近藤聡彦

B 発作時脳波焦点と SPECT 所見 …………………………………………… 243 松田一己

C 発作時脳波焦点と PET 所見 ……………………………………………… 252 臼井直敬

D よりよい脳波記録のための検査テクニック ……………………………… 259 鈴木菜摘

E 長時間ビデオ脳波検査に耐えられる電極装着法 ………………………… 266 佐藤哲也
(当院で行われている装着の一例)

主な用語一覧

略　語	和　　文	欧　　文
CAE	小児欠神てんかん	childhood absence epilepsy
CSWS	徐波睡眠時持続性棘徐波	continuous spike-and-wave during slow wave sleep
DEE-SWAS	睡眠時棘徐波活性化を示す発達性てんかん性脳症	developmental and/or epileptic encephalopathy with spike-and-wave activation in sleep
DRPLA	歯状核赤核淡蒼球ルイ体萎縮症	dentatorubral pallidoluysian atrophy
DSA	周波数解析表示	
ED	てんかん様発射	epileptiform discharge
EIDEE	早発乳児発達性てんかん性脳症	early infantile developmental and epileptic encephalopathy
EIFMS	遊走性焦点発作を伴う乳児てんかん	epilepsy of infancy with migrating focal seizures
EMA	ミオクロニー欠神発作を伴うてんかん	epilepsy with myoclonic absence
EMAS	ミオクロニー脱力発作を伴うてんかん	epilepsy with myoclonic-atonic seizures
GTCS	全般強直間代発作	generalized tonic-clonic seizure
IED	発作間欠期てんかん様発射	interictal epileptiform discharge
	多棘波	polyspikes
ILAE	国際抗てんかん連盟	International League Against Epilepsy
IRDA	ヒプスアリスミア	hypsarrhythmia
	間欠性律動性デルタ活動	intermittent rhythmic delta activity
JAE	若年欠神てんかん	juvenile absence epilepsy
JME	若年ミオクロニーてんかん	juvenile myoclonic epilepsy
LGS	Lennox-Gastaut（レノックス・ガストー）症候群	Lennox-Gastaut syndrome
PD	光駆動反応	photic driving
PDs	周期性放電	periodic discharges
PME	進行性ミオクローヌスてんかん	progressive myoclonus epilepsy
PMR	光ミオクロニー反応	photomyoclonic response
PPR	K-複合	K-complex
	光突発脳波反応	photoparoxysmal response
	睡眠紡錘波	spindle
SeLECTS	中心側頭部棘波を示す自然終息性てんかん	self-limited epilepsy with centrotemporal spikes

主な薬剤略語一覧

本書内に登場する以下薬剤については，略語を使用した.

略　語	欧　文	和　文
CBZ	carbamazepine	カルバマゼピン
CZP	clonazepam	クロナゼパム
ESM	ethosuximide	エトスクシミド
LTG	lamotrigine	ラモトリギン
PB	phenobarbital	フェノバルビタール
PHT	phenytoin	フェニトイン
VGB	vigabatrin	ビガバトリン
VPA	valproic acid	バルプロ酸(ナトリウム)
ZNS	zonisamide	ゾニサミド
CLB	clobazam	クロバザム
DZP	diazepam	ジアゼパム
LEV	levetiracetam	レベチラセタム

第1部

総 論

第Ⅰ部 総論

A てんかん発作・てんかん・てんかん症候群の最新分類

1 てんかんの診断から治療へのフロー

　診断の第1ステップは発作型の診断で，発作症状（問診・ビデオによる）や発作間欠期などの脳波所見から，2017年国際分類に従って分類診断する（図1）．次の第2ステップとして，診断した発作型を来すてんかん分類を発病年齢などの特徴から，2017年国際分類に従って診断する[1]．次に第3ステップとして，分類したてんかん分類が既知のてんかん症候群（2022年分類）に該当するかを検討する[2]．たとえば，発病年齢が幼児で定型欠神発作が頻回にみられるとすると，全般てんかんで，小児欠神てんかんというてんかん症候群に行きつく．第4ステップとして，てんかんの病因を検討し[3]，病因に応じた治療の可能性を検討する．たとえば，結節性硬化症であればエベロリムスなどの

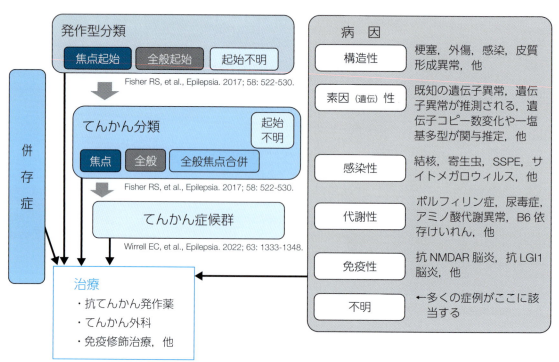

図1　てんかん発作型・てんかん分類・症候群分類・病因の診断から治療へ
〔Fisher RS, et al.：Epilepsia 2017；58：522-530. Fisher RS, et al.：Epilepsia 2017；58：522-530. Wirrell EC, et al.：Epilepsia 2022；63：1333-1348. Scheffer IE, et al.：Epilepsia Open；1：37-44, 2016 より筆者が翻訳して作成〕

治療が可能となり，限局性皮質異形成であれば病変切除術が適応となる．第5ステップとして，併存症の程度を診断することで，併存症に配慮した副作用の少ない薬剤選択が可能となる．

このように，てんかんの診断治療のもとになるのは発作型の診断であり，発作症状の詳細な問診による把握と，発作間欠期あるいは可能ならば発作時の脳波所見が，正確な発作型診断に不可欠である．

2 てんかん発作の国際分類

最初のてんかん発作の国際分類が発表されたのは1981年で，部分発作と全般発作に分けられており，1981年分類と呼ばれる．部分発作を意識の有無で単純部分発作と複雑部分発作に分けていた．2001年分類では1981年分類になかったスパズムが初めて登場した（表1）[4]．

表1 てんかん発作分類・てんかん分類・てんかん症候群分類の歴史

	てんかん発作分類		てんかん分類・てんかん症候群分類
1981分類[*1]	①部分発作（単純，複雑） ②全般発作 ③分類不能発作	1989分類[*2] （てんかん分類）	①発作型からの分類（局在関連性，全般，未決定てんかん，特殊症候群） ②原因からの分類（特発性，潜因性，症候性）
2001分類[*3]	Axis 1：発作症状−用語集 Axis 2：発作型 自然終息性：①全般，②焦点 重積：①全般，②焦点 誘発・反射	2001分類[*3] （てんかん分類）	Axis 3：症候群分類 Axis 4：病因分類 Axis 5：併存症
2006分類[*4]	自然終息性：①全般，②焦点，③新生児 重積：① EPC，② SMA，他	2006分類[*4] （てんかん症候群分類）	年齢別てんかん症候群分類
2010分類[*5]	①全般，②焦点，③原因不明	2010分類[*5] （てんかん症候群分類）	①年齢別てんかん症候群分類 ②明確な特徴を持つconstellation ③構造的/代謝性の原因のてんかん ④原因不明，他
2017分類[*6]	①焦点起始，②全般起始，③起始不明，④分類不能	2017分類[*6] （てんかん分類）	①焦点，②全般，③全般焦点合併，④病型不明
		2022分類[*7] （てんかん症候群分類）	①発病年齢別てんかん症候群分類 ②発作型別てんかん症候群分類

[*1]：Commission on Classification and Terminology of the International League Against Epilepsy, Epilepsia 1981；22：489-501.
[*2]：Commission on Classification and Terminology of the International League Against Epilepsy, Epilepsia 1989；30：389-399.
[*3]：Engel J.：Epilepsia 2001；42：796-803.
[*4]：Engel J.：Epilepsia, 2006；47：1558-1568.
[*5]：Berg AT et al.：Epilepsia 2010；51：676-685.
[*6]：Fisher RS, et al.：Epilepsia 2017；58：522-530.
[*7]：wirrel EC, et al.：Epilepsia. in press Doi：10. 1111/epi. 17237.
〔高橋幸利，他：てんかんの歴史と定義，小児内科，2021；53：1511-1515. より引用〕

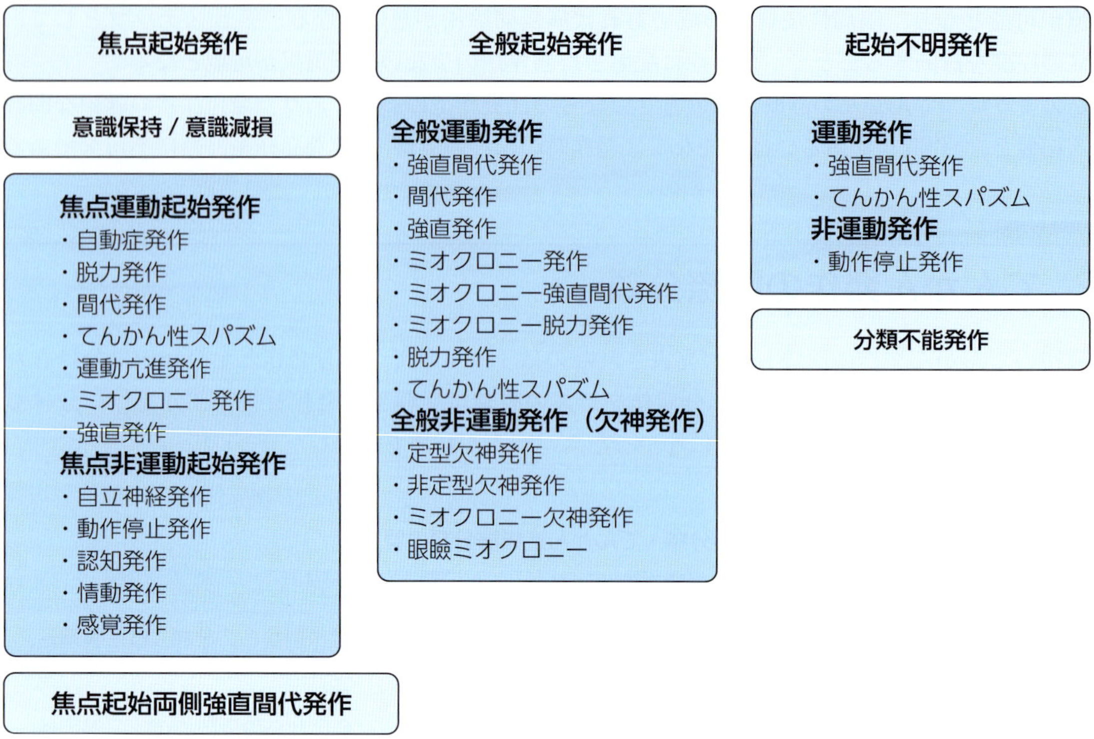

焦点起始発作

意識保持／意識減損

焦点運動起始発作
- 自動症発作
- 脱力発作
- 間代発作
- てんかん性スパズム
- 運動亢進発作
- ミオクロニー発作
- 強直発作

焦点非運動起始発作
- 自立神経発作
- 動作停止発作
- 認知発作
- 情動発作
- 感覚発作

焦点起始両側強直間代発作

全般起始発作

全般運動発作
- 強直間代発作
- 間代発作
- 強直発作
- ミオクロニー発作
- ミオクロニー強直間代発作
- ミオクロニー脱力発作
- 脱力発作
- てんかん性スパズム

全般非運動発作（欠神発作）
- 定型欠神発作
- 非定型欠神発作
- ミオクロニー欠神発作
- 眼瞼ミオクロニー

起始不明発作

運動発作
- 強直間代発作
- てんかん性スパズム

非運動発作
- 動作停止発作

分類不能発作

図2 国際抗てんかん連盟 2017 年発作分類案

〔Operational classification of seizure types by the International League Against Epilepsy：Position Paper of the ILAE Commission for Classification and Terminology, Fisher RS, et al.：Epilepsia 2017；58：522-530. より筆者が翻訳して作成〕

現在使われている 2017 年てんかん発作分類では，基本的にはてんかん発作は全般起始発作と焦点起始発作に分類される（図2）．焦点起始発作は一側の大脳半球の限局した部位の神経細胞集団から過剰な同期性の電気的興奮が始まるもので，全般起始発作は両側の大脳半球から過剰な同期性の電気的興奮が始まるものを指す．起始不明発作は，強直間代発作で起始症状（発作が始まるときの発作症状）が不明な場合，てんかん性スパズムで起始症状が不明な場合，動作停止発作で起始症状がはっきりしない場合などに適用される．分類不能発作は，発作症状の情報が不足している場合や，てんかん発作とは考えにくいが特定の病態と診断できない場合などが適用となる．

ミオクロニー発作，強直発作，脱力発作，てんかん性スパズムは焦点起始のものと全般起始のものがある．発作症状による発作型診断のみでは全般起始発作か？ 焦点起始発作か？ を決められない場合がある．発作時脳波はもちろんのこと発作間欠期脳波が全般性棘徐波なのか？ 焦点性てんかん発射なのか？ がてんかん発作型分類に役立つことがある．

3 てんかんの国際分類

1989 年に国際てんかん分類が初めて登場した．発作型の診断に基づき，①局在関連性てんかん，②全般てんかん，③未決定てんかんなどに分類し，さらに病因的な要素を考慮し，A) 特発性，B) 潜因性，C) 症候性に分類するものであった．現在使われている 2017 年分類では病因的な要素をてんかん分類に加えることを止め，主に①焦点，②全般，③全般焦点合併てんかんに分類し，病因は別の

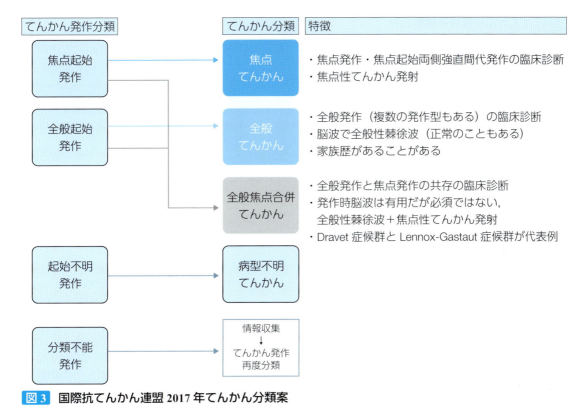

図3 国際抗てんかん連盟2017年てんかん分類案

〔Ingrid E. Scheffer, et al.：ILAE classification of the epilepsies：Position paper of the ILAE Commission for Classification and Terminology, Epilepsa 2017；58(4)：512-521. より筆者が翻訳して作成〕

軸として診断することになり，特発性・症候性という分類は用いないことになった（図3）．全般てんかんの診断には，臨床診断された全般起始発作の存在が不可欠で，脳波検査の全般性棘徐波（正常のこともある）が参考となる．焦点てんかんの診断には臨床診断された焦点起始発作・焦点起始両側強直間代発作の存在が不可欠で，焦点性脳波異常が参考となる．

4 てんかん症候群の国際分類

　2017分類によって，焦点てんかん，全般てんかん，全般焦点合併てんかんに分類された各てんかん分類の中には，ある年齢で発病したり，ある年齢で寛解したり，ある年齢で別のてんかん発作型が出現したりと，年齢依存性に固有の特徴を示す症例群が存在する．また，乳児期にヒプスアリスミアを示したり，睡眠時に持続性棘徐波を連続的に示したりする脳波の固有の特徴を示す症例群が存在する．遺伝子検査などの普及で，病因ごとに特徴をもった発作型や臨床経過を示す症例群が存在することなどもわかってきた．これらの知見を基に，2022年に国際てんかん症候群分類が初めて提案された．

　この2022年の分類では，発作型によるてんかん分類の3つの診断（焦点てんかん，全般てんかん，全般焦点合併てんかん）に，発達性てんかん性脳症あるいは進行性神経学的退行を呈する群という4つ目の分類を加えた分類からなる発病年齢の分類（新生児・乳児期発病，小児期発病，様々な発病年齢）に特発性全般てんかんを加えた4つの分類による群を組み合わせて4×4＝16の枠が設定

| 表2 | てんかん症候群分類案 2022 |

	てんかん分類			
	焦点てんかん	全般焦点合併てんかん	全般てんかん	発達性てんかん性脳症あるいは進行性神経学的退行を呈する症候群
新生児・乳児期発病てんかん症候群	・自然終息性（家族性）新生児てんかん ・自然終息性（家族性）乳児てんかん ・自然終息性家族性新生児乳児てんかん	・素因性熱性けいれんプラススペクトラム	・乳児ミオクロニーてんかん	・早期乳児発達性てんかん性脳症 ・遊走性焦点発作を伴う乳児てんかん ・乳児てんかん性スパズム症候群 ・Dravet 症候群 ・病因特異的発達性てんかん性脳症[*1]
小児期発病てんかん症候群	自然終息性焦点てんかん ・中心側頭部棘波を示す自然終息性てんかん ・自律神経発作を伴う自然終息性てんかん ・小児後頭葉視覚てんかん ・光過敏後頭葉てんかん		・ミオクロニー欠神発作を伴うてんかん ・眼瞼ミオクロニーを伴うてんかん	・ミオクロニー脱力発作を伴うてんかん ・Lennox-Gastaut 症候群 ・睡眠時棘徐波活性化を示す発達性てんかん性脳症 ・発熱感染症関連てんかん症候群 ・片側けいれん・片麻痺・てんかん
様々な発病年齢のてんかん症候群	・海馬硬化を有する内側側頭葉てんかん ・家族性内側側頭葉てんかん ・睡眠関連過運動（過動）てんかん ・多様な焦点を示す家族性焦点てんかん ・聴覚性発作症状を伴うてんかん	音読誘発発作を伴うてんかん		・Rasmussen 症候群 ・進行性ミオクローヌスてんかん
特発性全般てんかん			・小児欠神てんかん ・若年欠神てんかん ・若年ミオクロニーてんかん ・全般性強直間代発作のみを示すてんかん	

*1 病因特異的発達性てんかん性脳症 (KCNQ2-DEE, Pyridoxine-dependent and pyridox(am)ine 5′ phosphate deficiency DEE, CDKL5-DEE, PCDH19 clustering epilepsy, GLUT1DS-DEE, Sturge-Weber syndrome, Gelastic seizures with HH)

〔Methodology for classification and definition of epilepsy syndromes with list of syndromes：Report of the ILAE Task Force on Nosology and Definitions, Wirrell EC, et al.：Epilepsia. 2022；63：1333-1348. を筆者が翻訳して作成〕

され，各てんかん症候群は16枠中の11枠に整理されている（表2）．小児科領域のてんかんで有名な「中心側頭部棘波を呈する自然終息性てんかん」は，自然終息性焦点てんかんの一つとして，小児期発病で焦点てんかんの枠に入っている．成人領域のてんかん外科有効てんかんとして重要な「海馬硬化を有する内側側頭葉てんかん」は様々な発病年齢で焦点てんかんの枠に入っている．

実際には，てんかん症候群に特徴的な臨床症状，脳波特徴や経過を示さないてんかん症例が多く，たとえば限局性皮質異形成によるてんかん症例では，形成異常の位置や発病年齢によって焦点発作で発病したり，てんかん性スパズムで発症したりし，発作時脳波も多様性を示す[5]．そのような症例はてんかん症候群の診断はせず，てんかん発作型およびてんかん分類にて治療を進めることになる．

5 おわりに

抗てんかん発作薬の適応は，基本的にはてんかん発作型ごとに決まっており，発作型の判断が間違っていると発作予後は不良となる．てんかん発作とてんかんとてんかん症候群の国際分類は，診断・治療・臨床研究の基盤となるもので極めて重要である．そして，発作型の診断には発作間欠期，発作時の脳波所見が重要な役割を果たすことから，各発作型・症候群の分類に対応する脳波特徴の理解に本書が貢献できれば幸いである．

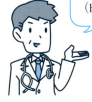

てんかん発作症状から発作型の診断を行うためには，数多くの発作をみて学ぶ必要がありますが，ILAEのHPにあるビデオは無料で利用できるので便利．
（https://www.epilepsydiagnosis.org/）

● 文献

1) Fisher RS, et al.：Operational classification of seizure types by the International League Against Epilepsy：Position Paper of the ILAE Commission for Classification and Terminology, Epilepsia. 2017 Apr；58（4）：522-530.
2) Wirrell EC, et al.：Methodology for classification and definition of epilepsy syndromes with list of syndromes：Report of the ILAE Task Force on Nosology and Definitions, Epilepsia. 2022；63：1333-1348.
3) Ingrid E. Scheffer, et al.：Classification of the epilepsies：New concepts for discussion and debate—Special report of the ILAE Classification Task Force of the Commission for Classification and Terminology, Epilepsia Open, 1（1）：37-44, 2016.
4) 高橋幸利，他：てんかんの歴史と定義，小児内科，2021；53：1511-1515.
5) Thamcharoenvipas T, et al.：Localizing and lateralizing value of seizure onset pattern on surface EEG in FCD type II, Pediatric Neurol, 2022；129：48-54.

（高橋幸利）

第Ⅰ部　総　論

B

脳波の役割：発作間欠期・発作時・発作直後の脳波と臨床症状

1　発作性疾患とてんかん

　突然，意識障害やけいれんなどの脳機能障害の症状が起こり，短時間で収束する発作性疾患には様々な疾患がある．代表的疾患であるてんかんとして治療を開始する前に，てんかん以外の発作性疾患をていねいに鑑別していく必要がある（図 1）．その時に重要な役割を果たすのが脳波である．

2　てんかん発作が起こるまでのメカニズム

　正常な脳に何らかの病因，例えば脳炎や外傷が加わると，てんかん原性メカニズムと呼ばれる生物学的変化が始まり，てんかん発作が起こりうる「発作間欠期」という脳の状態に至ることがある[1]（図 2）．生物学的変化の内容としては神経細胞の興奮性獲得，抑制系ニューロンの機能低下，神経ネットワーク再構成などが知られている．

　「発作間欠期」の脳に発作原性メカニズムと呼ばれる生物学的変化が起こると，てんかん発作さらには重積発作が起こり，「発作時」という状態に至る．生物学的変化の内容としては，シナプス間隙での K^+ 濃度の上昇やグルタミン酸濃度の上昇が知られている[1]．てんかん発作が終焉すると，「発作直後」という脳の活動が抑制された状態を経て，「発作間欠期」に戻る．再び発作原性変化が起こり「発作時」となり，また発作間欠期に戻ることを繰り返しているのがてんかん患者である．

脳波の歴史は意外と浅く，1929 年ドイツの精神科医ハンス・ベルガーが初めてヒトでの測定を報告したことに始まります．
日本では 1936 年東北帝国大学助教授の松平正壽が脳波増幅器を試作，1942 年名古屋帝国大学教授の勝沼精蔵が「脳波」という呼び方を提案しています．

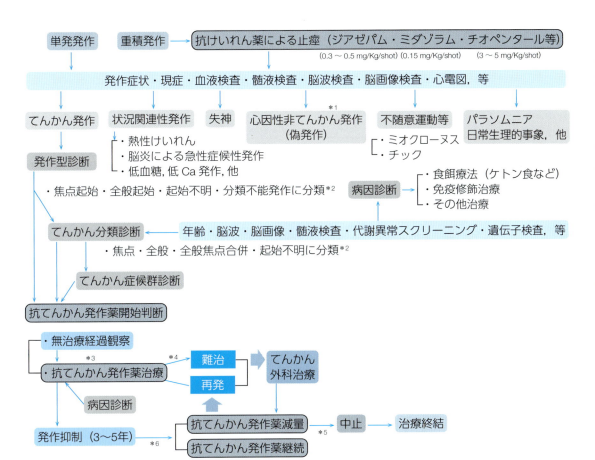

図1 てんかんの診断から治療のプロセス

*1 心因性非てんかん発作の診断は，発作時の対光反射，長時間ビデオ脳波同時記録やプロラクチンなどを参考に行う．
*2 引用元：ILAE classification of the epilepsies : Position paper of the ILAE Commission for Classification and Terminology, Epilepsia 2017 ; 58 : 512-521.
*3 無治療経過観察中に再発があれば，抗てんかん発作薬開始を検討する．
*4 2〜3種類の抗てんかん発作薬で1〜2年治療しても発作コントロールできなければ，難治てんかんを疑い，てんかん外科治療を検討する．
*5 自己終息性の素因性てんかんであっても，脳波を見ながら，数年かけて減量するのが良いと考える．
*6 意識障害発作が2年以上ない場合は，その他の条件も満たせば運転免許が取得できる．
〔高橋幸利：てんかんの診断から治療の流れ，編集：高橋幸利，新小児てんかん診療マニュアル：16-23，診断と治療社，2019年改訂．〕

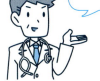

初発発作症例1,010例(成人)の検討では，通常の脳波検査では25.5％，長時間脳波では54.4％の症例でてんかん様発射が検出できます．
(De Stefano P, et al.：Epilepsia. 2023 Dec；64：3246-3256. より引用)

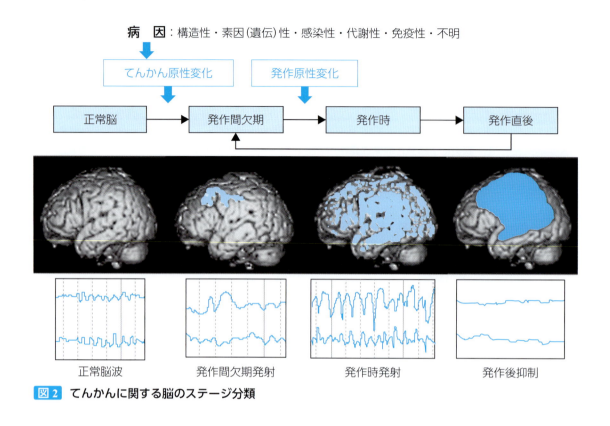

図2 てんかんに関する脳のステージ分類

3 てんかんと診断できるのはどの時点か？

「正常脳」に何らかの病因・傷害が加わり→「発作間欠期」→「発作時」と進展する中で，てんかんという診断ができるのは，ILAE の実用的定義を満たす状態となったときである[2]（表1）[2〜4]．実用的定義によると，3つの条件の内一つを満たす必要があるとされていて，初発発作が1回あったのみであると，表1の②の今後10年間に60%以上の再発率が予見される場合と，③のてんかん症候群と診断される場合に該当しない場合は，「正常（非てんかん）」脳と「発作間欠期（てんかん）」脳の間のグレーゾーンの状態となり，臨床発作の再発の有無と脳波の経過を慎重に見ていくことになる．そのような症例での脳波所見は②や③の条件に合うかどうかの判断に重要な役割を果たす．「正常（非てんかん）」脳であっても，てんかん様発射（epileptiform discharge：ED）（第1部D，p.23 参照）や境界域脳波異常（第1部E，p.29 参照）という脳波異常が出現する場合や，アーチファクト（第1部G，p.39 参照）などの脳波以外の成分が脳波に混入する場合があることに注意して，脳波所見を正しく判断する必要がある．一方，実用的定義によっててんかんと診断できた症例であっても，通常の脳波にはてんかん様発射が出現しない場合があるので，脳波が正常だからということでてんかんの診断を否定することにはならないことにも注意が必要である．

表1 てんかん発作とてんかんの定義

A. 概念的定義[*1]

- てんかん発作
  ・脳における過剰または同期性の異常なニューロン活動による一過性の徴候または症状.
- てんかん
  ・てんかん発作を引き起こす持続性素因と，それによる神経生物学的，認知的，心理学的，社会的な帰結を特徴とする脳の障害である.
  ・てんかんと診断するには，てんかん発作が少なくとも1回は起こっている必要がある.

B. 実用的定義[*2]

- てんかん：以下の3つの状況のいずれかを有する脳の疾患
  ①少なくとも2回の非誘発性（または反射性）発作が，24時間以上の間隔で起こっている.
  ②1回の非誘発性（または反射性）発作と，今後10年間に60％以上の再発率が予見される.
  ③何らかのてんかん症候群と診断される.
- てんかんの消失(resolved)：以下の2つの状況のいずれか
  ①年齢依存性てんかん症候群で，該当する時期を過ぎた患者.
  ②10年間発作がなく，5年間無治療で経過できている患者.

[*1] Fischer, et al.：Epilepsia 2005；46：470-472. および Fischer, et al.：Epilepsia 2014；55：475-482.
[*2] 高橋幸利，他：てんかんの歴史と定義，小児内科 2021；53：1511-1515]

4 脳波異常の出現メカニズム

ニューロンの電位依存型 Na^+ チャネルあるいは AMPA/KA 型 GluR の開口による Na^+ の流入が始まり，AMPA 型 GluR や NMDA 型 GluR のシナプス電流と電位依存性 Ca^{2+} チャネルの Ca^{2+} 流入でニューロン細胞膜の突発性脱分極シフトが起こり，脱分極が維持されると，活動電位が散発的に発生

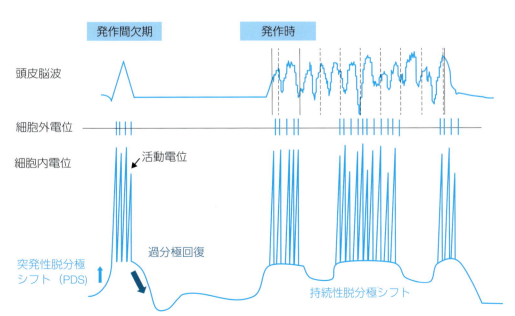

図3 発作間欠期・発作時の細胞内電位・細胞外電位・頭皮脳波
〔American Epilepsy Society：https://www.ncbi.nlm.nih.gov/books/NBK2510/ を参考に筆者が作成.〕

する（図3）．活動電位がその領域のニューロンに拡がり同期化すると，頭皮脳波（通常の脳波検査）で発作間欠期のてんかん様発射（ED）を検出できる．その後，電位依存性K^+チャネルのK^+の流出，$GABA_A$受容体のCl^-流入と$GABA_B$受容体のK^+チャネルなどへの作用で脱分極シフトが終わり過分極状態に戻ると，活動電位は消退し頭皮脳波のてんかん様発射も消失する．

脱分極シフトが持続し，活動電位が連続的に発生し，その領域のニューロンに拡がり同期化すると，頭皮脳波に発作発射が現れ，多くの場合は発作症状が臨床的に表出され，発作時となる．

5 正常（非てんかん）脳の脳波・症状

ILAEの実用的定義ではてんかんと診断できず，「正常（非てんかん）」とされる症例では，①正常脳波，②境界域脳波異常（第1部E，p.29参照），③光突発脳波反応（Photoparoxysmal response：PPR）（第1部F，p.35参照），④てんかん様発射（第1部D，p.23参照），⑤アーチファクトが出現しうる（第1部G，p.39参照）（表2）．最近のデジタル脳波計を用いた382例の健康小児の前方視的研究では，25例（6.5%）の症例にてんかん様発射を認め，4例は全般性あるいは両側前頭部の棘波，12例は焦点性発射で，9例は多焦点性発射であったとされている[5]．このように，

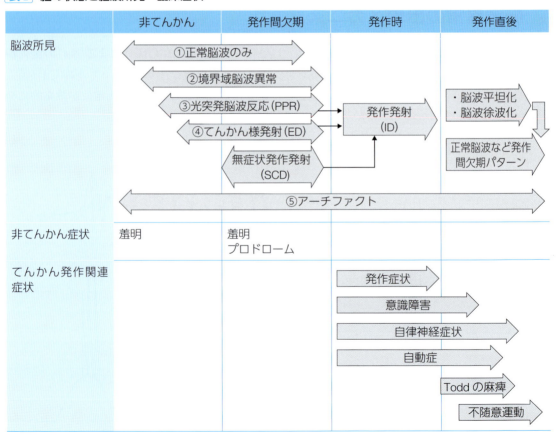

表2 脳の状態と脳波所見・臨床症状

PPR：photoparoxysmal response, ED：epileptiform discharge, ID：ictal discharge, SCD：subclinical discharge.

「正常（非てんかん）」脳にもてんかん様発射が想像以上にみられることに注意する必要があり、てんかん様発射を認めるのみで、てんかん発作がないのにてんかんと診断することは間違いである．たとえば，中心側頭部に特異な形態で現れるローランド発射（第2部，中心・側頭部棘波を示す自然終息性てんかん，p.92参照）を有する症例では，一部は中心・側頭部棘波を示す自然終息性てんかんを発症するが，一部は中心・側頭部棘波を示す自然終息性てんかん以外のてんかんを発症し，一部はてんかんを発症せず，成人期にはローランド発射が消退し，一生を発作無く過ごす．このような，必ずしも病的とは言えないてんかん様発射は素因性の脳波異常とも呼ばれる．

「正常（非てんかん）」で，光突発脳波反応を有する症例の中には，まれに通常の明るさでも羞明を訴える症例があるが，脳波発射に随伴対応する症状ではなく，発作症状とは言えない．

6 発作間欠期脳の脳波・症状

てんかんと診断された症例の発作間期症例では，正常脳と同じ①正常脳波，②境界域脳波異常，③光突発脳波反応，④てんかん様発射，⑤アーチファクトが出現しうる（表2）．さらに，てんかん発作時にみられる発作発射（ictal discharge：ID）が症状を伴わず出現することがあり，無症状発作発射

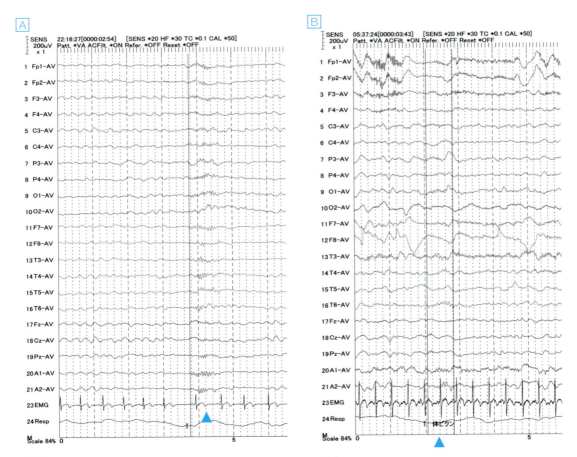

図4 発作間欠期の無症状発作発射と発作時有症状発作発射
A：無症状発作発射（subclinical discharge：SCD），B：有症状発作発射，▲が対応する発射を示す．

(subclinical discharge：SCD)と呼ばれる（図4）．発作症状には，心拍が亢進するのみであったり，軽く開眼するのみであったり，患者が自覚できる症状のみであったりすることもあるので，発作発射が発作症状を伴っているか否かの判断は難しい．ビデオ脳波や丁寧な問診によって，脳波変化に症状を伴っているか否かを慎重に判断する．発作間欠期のてんかん様発射の形態あるいは出現部位は，発作型の診断あるいは発作焦点の診断に重要な情報をもたらす．

発作間欠期にある患者が，頭痛やイライラといった症状を，発作の数時間〜数十分前から訴えることがあるが，プロドロームと呼ばれるもので，通常は発作症状ではない．

7 発作時脳の脳波・症状

通常の非誘発発作では発作発射が突然出現するが，光誘発発作時では③光突発脳波反応から始まり，発作発射に移行するパターンがみられる．無症状発作発射が繰り返し出現しているうちに発作発射に移行する場合もある．発作によっては，筋収縮に伴う⑤アーティファクトが発作発射に重なって出現し，発作発射を見えなくすることがある（表2）．発作発射の形態あるいは出現部位は，発作型の診断あるいは発作焦点の診断に重要な情報をもたらす（各論参照）．発作発射が終了したときが基本的には発作終了時点となる．

発作時にある患者は，発作焦点あるいは発作型に規定された発作症状を呈するが，発作による意識障害は発作（発射）終了後にも継続し，発作後意識障害（発作後もうろう状態）に連続的に移行することがある．発作症状による意識障害か，発作後のもうろうとしての意識障害かは慎重に判断する必要があり，臨床的には対光反射や睫毛反応の有無を参考にするが，脳波での発作発射の終了が決め手となる．また，発作時の自律神経症状として，焦点非特異的に心悸亢進や流涎や嘔吐などが起こる場合がある．これらの症状も発作終了後に継続することがあり，継続している自律神経症状は，必ずしも発作の継続を示唆しないことがあるので注意を要する．また，無目的な動作からなる自動症にも，発作時自動症とされるある程度発作焦点特異的な症状のものと，発作後自動症と呼ばれる発作後症状としての焦点非特異的なものがあり，自動症の継続をもって発作が持続しているとすることにはリスクがある．過剰な発作レスキュー薬治療とならないように，対光反射や脳波検査などを参考に，発作終了を確認する必要がある．

8 発作直後脳の脳波・症状

全般起始発作の中の欠神発作やミオクロニー発作直後の脳波では，発作が収束するとすぐに①正常脳波を含めた発作間欠期のパターンに戻ることが多い．一方，強直間代発作の直後には全般性に脳波平坦化し，その後高振幅徐波が出現する時期を経て，発作間欠期の脳波パターンに戻っていく．

焦点起始発作直後の脳波の一部では，発作焦点付近の電極に高振幅徐波が出現し，しばらくして正常化あるいは発作間欠期のパターンに戻っていく（図5）．焦点起始両側強直間代発作の直後では，両側広汎性に平坦化あるいは高振幅徐波が出現，その後発作焦点付近の電極に高振幅徐波が観察され，発作間欠期のパターンに戻っていく．発作後の局在性徐波出現部位が，発作焦点推定に役立つことがあるので，発作直後の脳波検査も重要な情報を提供してくれることがある．

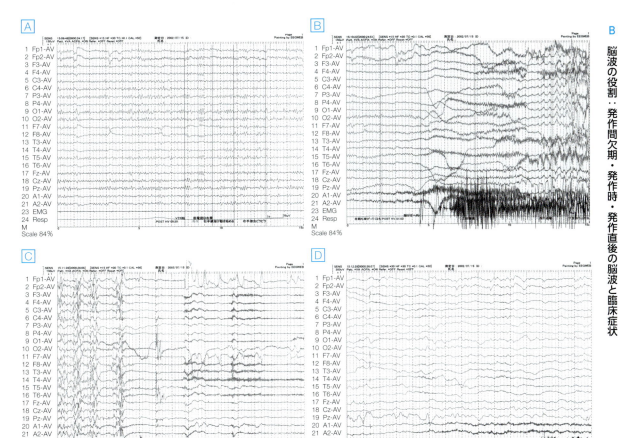

図5 焦点性運動発作の発作時から発作直後の脳波変化
Aで右手指のぴくつきが始まり，Bで右上肢が強直，Cで発作が終わり，脳波がほぼ全般性に平坦化した．その後DでP3O1主体に徐波が出現した．

　発作直後の患者には，前述した意識障害，自律神経症状，自動症に加えて，運動野に発作焦点のある発作であったりすると，その支配領域の運動麻痺（Toddの麻痺）が種々の持続時間で出現，重積発作であるとより長く運動麻痺が継続する場合がある．発作が終わっていても慎重に臨床所見をとる必要がある．また，発作後に見当識障害や認知機能障害が見られ回復が悪いときには，無熱発作であっても，脳炎などによる急性症候性発作の鑑別を怠ってはならない[6]．

● 文献
1) 高橋幸利：てんかん発病のメカニズム，新小児てんかん診療マニュアル：8-15，診断と治療社，2019．
2) 高橋幸利，他：てんかんの歴史と定義．小児内科，2021；53：1511-1515．
3) Fischer, et al.：Epileptic seizures and epilepsy：definitions proposed by the International League Against Epilepsy（ILAE）and the International Bureau for Epilepsy（IBE）. Epilepsia 2005；46：470-472．
4) Fischer, et al.：ILAE official report：a practical clinical definition of epilepsy. Epilepsia 2014；55：475-482．
5) Peter Borusiak, et al.：Prevalence of epileptiform discharges in healthy children--new data from a prospective study using digital EEG, Epilepsia 2010；51：1185-1189．
6) 高橋幸利，山崎悦子，脳炎に伴うけいれん，編集：兼本浩祐，山内俊雄，精神科臨床リュミエール14，精神化領域におけるけいれん・けいれん様運動．中山書店：144-150．，2009．

（高橋幸利）

第I部　総　論

C

覚醒時，睡眠時の背景脳波活動の発達，加齢に伴う変化

はじめに

　小児期の脳波は発達年齢によって変化する．成人期では年齢に応じた変化は少ないが，老年期には再び変化していく．脳波を判読する上で覚醒時，睡眠時での背景脳波活動が年齢に応じて違うことを理解することは重要である．一方で小児期と老年期の脳波は個人差が大きく，正常バリアントの幅が異なる．測定時の意識状態も踏まえた上で，異常所見かどうかを総合的に判断する必要がある．

1　新生児の脳波

　覚醒時間はわずかでほぼ睡眠時であり，レム睡眠に相当する動睡眠（active sleep）とノンレム睡眠に相当する静睡眠（quiet sleep）を周期的に繰り返している．1～2週ごとに背景活動が変化するため日齢だけでなく在胎週数を鑑みた脳波判読が必要である[1]．

2　小児期の脳波

▶覚醒時

　生後3か月までは不規則で律動性の乏しい2～4 Hzの徐波が主体である（図1）．生後3か月から後頭部優位に律動的な活動がみられるようになる（図2）．後頭部優位律動（posterior dominant rhythm：PDR）と呼ばれるこの律動波は，当初は4 Hz前後と遅く，出現もばらつきがあり開眼・閉眼に反応が乏しい．開眼・閉眼に反応するPDRは，12か月までに5～6 Hzの周波数となり3歳で8 Hz前後の速さに急速に増していく（図3）[1]．3歳以降の周波数の増大は緩徐で，9歳の平均は9 Hzになり，思春期を迎える12歳から15歳頃には成人と変わらない10 Hzとなる（図4）[2]．小児ではPDRに徐波が重なることは正常範囲の所見として散見される．病的意義を持つ徐波かの鑑別には，閉眼で抑制されるかどうかなどが着眼点になる[3]．PDRの振幅が小児では成人に比して高く，100 μVに達する場合もある．年齢とともに振幅が下がるのは，主に頭髪など介在する組織による電気抵抗の上昇や骨密度の増加を反映している[3]．

C 覚醒時,睡眠時の背景脳波活動の発達,加齢に伴う変化

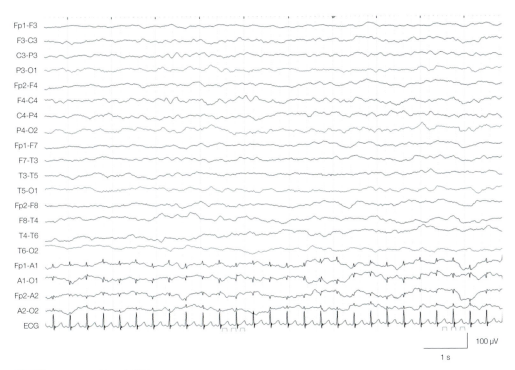

図1 2か月　覚醒時脳波
背景活動は2〜3 HzのΔ波が主体で律動性に乏しく,後頭部優位律動ははっきりしない.

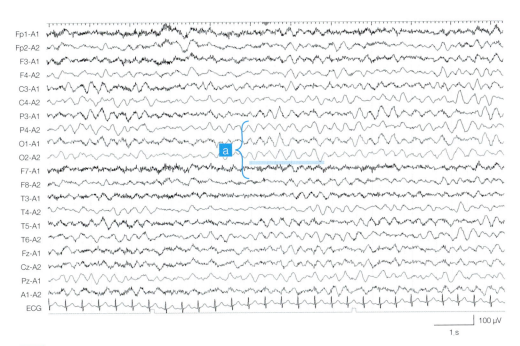

図2 4か月　覚醒時脳波
前頭部よりは頭頂および後頭部に際立つ4 Hz前後の後頭部優位律動が出現している(a).

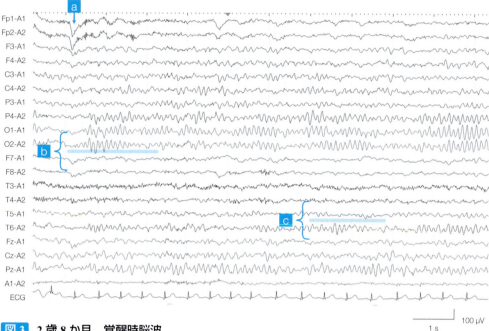

図3 2歳8か月 覚醒時脳波
閉眼（a）で出現する．8 Hz 前後の後頭部優位律動を認める（b）．年齢的には正常範囲と考えられる左右差を側頭部に認める（c）．

〔Britton JW, et al.：In：St. Louis EK, Frey LC, editors. Electroencephalography（EEG）：An Introductory Text and Atlas of Normal and Abnormal Findings in Adults, Children, and Infants. American Epilepsy Society, 2016.〕

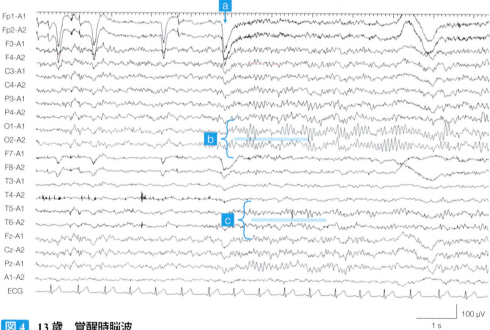

図4 13歳 覚醒時脳波
開眼で抑制される閉眼（a）で出現する．10 Hz 前後の後頭部優位律動を認める（b）．側頭部にも出現しているが左右差は目立たなくなっている（c）．

〔Marcuse LV, et, al.：Quantitative analysis of the EEG posterior-dominant rhythm in healthy adolescents. Clin Neurophysiol 2008；119：1778-1781.〕

▶ 睡眠時

覚醒から睡眠に至る入眠期の乳幼児期の特徴としては，PDR が不連続となり中心から前頭部優位に 3〜4 Hz の律動性の高振幅徐波が広範囲に出現する[1]．突発的に高振幅徐波が全般性に出現する所見を入眠期過同期と称するが，棘波成分を含む場合はてんかん性突発波との判別を要する場合がある（図 5）．睡眠紡錘波（spindle）は生後 2 か月頃からみられるがしばしば左右非対称に出現し，持続時間も長い特徴がある（図 6）．次第に左右同期性が強まり 18 か月頃には両側同期性に出現することが多くなる（図 7）．紡錘波は学童から思春期にかけ周波数及び出現頻度を増していく[4,5]．瘤波（hump : vertex sharp transient）や K-複合（K-complex）は 2〜5 か月頃から出現するが，特に 2〜4 歳頃の瘤波は高振幅かつ鋭波様なのが特徴的である．短い間隔で連続性に出現する時もあり（図 8），成人と波形も出現パターンも異なることに留意が必要である[1,3]．

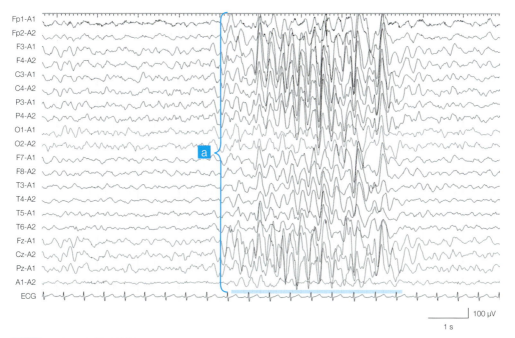

図 5　3 歳　入眠時脳波

2〜3 Hz の高振幅の同期した正弦型の徐波が突発的に出現している（a）．入眠時過同期に分類される所見である．

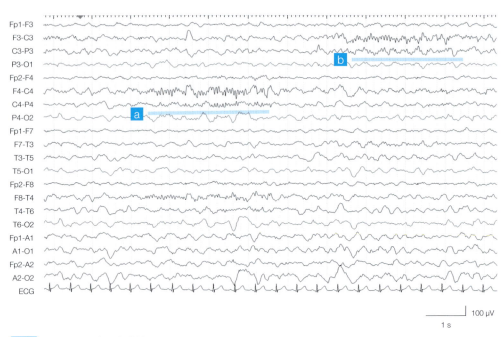

図6 4か月　睡眠時脳波
中心から前頭部に 14 Hz 前後の紡錘波（spindle）が右半球のみに出現後（a），交互性に左半球に出現する（b）．成人に比して持続時間が 3 秒程度と長い．

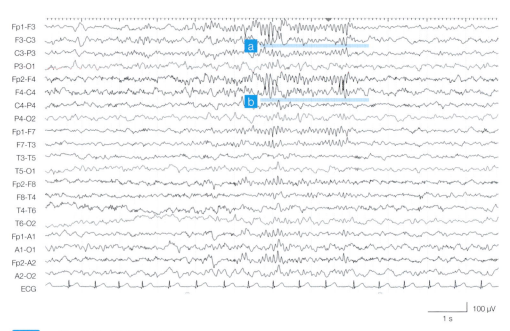

図7 2歳8か月　睡眠時脳波
左右同期性に中心から前頭部にかけて 12 Hz 前後の紡錘波を認める（a, b）．

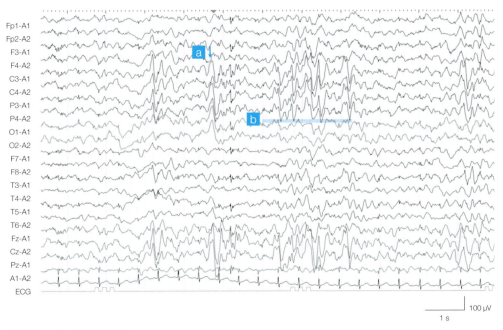

図8 2歳　睡眠時脳波
入眠期に中心部に両側性の瘤波が出現する(a)．一部は鋭波成分を含み連続性に出現している(b)．

3　成人期の脳波

　覚醒時は低振幅な様々な周波数が混ざり合う脱同期とも呼ばれる背景脳波活動を示し，閉眼により10〜12 HzのPDRを認める．小児では稀なことだが，一部の成人では正常バリアントとしてPDRが安静閉眼時に出現しないことがある[3]．頭蓋骨の厚さの左右差を反映して左で振幅がやや低い傾向は見られやすい．一般的に50％以上の振幅の左右差は病的意義を鑑みる所見になる[3]．20歳前後の若年成人の覚醒脳波の正常バリアントとして，後頭部に4 Hz前後，50 μV以下の徐波が散発性に出現することはあるが，δ波は通常認められない．側頭部における徐波成分の若干の左右非対称は小児期までは正常バリアントとしてあるが，成人期で明らかな非対称は異常所見である．

4　老年期の脳波

　PDRの周波数は加齢と共に遅くなり，60歳以降の老年期には8〜9 Hzとなることは一般的であるのと，4〜7 Hzのθ波も背景活動に見られやすくなる（図9）．閉眼によるPDRの抑制も認めない場合もあり得る．加齢と共に睡眠紡錘波の出現頻度，持続時間，振幅も緩やかに低下する[5]．またsubclinical rhythmic discharges of adults (SREDA)と称される後頭部優位の律動性活動が，老年期の正常バリアントとしてみられることがあり，発作時脳波(脳波上の発作)との鑑別を要する場合がある[6]．

c

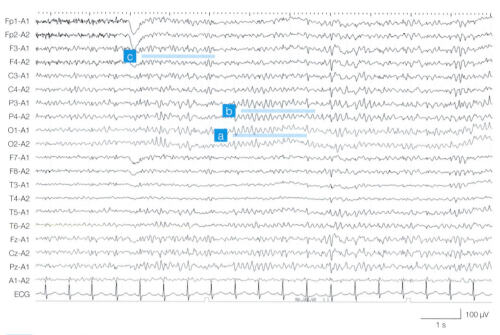

図9　70歳　覚醒時脳波
後頭部優位律動は 8〜9 Hz でやや遅く（a）頭頂部にも同程度の振幅で認める（b）．α 帯域の律動性活動が前頭部にも見られる（c）．

● 文献
1) Britton JW, et al.：In：St. Louis EK, Frey LC, editors. Electroencephalography（EEG）：An Introductory Text and Atlas of Normal and Abnormal Findings in Adults, Children, and Infants. American Epilepsy Society, 2016.
2) Marcuse LV, et al.：Quantitative analysis of the EEG posterior-dominant rhythm in healthy adolescents. Clin Neurophysiol. 2008；119：1778-1781.
3) Ebersole JS, et al.：Current Practice of Clinical Electroencephalography：Wolters Kluwer Health；2014.
4) Campbell IG, Feinberg I：Maturational Patterns of Sigma Frequency Power Across Childhood and Adolescence：A Longitudinal Study. Sleep. 2016；39：193-201.
5) Purcell SM, et al.：Characterizing sleep spindles in 11, 630 individuals from the National Sleep Research Resource. Nat Commun. 2017；8：15930.
6) Azman Iste F, et al.：A Rare but Confusing Benign EEG Variant. J Clin Neurophysiol. 2020；37：225-230.

（植田佑樹）

D 突発性異常波（発作間欠期）

1 発作間欠期てんかん様発射（Interictal epileptiform discharge：IED）

▶ 棘波および鋭波

　棘波（spike）・鋭波（sharp wave）は，持続が200 ms以下で先端が鋭い波形を持ち，背景活動から区別される波で，皮質ニューロンの過同期性発火を表す．棘波は持続が20〜70 ms，鋭波は持続が70〜200 msと持続時間によって分類される[1]．典型的な棘波・鋭波の特徴を図1に示す．棘波が3個以上連なるものを多棘波（polyspikes）という．

　空間的出現様式によって，焦点性（focalまたはregional；ある限定された領域に出現），半球性（hemispheric；一側半球に広く出現），全般性（generalized；両側対称性同期性に出現）と表現をする．また，時間的出現様式によって，散発性（sporadic），律動性（rhythmic），群発（burst）といった表現をする．焦点性鋭波の例を図2に示す．

▶ 棘徐波複合（spike-and-slow-wave complex）

　棘波や多棘波に徐波を伴う波形で，連続して出現する発作間欠期てんかん様発射のパターンである．典型的な全般性棘徐波複合の特徴を図3に示す．棘波成分の周波数が臨床的に重要である．たとえば，欠神発作は3 Hzの棘徐波複合を伴う．若年ミオクロニーてんかんでは，4〜5 Hzの速い周波数の棘徐波複合がみられる（図4）．Lennox-Gastaut症候群などでは，その周波数は遅く不規則であり，遅棘徐波複合と呼ぶ．

　また，徐波睡眠期に両側広範性の棘徐波複合が連続性に出現するものを徐波睡眠時持続性棘徐波（continuous spike-and-wave during slow wave sleep：CSWS）と呼ぶ．

2 徐波（slow wave）

　α波よりも周波数の遅い波で，周波数によりθ波（4〜8 Hz）とδ波（4 Hz未満）に分類される．δ帯域以下の徐波は異常と判定される．θ帯域の活動は正常でも生じうるため，出現部位やパターンにより異常かどうかを判断する．覚醒や刺激などに反応性があるかどうかも異常の程度を推し量るうえで重要である．

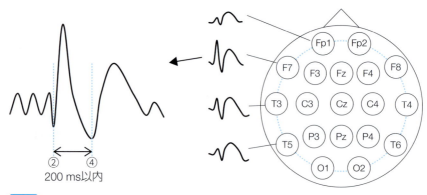

図1 典型的な棘波・鋭波

①背景活動から突出している．②陽性の尖った波が先行．陰性のピークを持つ．③持続は200 ms以内で立ち上がりが下りよりも急峻．④下りの陽性の谷は基線よりも深い．⑤徐波成分が後続する．⑥生理的な広がりを持つ．

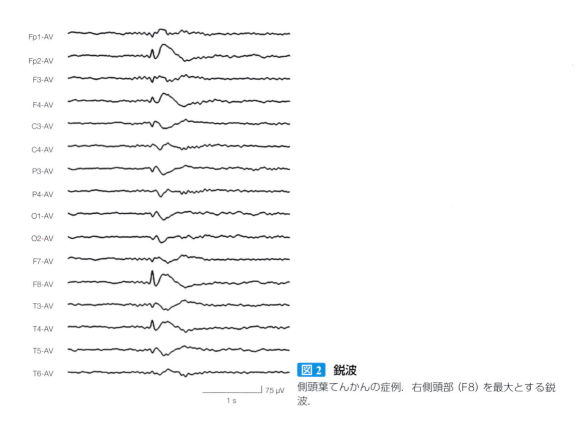

図2 鋭波

側頭葉てんかんの症例．右側頭部（F8）を最大とする鋭波．

D 突発性異常波（発作間欠期）

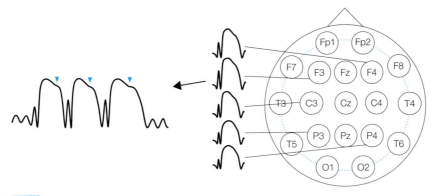

図3 全般性棘徐波複合
①左右対称で全般性に出現．多くは前頭部最大．後頭部最大もある．②棘波より徐波が目立つ．徐波も立ち上がりが急峻でノッチを伴うこともある（▼）．③連続して隙間なく出現．突然開始し突然終了する．規則的だが徐々に周波数を減じる．④全般てんかんは，発作間欠期と発作時の波形が同じこともある（欠神発作やミオクロニー発作）．

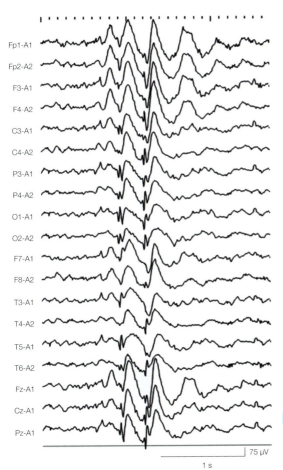

図4 若年性ミオクロニーてんかんの発作間欠期の全般性棘徐波複合
若年性ミオクロニーてんかんではこのような不規則な棘徐波複合がみられることが多い．

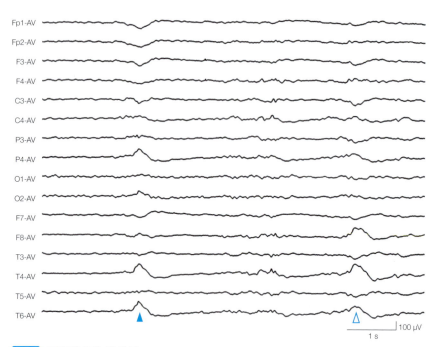

図5 局所性間欠性徐波
焦点てんかんの症例．右側頭部に間欠性徐波を2つ認める．
1つはT4〜T6最大でP4に拡がる徐波(▲)，もう1つはF8〜T4主体の徐波(△)．

　間欠性か持続性かという出現様式が重要である．間欠性徐波は，当該部位の皮質の機能障害を示す（図5）．持続性徐波は皮質の器質的異常を示唆する．
　徐波が律動的に出現するか不規則に出現するかは，そのペースメーカーの存在の有無や組織障害の程度による．間欠的で律動的に出現するδ波を間欠性律動性デルタ活動（intermittent rhythmic delta activity：IRDA）と呼ぶ．その出現領域が側頭部にある場合，TIRDA（temporal IRDA）と呼び，側頭部の鋭波・棘波と同様に，てんかん原性の存在を示す意義をもつ．前頭部に生じればFIRDA（frontal IRDA），後頭部に生じればOIRDA（occipital IRDA）となるが，これらはてんかん原性を示す意義はもたず，機能障害を示すのみである．

3　ヒプスアリスミア(hypsarrhythmia)

　高振幅で多形性の徐波・棘波および鋭波が非同期性に無秩序に出現し持続するものを指す．West症候群（乳児てんかん性スパズム症候群）（p.123参照）の発作間欠期において高率に認められ，診断の一助となる．睡眠stageや年齢，てんかん発症からの時期・治療によって連続性や程度が変化する．
　一般的には覚醒時に最も典型的なヒプスアリスミアがみられる．浅眠期には棘波や棘徐波が多少同期性に出現するようになり，深い睡眠に入ってくると周期性群化の傾向を示す．発作時およびレム睡眠期では消失する．年齢的には，生後3〜4か月から定型的なパターンがみられるが，年齢があがるにつれ棘徐波複合などへ移行することが多い．

4 バーストサプレッション（burst-suppression）

高振幅のθ波およびδ波の群発（時に速波・棘波が混在する）と，その間に介在する相対的静止期（おもに 10 μV 以下の抑制脳波）を交互に繰り返すパターンである．大田原症候群や早期ミオクロニー脳症（現在は早期乳児発達性てんかん性脳症〈p.108 参照〉に含まれる）では，覚醒，睡眠に関わらず認められる．また，低酸素性脳症などの重篤な脳障害や急性薬物中毒，未熟児，全般性強直間代発作直後にも認められることがある．

5 ローランド発射（Rolandic discharge）

中心部から中側頭部にかけて出現する高振幅の 2〜3 相棘波あるいは鋭波で，しばしば後に徐波を伴い，一側または両側（左右非同期性）に出現する．覚醒時には出現頻度が少なく，まったく出現しないことも多いが，睡眠で賦活され出現頻度が増すが，深睡眠では消失する．レム睡眠ではその出現頻度は低下する．

中心側頭部棘波を示す自然終息性てんかんでみられる特徴的脳波である（p.92 参照）．

6 速律動（rapid rhythm, burst of fast rhythm, generalized paroxysmal fast activity）

Lennox-Gastaut 症候群（p.197 参照）などにおいてみられる，全般性の 10〜20 Hz の律動波である．多棘波様に見えることもある．臨床症状を伴う場合には，開眼や強直を伴い強直発作と分類される．

7 周期性放電（periodic discharges：PDs）

背景活動から明確に区別される波形がほぼ一定の間隔・形態で 6 回以上反復して出現する[2]．一側半球性に出現するものを lateralized periodic discharges（LPDs）（図 6），全般性・両側広範性に生じるものを generalized periodic discharges（GPDs）と呼ぶ．これらが生じたからと言ってんかんと診断されるわけではなく，急性症候性発作，脳血管障害，脳炎，代謝性脳症などでも出現することに注意する．てんかんに関連する場合，発作間欠期にも発作時にも生じうる波形パターンであり，臨床症状や脳波の進展の有無とあわせて意義を評価する．

Pitfall ▶ デジタル脳波計を使いこなして脳波を解析する

本項では典型例と見比べるために一部の脳波を平均基準誘導のモンタージュで提示したが，成人であれば縦双極誘導でスクリーニング判読を行うことを推奨する．脳波判読時にはモンタージュごとの利点と欠点を理解した上で使い分けることが必要である．同様に，感度，低周波フィルタ（時定数と対応），高周波フィルタなどの表示設定を変更すると，どのように波形が変化する

D

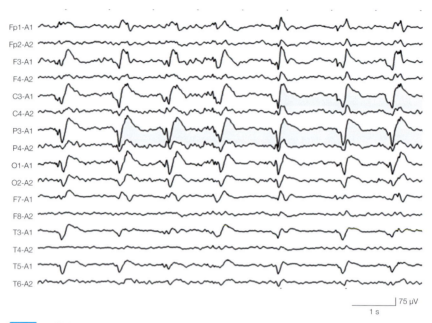

図6 周期性放電(lateralized periodic discharges)
左後頭葉の脳腫瘍術後の症例.
左後頭部(O1)中心に左半球広範に周期性放電がみられる.

かを理解しておく．学習方法の一例としては，本項で提示した図のような波形に着目しながら，各種のパラメータを変更して波形がどのように変化するかを確認することによって，脳波計をどのように操作すれば波形を解析できるかを理論的に理解する．

> **見逃してはいけない**　筋電図や心電図のアーチファクト，および小鋭棘波やウィケット棘波，6Hz棘徐波などの正常亜型は，しばしば突発性異常波と間違えられることがあるため，こうした波形の特徴を理解し見分けられるようにしておくことが重要である．脳波判読の手順としては，アーチファクトや正常亜型ではないことを確認した上で，発作間欠期てんかん性放電かどうかの検討に進むとよい（アーチファクトおよび正常亜型については p.29〜34 参照）．

> **見逃してはいけない**　突発性異常波の波形や出現頻度は，年齢や脳波記録時の条件によって影響される．高齢者や脳卒中後では IED が若年者に比べて出現しにくく，波形も典型的でないことがある．また，睡眠中や断眠で出現しやすく，抗てんかん発作薬内服中では出現しにくくなることもあるため，判読時にはこうした条件を加味して総合的に脳波結果の意義を評価する．

● 文献
1) Kane N, et al.：A revised glossary of terms most commonly used by clinical electroencephalographers and updated proposal for the report format of the EEG findings. Revision 2017. Clin Neurophysiol Pract. 2017；2：170-185.
2) Hirsch LJ, et al.：American Clinical Neurophysiology Society's Standardized Critical Care EEG Terminology：2021 Version. J Clin Neurophysiol. 2021；38：1-29.

（本山りえ，川口典彦）

第Ⅰ部 総論

E

境界領域の脳波所見

1 はじめに

　脳波の判読では，てんかん性の脳波異常かどうか判断に迷う突発波や脳波パターンにしばしば遭遇する．このような脳波には，以下の①〜③が知られている．
　① てんかん様放電と誤りやすい生理的な脳波パターン・波形．
　② 正常亜型：てんかん様放電の形態を示す脳波パターンあるいは波形ではあるが，臨床的意義としてはてんかん原性ではない，あるいは臨床的意義が低いか不明なものと定義される[1]．
　③ アーチファクトについては別の項で解説される．
　これらの脳波パターンを正しく解釈することで，過剰なてんかんの診断および不必要な投薬や生活制限を防ぐことができる[1]．これらを鑑別・認識するときに大切なことは，波形，出現部位，被検者の年齢および記録時の状況（覚醒，睡眠，精神活動など）である（表1〜3）．
　ここでは①②について解説する．

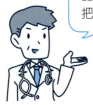

異常と誤って解釈しがちな脳波所見に注意！
それぞれの波形，出現部位，被験者の年齢，記録時の状況（覚醒，睡眠など）などの特徴を把握しておきましょう．

表1 出現部位からみた境界領域脳波所見（正常波，正常亜型，アーチファクト）

	正常亜型	正常波／アーチファクト
全部位		・棘波様アーチファクト
前頭部		・速い眼球運動（前頭筋筋電図） ・光筋原性反応 ・網膜電図 ・光電効果 ・傾眠期前頭部ベータ活動
側頭部	・ウィケット棘波 ・小鋭棘波 ・RTTD ・14 & 16 Hz 陽性棘波	・脈波アーチファクト ・側頭筋の筋電図 ・外直筋棘
中心部		・頭蓋頂鋭波，紡錘波 ・ミュー律動 ・前頭正中部シータ律動
後方領域	・SREDA	・若年者後頭部優位律動 ・ラムダ波 ・光駆動反応 ・POSTS
特異的		・ブリーチ律動
全般性	・6 Hz 陽性棘波	・K-複合

RTTD：rhythmic temporal theta of bursts drowsiness
POSTS：positive occipital sharp transients of sleep
SREDA：subclinical rhythmic electrographic discharge in adults
〔井上有史，他：臨床検査技師のためのてんかんデジタル脳波検査ガイドブック．ふじさん・てんかん脳波ハンズオンセミナー事務局（編），2021.〕

表2 記録時の状況（覚醒，睡眠）からみた境界領域脳波（正常波，正常亜型）

	正常波	正常亜型
覚醒	・ラムダ波 ・若年者後頭部徐波 ・ミュー律動	・SREDA
覚醒／睡眠	・前頭正中シータ律動	・RTTD ・6 Hz 陽性棘波
睡眠	・頭蓋頂鋭波 ・POSTS	・ウィケット棘波 ・小鋭棘波 ・14 & 16 Hz 陽性棘波

RTTD：rhythmic temporal theta of bursts drowsiness
POSTS：positive occipital sharp transients of sleep
SREDA：subclinical rhythmic electrographic discharge in adults
〔井上有史，他：臨床検査技師のためのてんかんデジタル脳波検査ガイドブック．ふじさん・てんかん脳波ハンズオンセミナー事務局（編），2021.〕

表3 年齢からみた境界領域睡眠時(正常亜型)

	正常亜型
小児期	14 & 16 Hz 陽性棘波, RTTD
青年期	小鋭棘波, 14 & 16 Hz 陽性棘波, 6 Hz 棘徐波複合, RTTD
成人	小鋭棘波, ウィケット棘波
後期成人	小鋭棘波, ウィケット棘波, SREDA

RTTD：rhythmic temporal theta of bursts drowsiness
SREDA：subclinical rhythmic electrographic discharge in adults

〔井上有史, 他：臨床検査技師のためのてんかんデジタル脳波検査ガイドブック．ふじさん・てんかん脳波ハンズオンセミナー事務局（編），2021.〕

2 誤りやすい正常脳波（図1）

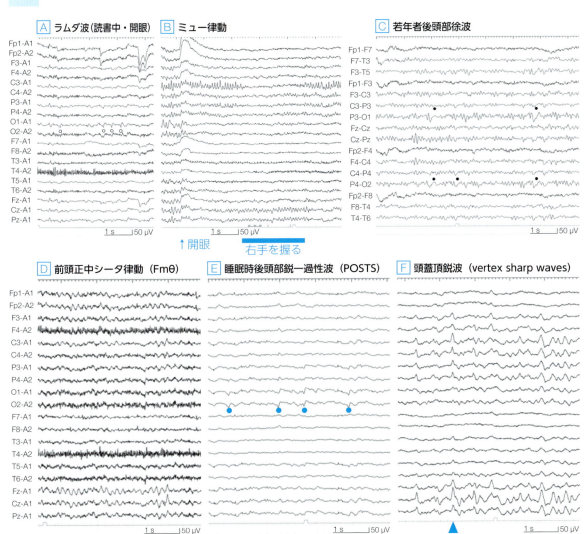

図1 代表的な誤りやすい正常脳波
〔井上有史, 他：臨床検査技師のためのてんかんデジタル脳波検査ガイドブック．ふじさん・てんかん脳波ハンズオンセミナー事務局（編），2021.〕

▶ ラムダ波(lambda waves)

開眼，目で物を追う動きのときに後頭部に陽性の鋭波として出現する．非対称あるいは一側性である．2～15歳の若年者に起こりやすい(図1-A)．

▶ ミュー律動(mu activity)

覚醒．開眼で抑制されないが対側の手足の動きで抑制される．中心部にα帯域のアーチ状の律動波として出現．主に小児でみられる(図1-B)．

▶ 若年者後頭部徐波(posterior slow wave of youth)

両側後頭部にα律動とともに出現する3～4Hz高振幅徐波．非対称．開眼により抑制される．主に小児．21歳以上ではまれである(図1-C)．

▶ 前頭正中シータ律動 (fronto-central theta rhythm, frontal midline theta rhythm : Fmθ)

計算などの精神作業中やうとうとした状態．5～6Hzのθ波が律動的にFz, Czを中心に両側前頭部にみられる．主に若年者でみられる(図1-D)．

▶ 睡眠時後頭部鋭一過性波 (positive occipital sharp transients of sleep : POSTS)

睡眠中，後頭部に出現する陽性鋭波．両側性だが非対称が多い．しばしば反復性．15～35歳に多い(図1-E)．

▶ 頭蓋頂鋭波(vertex sharp transients)

睡眠stage2に両側C, P優位に出現する振幅の大きな徐波．全年齢でみられるが，小児では高振幅で尖鋭な形をとることがあり，てんかん性鋭波と間違われる可能性がある．上行する部分と下降する部分はてんかん性棘波・鋭波と比べるとより対称的であり，後に続く徐波を伴っていないのが鑑別点である(図1-F)．

3 正常亜型の脳波(図2)

▶ 傾眠期律動性側頭部シータ群発 (rhythmic temporal theta burst of drowsiness : RTTD)

リラックスした覚醒状態や入眠期．中側頭部に一側性または両側性に出現．5～7Hzのシータ波の群発．10秒以上．発作時脳波との鑑別点は波形や律動周期が変化しない点．思春期以降にみられる(図2-A)．

▶ 6 Hz 棘徐波複合(6 Hz spike and wave), ファントム棘徐波(phantom spike and wave)

　リラックスした覚醒状態や入眠期．両側同期して広汎性に出現．5〜7 Hz 棘徐波の群発で持続1，2秒．徐波に比し棘波は低振幅で認識しにくいこともある．思春期〜成人．覚醒時 wake/高振幅 high amplitude/前方優位 anterior/男性優位 male（WHAM）タイプと女性 female/後頭部優位 occipital/低振幅 low amplitude/傾眠期 drowsy（FOLD）タイプがあり，てんかん発作との関連性について WHAM＞FOLD とされる．てんかん性の棘徐波複合が断片化したものと紛らわしい．6 Hz 棘徐波複合は睡眠が深くなると消失するが，真にてんかん性の棘徐波複合ではより明瞭になる点は鑑別に役立つ（図2-C）．

▶ 14 Hz & 6 Hz 陽性棘波(14 Hz & 6 Hz positive spikes)

　傾眠期．後側頭部に陽性の 14 Hz あるいは 6 Hz のくし状波形の群発．持続は 0.5〜1 秒．3 歳以降に出現し 13〜4 歳をピークとしてその後は減少する（図2-B）．

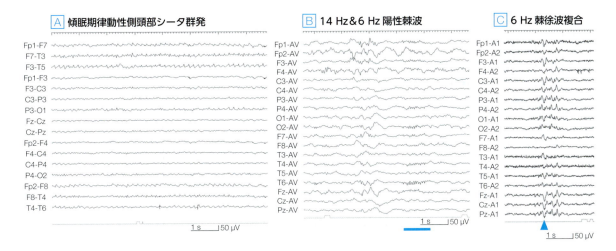

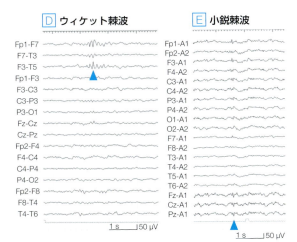

図2　代表的な正常亜型の脳波

〔井上有史，他：臨床検査技師のためのてんかんデジタル脳波検査ガイドブック．ふじさん・てんかん脳波ハンズオンセミナー事務局（編），2021．〕

▶ ウィケット棘波(wicket spikes)

入眠～軽睡眠期．主に側頭部．両側性あるいは一側性．6～11 Hz のくし状の陰性波形．単発の棘波は真の側頭部棘波と間違えられる可能性あり．鑑別点は，ウィケット棘波には後続徐波がないこと，同じ領域に徐波化がないこと．主に 30 歳以上の成人である(図 2-D)．

▶ 小鋭棘波(small sharp spikes：SSS)，
良性てんかん様睡眠一過波(benign epileptiform transients of sleep：BETS)

入眠～軽睡眠期．深い睡眠で消失．側頭部＞前頭部．左右独立して両側に出現．必ず単発で出現．低振幅 (50 μV 以下)，短い持続 (50 ms 以下) の陰性単相あるいは陰・陽二相性．主に 30～50 歳の成人である(図 2-E)．

● 文献
1) 日本てんかん学会(編)：てんかん専門医ガイドブック．改訂第 2 版，診断と治療社，2020.
2) 井上有史，他：臨床検査技師のためのてんかんデジタル脳波検査ガイドブック．ふじさん・てんかん脳波ハンズオンセミナー事務局(編)，2021.

(池田 仁)

第Ⅰ部　総　論

F

光刺激で誘発される脳波異常

1　検査方法

　点滅ストロボ光を用いた間欠的光刺激誘発検査は脳波検査に必須である．覚醒時に，18 Hz点滅光で，①閉眼と同時，②閉眼後，③開眼の3つの状況で検査した後，光突発脳波反応（Photoparoxysmal response：PPR）陽性例では，PPRの誘発される下限の周波数と上限を決定するための検査に進む[1]．検者はPPRが出現したときには直ちに光刺激を止める必要がある．PPR陽性例では光感受性があると判断し，てんかん症候群診断や，発作誘発病態の考察，発作予防への取り組みに大きな情報となる[2)3]．

　進行性ミオクローヌスてんかん（progressive myoclonus epilepsy：PME）における光感受性は，PMEを呈する多くの病態に共通する特徴である．特に，神経セロイドリポフスチン症2型では，低周波のストロボ閃光刺激（1～3 Hz）でPPRを示すことがあることに留意する[4]．

2　光刺激で誘発される脳波反応

　間欠的光刺激時に認められる脳波変化には，①光突発脳波反応（PPR），②光ミオクロニー反応（photomyoclonic response：PMR），③光駆動反応（photic driving：PD）などがある．てんかんとの関係で重要なのはPPRである[5]．

▶ 光突発脳波反応（PPR）

　PPRは，全般性ないしは両側広汎性に誘発される脳波反応で，光刺激終了後も0.1～数秒程度，持続遷延（outlastすると表現する）して観察される特徴を有する．誘発される脳波の形としては3Hz前後の棘徐波複合のバースト，4～7 Hz棘徐波複合，多棘徐波複合，棘波，高振幅徐波などがある（図1 A～D）[5]．

　PPRが認められる症例は光感受性があると判断され，光による反射発作を来たす可能性を考える．そのためテレビ視聴やビデオゲームによる娯楽には注意を促す必要がある．PPRを有するてんかん症例の光感受性発作治療ではVPAの投与が有効なことが多い[2)3]．PPRはてんかんのない正常人にも認められ，体質性光感受性者（constitutional photosensitivity：CP）と呼ぶ．よってPPRがあっても必ずしもてんかんとは言えないので注意をされたい．

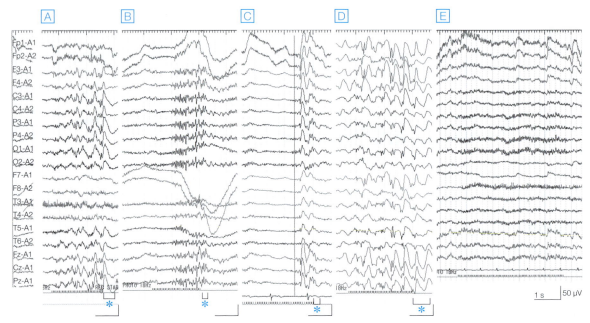

図1 光突発脳波反応（Photoparoxysmal response, PPR）の脳波所見

A：18 Hz の間欠的光刺激により両側広汎性に棘・徐波複合が連続して出現し，刺激終了後も反応が outlast（*）する．
B：18 Hz の間欠的光刺激により両側広汎性に棘波が連続して出現し，刺激終了後も反応が outlast（*）する．
C：18 Hz の間欠的光刺激により両側広汎性に棘・徐波複合が出現し，刺激終了後も反応が outlast（*）する．
D：18 Hz の間欠的光刺激により両側広汎性に徐波が連続して出現し，前頭部などでは棘波が重畳する．そして刺激終了後も反応が outlast（*）する．
E：18 Hz の間欠的光刺激により両側後頭部に約 18Hz の低振幅速波が連続して出現し，刺激終了後はすぐに消退する．

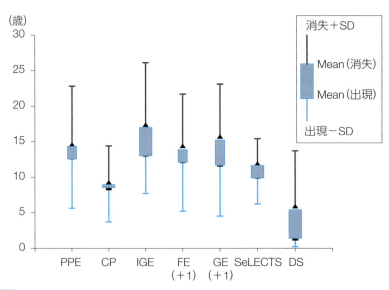

図2 てんかん症候群分類と光突発脳波反応（Photoparoxysmal response, PPR）出現年齢

てんかん症候群ごとに PPR が出現する年齢帯が異なる．
PPE：pure photosensitive epilepsy, CP：constitutional photosensitivity, IGE：idiopathic generalized epilepsy, FE（+1）：focal epilepsy with etiology positive, GE（+1）：generalized epilepsy with etiology positive, SeLECTS：self-limited epilepsy with centrotemporal spikes, DS：Dravet syndrome.

PPR は当センターてんかん症例の 1.7% にみられ，11〜15 歳が 4.3% ともっとも頻度が高くなる年齢帯である[6]．てんかん症候群ごとに PPR が出現・消退する年齢に特徴があり，てんかん診断の参考ともなる（図 2）．Dravet 症候群では乳児期より PPR が出現し，幼児期に消退することが多い．PPR があるがてんかん発作のない CP では 7〜9 歳ころに，光による誘発発作のみの純粋光感受性てんかん（pure photosensitive epilepsy：PPE）は 10〜15 歳ごろに，JME などの特発性全般てんかん（Idiopathic generalized epilepsy：IGE）は 10〜18 歳ごろに，焦点てんかん（focal epilepsy：FE）の中のいわゆる症候性〔（FE＋1）〕のものは 10〜15 歳ごろに，全般てんかん（generalized epilepsy）の中のいわゆる症候性〔GE（＋1）〕は 12〜18 歳ごろに，中心の側頭部棘波を示す．自然終息性てんかん（Self-limited epilepsy with centrotemporal spikes：SeLECTS）は 10〜15 歳ごろにみられる．

▶ 光ミオクロニー反応（PMR）

前額部の誘導主体にみられる反応で，前額部や眼球の光刺激に対する反応を拾ったもので，脳波成分ではないと考えられている．アルコール離脱や不安の強い症例でまれにみられる．

▶ 光駆動反応（Photic driving：PD）

後頭部にみられる反応で，occipital spikes とも呼ばれる[5]．visual evoked potential と考えられていて，通常は間欠的光刺激の周波数と一致し（図 1-E），outlast することがない．

3 光刺激で誘発される発作

間欠的光刺激時にてんかん発作が誘発されることがあり，ミオクロニー発作や（図 3-A），非定型欠神，焦点発作などがある．

Pitfall ▶ Photoparoxysmal response（PPR）

以前は Photoconvulsive response（PCR）とよばれていたが，けいれんが必ずしも起こるわけではないので，Harding らの提唱により PPR と改められている．

Pitfall ▶ Scotosensitivity：

PPR（光感受性）は通常強い点滅光を受けることにより出現するが，そのような症例の中には，光が遮られることが刺激となって，PPR と同様の脳波発射が誘発される症例がある．そのような病態を scotosensitivity とよぶ（図 3-B）[7]．

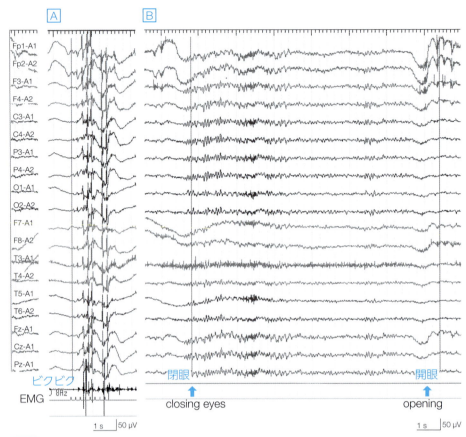

図3 ミオクロニー発作と Scotosensitivity

A：18 Hz の間欠的光刺激により両側広汎性に不規則な徐波が誘発され，ミオクロニーによるアーティファクトが重畳する．B：閉眼により両側広汎性に棘波が連続して出現し，開眼により消退する．

● 文献

1) DG Kasteleijn-Nolst Trenité：Photosensitivity in epilepsy. Electrophysiological and clinical correlates. Acta Neurol Scand 1989；125：3-149.
2) 高橋幸利：光感受性発作の予防と光感受性てんかんの治療．柳沢信夫，他，（編），Annual Review 神経 2006；302-308.
3) 高橋幸利：光感受性てんかんの診断・治療ガイドライン．てんかん研究，2005；23：171-175.
4) Riney K, et al.：International League Against Epilepsy classification and definition of epilepsy syndromes with onset at a variable age：position statement by the ILAE Task Force on Nosology and Definitions. Epilepsia 2022；63：1443-1474.
5) Fisher RS, et al.：Photic- and pattern-induced seizures：a review for the Epilepsy Foundation of America Working Group. Epilepsia 2005；46：1426-1441.
6) Shiraishi H, et al.：Photosensitivity in relation to epileptic syndromes：a survey from an epilepsy center in Japan. Epilepsia 2001；42：393-7.
7) Agathonikou A, et al.：Fixation-off（Scoto）sensitivity combined with photosensitivity. Epilepsia 1998；39：552-555.

（美根　潤，高橋幸利）

第Ⅰ部　総　論

G

アーチファクトの種類と見分け方

1　ポイント

» 脳波記録に混入するアーチファクト（雑音）には生体（被験者）に由来するもの，機械（脳波計）による
もの（増幅機の内部雑音，電極に関連するもの，検査室の電気的条件（交流障害など），他の機械か
ら誘導する雑音（静電誘導・電磁誘導雑音）などがある．
» 生体に由来する心電図，脈波，筋電図などの雑音の種類とその対策と現在の脳波計に組み込まれて
いる心電図の除去方法を理解する．
» 脳波計に許容されるレベルと生体外由来に起因する種々の雑音および種々の要因で混入する商用交
流雑の除去方法を理解する．

2　はじめに

　頭皮より導出される脳波の電位は心電図や筋電図などの他の生体から生じる電位と比べて低電位で
あり，より好感度な増幅機や精度の高い素子などを必要とする．脳波の記録時には種々の脳波以外の
対象となる周波数成分は 0.5〜100 Hz である．この周波数帯域中の雑音成分は脳波計が高感度であ
ればあるほど混入しやすくなる．脳波検査は雑音との戦いと言っても過言ではない．アーチファクト
と考えられる場合には，原因を確認し，改善の工夫をするとともに，判読者にわかるように記載して
おくことが肝要である．
　そこで本項では脳波記録に混入する雑音の種類とその対策について解説するとともに，雑音混入に
よるデジタル脳波計の誤作動についてもごく簡単に触れたい．

3　雑音の種類

▶臨床脳波検査に記録する雑音の種類
簡略化したものを表1に示す[1]．

| 表1 | 雑音の由来 |

脳波測定におけるアーチファクト(雑音)		
生体から由来するもの	機械(電極の接地，脳波計)に由来するもの	外部環境に由来するもの
汗	電極の接地	交流障害
心電図	光刺激	漏電電流
筋電図	など	静電誘導
瞬き		電磁誘導
脈波		など

〔日本臨床神経学会（編）：臨床脳波を基礎から学ぶ人のために，第2版. 28, 診断と治療社, 2019.〕

▶ 雑音の種類と発生源

　脳波記録に混入する雑音には，①生体(被験者)に由来するもの，②機械(電極の接地，脳波計)に由来するもの，③外部環境に由来するものなどがある．

1)生体(被験者)に由来すものとその対策

　脳波以外の生体に起因する信号は脳波記録のなかに混入すると雑音になる．そのおもなものは心電図，脈波，呼吸運動，発汗による皮膚抵抗の変動による不安定な変動，眼球運動，眼瞼運動，入れ歯によるものなどがある．表2[2)]にこれらの見分け方とその対策を示す．

▶心電図雑音について

　体表面積が大きく首周りの太い患者や乳幼児のように首と体幹が近く全身のお大きさに比して心臓容積が大きくかつ起電力が大きい場合，心電図が混入しやすい．R波が棘波様に混入する．被検者が肥満体形で首か短いか，または心肥大がある場合に混入しやすい．単極誘導で左側は上向きに，右側は下向きに混入する．また限局性に混入する場合はその接触抵抗か高いときである．いずれの場合も心電図を同時記録しているので鑑別は比較的容易である．

▶心電図雑音混入対策

　大きく2つを考慮する必要がある．

①誘導の変更：両耳朶連結単極導出法

　単極導出での心電図雑音混入対策として両耳垂を結合する方法である．左右の耳朶に混入した心電図の向きが逆であるため短絡することによってうち消される．しかし，本法は同時に左右耳垂に波及する脳波も平均化されるため，その判読には注意が必要である．

②頭部右回転法

　頭部を上から見て，時計まわりに60°程度回転させると耳垂と頭皮上電極位置との電位差が小さくなることを報告している[3)]．これは頭を回転することにより耳垂を含めた頭皮上に波及する心電図電位分布が変化した結果，電極間における誘導部位の心電図電位差が小さくなったためである．

▶脈波について(図1)

　血管の上に電極を装着したときにその脈動が混入するもの．心電図の周期に一致するので鑑別は容易である

①脈波混入対策

　血管上にあると想定される電極の位置を少しずらすことで解消されることが多い．

表2 被験者に由来するアーチファクトの特徴とその対策

	見分け方	対　策
心電図	ほぼ全導出に棘波様の規則正しい波として混入，特に単極導出で出現しやすく心電図を同時記録する必要がある．	単極導出では左右の耳朶を接続することで消去可能な場合がある．心肥大の患者，首の太い患者，小児などに混入しやすい．頭を左側に傾けると消去できる場合がある．
脈　波	心電図に同期したデルタ帯域の規則正しい波として混入，主に前側頭および後頭部に出現する．	前側頭部では血管上に電極が位置している場合に混入するため，少し電極をずらすことで消去できる．またバリストカルディオグラフの混入については後頭部の枕を少しずらすことで消去が可能．
呼　吸	0.1〜0.3 Hz 程度のゆっくりとした基線の動揺で呼吸に同期して出現する．後頭部に出現しやすい．	枕の位置をずらすか，リード線を胸部におかないようにする．
筋電図	患者が緊張しているとき，体動があるとき，室温が低いとき，病的（パーキンソンなど）なときなどに立上りの鋭い不規則波で，単発または持続的に出現する．	病的なものを除いては患者の緊張をほぐす，枕の位置をずらす，室温を適当にする，体位を変える，口を少しあけてもらうなどでかなり除去できる．
眼　瞼	前頭部に開閉眼時に同期して上向き，下向きの基線の変動とし出現．ときどき数 Hz 程度の眼瞼の動きを観察することがある．	眼瞼に電極をつけて同時記録して見分ける．ガーゼなどで眼瞼をおさえてもらうと消去できる．
眼　球	前頭部，側頭部に出現する．特に前頭部では垂直眼球が優位に出現し，側頭部では水平眼球運動が優位に出現する．水平の場合は左右の記録で位相が逆になる．	眼瞼の上下，左右に電極をつけ，同時記録して他の部位との振幅差より見分ける．やはりガーゼで眼瞼をおさえてもらう．
入れ歯	入れ歯による金属との接触による電圧が雑音として混入する．頭部の全領域に同じ振幅で鋭い立上りの波として出現する．	口をあけてもらうか，口にガーゼを噛ませる．

〔日本臨床神経学会編：臨床脳波を基礎から学ぶ人のために，第 2 版．28，診断と治療社，2019．〕

▶発汗（図 2）

0.5 Hz 以下のゆっくりとした基線の動揺で汗腺の電位変化による．室温の高いときに出現するが小児では眠くなると出現するが多い．また物音や話し声に反応する精神性発汗などの場合もあり，いずれにしても室温の高い方が多く出現する．

▶脈波混入対策

電極の汗を拭き取るなどの作業は現実的ではなく，室温を下げて刺激を除外するほかない．

▶筋電図（図 3）

側頭筋や顔面筋の筋収縮によって筋電図が入る．波形での鑑別方法としては，脳波は正弦波で振幅や周波数が比較的一定であるが，筋電図は正弦波ではなく，振幅や周波数が様々であるという特徴がある．

▶筋電図混入対策

軽く注意を促す．軽く口を開ける．できるだけハイカットフィルターは使用しない．緊張が強い場合には早めに賦活（開閉眼，過呼吸）を行う．枕が原因の場合は枕やその位置を変える．

▶眼球運動（図 4）

Fp1，Fp2，F3，F4，F7，F8 に急速な目の動きは矩形状に，またゆっくりとした目の動きは正

G

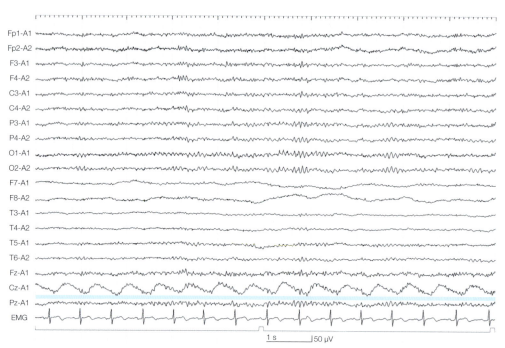

図1 脈波
頭皮血管の近くに電極を装着すると脈動が混入して脳波として表れることがある．Cz に律動波からなる HCC 波がみられている．
心電図形の周期に一致することで見分ける．対策としては電極の位置をずらしてみるなどするとよい．

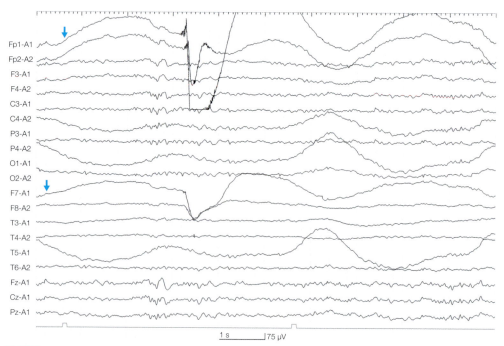

図2 発汗によるアーチファクト
基線の大きな変動がみられる．

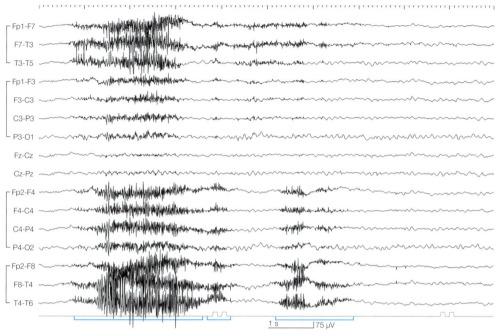

図3 側頭筋によるアーチファクト

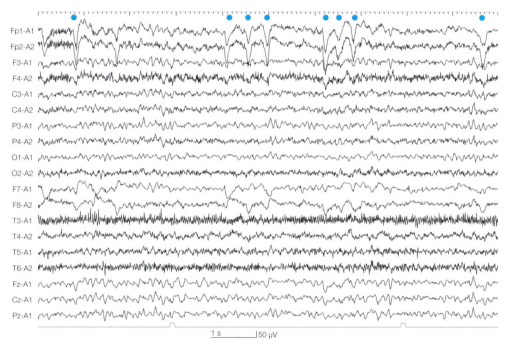

図4 眼球運動によるアーチファクト
●のところで，脳波の動きによるアーチファクトがみられる．

弦波様に混入する．上下の目の動きは同位相で，左右の目の動きはF7，F8で逆位相になる．

▶**筋電図混入対策**

　緊張すると出現しやすいために，一度注意して止まらないときはタオルなどを眼に載せる．

▶眼瞼下に電極を装着し，眼球運動を同時記録する

眼瞼下とFp1, Fp2が同位相→脳波(徐波)

眼瞼下とFp1, Fp2が逆位相→眼球運動(アーチファクト)

2)脳波計の機械(電極と電極接着法)に由来する雑音と対策

▶電極の分圧電極

脳波導出電極には通常金属電極が用いられるが，電極と皮膚との界面には多かれ少なかれ分極電位(電極とペーストの間の電位差)が生じる．

〈対策〉

電極は分極電圧の小さなAg-AgCl電極のような不分電極を用い[4]，抵抗は10Ω以下にすることが重要である．

▶電極の動揺

電極の装着不良やリード線の重さが直接電極にかかっている時などに出現する．耳朶電極の動揺が最も多い(図5)．混入する形は様々であるが，脳波のスメア効果などを考えると，その近傍の電極にまったく波及がみられない場合にはこのアーチファクトを疑うべきである(図6)．

〈対策〉

頭髪をしっかりと分けて電極を付け直す．ペーストを少し多めに付ける．付け直した場合にはどの部位を付け直したのかを記録紙上に記載する．

3)外部環境に由来する雑音

▶交流障害(ハム)に関する雑音(図7)

電灯線や電源からの交流障害を指し，あくまで大きく分けて，①漏洩電流，②静電誘導，③電磁誘導，の3つがある．周波数(50または60Hz)，振幅が一定で出現する．交流障害の原因をとり除くことが一番大切で，不可能な場合は脳波計のハムフィルターを使用する．

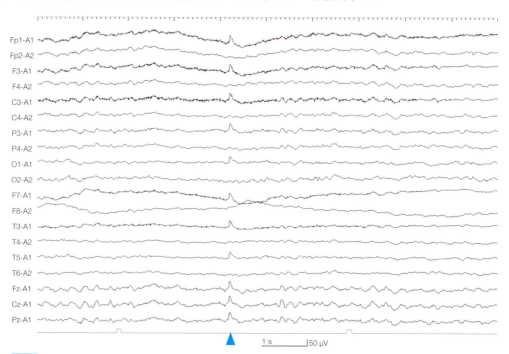

図5 電極によるアーチファクト

▲は左耳朶電極の動揺によるアーチファクトを示す．

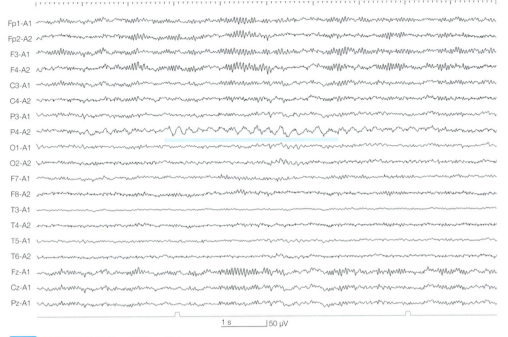

図6 電線由来のアーチファクト
P4のみに特異的な波形が見られ，他の電極に波及していない．

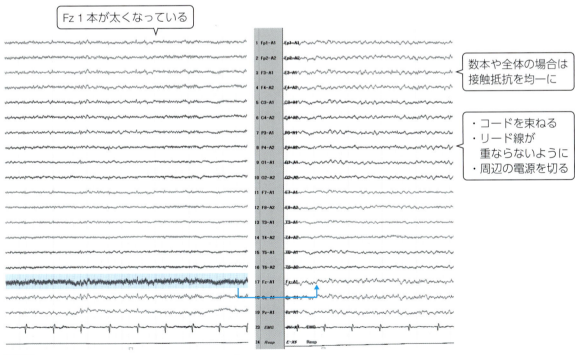

図7 交流混入によるアーチファクトの見方

①漏洩電流によるもの

図8[5]のように電灯線などから壁面や床面に漏れた電流がベッド—患者—増幅器の経路を通って記録に混入するものである．湿度の高い環境ではこの影響が大きく，雨の日や梅雨時の脳波検査ではしばしば経験する．特に病室での検査では電気毛布や電気アンカには注意する（2Pコンセント）．単にスイッチを切るだけでなくコンセントから抜くことが必要である．

〈対策〉

壁面とベッドを離し，かつ金属ベッドを設置する方法が用いられる．ベットアースをとる（脳波計と同じアースにする：1点アース）．シールドシートの上で測定する（シールドシートもアースをする）．可能な限り2Pコンセントを抜く．

②静電誘導によるもの

周囲の電灯線や医療機械電源部から患者の対地静電容量を通じて流れる空気を介して電灯線と被検者の間に一種のコンデンサ(浮遊容量)形成され，それを通じて被検者の体や電極リード線などに誘起される交流出流である．

〈対策〉

対地静電容量を大きくするためにシールドマットをビニールなどで包み患者と絶縁して使用する絶縁シートを使用する．入力導線もシールド線のついたものを使用するなどの交流雑音対策が有効である．この場合，シールドマットやシールド線はアース点に接続されていなければならない．

③電磁誘導によるもの

電源部や電灯線からは磁力線が出ている．電線の中を電流が流れるとその回りに磁力線が生じる．磁力線が電極リード線と交差すると，電磁誘導によりそこに交流が誘起される．

〈対策〉

生体への電磁誘導による雑音の大きさは原因となる電線などからの距離の2乗に反比例する．よって，患者や増幅機への電極リード線をできるだけまとめて鎖交面積を小さくして，かつ電源線から患者をできるだけ離すことが必要である．交差する磁束数を少なくするために電源線の位置を変えるなどの工夫が必要である．電磁誘導による商用交流雑音対策には接地や静電シールドは役立たないので注意が必要である．

▶交流障害(ハム)以外のもの

①点滴・輸液ポンプ(放射雑音)

棘波様のアーチファクトが規則的に混入するので，一見して心電図のように見えるが心電図とは同期しない．輸液ポンプではパルス状のアーチファクトが規則的に混入する．

〈対策〉

・アンテナの代わりとなる電源ラインや各種ケーブルに対してラインシールドおよびラインフィルタを用いる．

・電源トランスからの漏洩磁束に対してはパーモロイなどによる磁気シールドを行う．

②レスピレーター

呼吸が大きくなり，呼吸に伴う体動が基線のゆれとして混入する．

③人の動き

カーテンの揺れや，被検者の周りを人が歩いたために混入した静電気によるアーチファクトである．基本的に静電気による影響が考えられる．

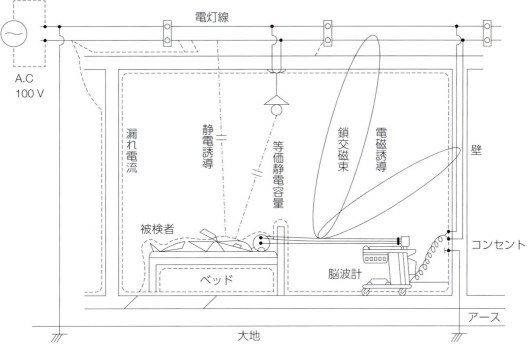

図8 商用交流雑音の主な混入経路
〔石山用事:生態計測における雑音除去のノウハウ.BMI(biochemical engineering)1998;2:401-407.〕

〈対策〉

対地インピーダンスを下げる.できればスタッフが導電性繊維衣服を着用する.室内の相対湿度を上げるなどがある.

④種々の商用交流雑音除去フィルター

詳細は割愛するが,フィルターには従来の①アナログ型脳波計に用いられている並列T型アナログ商用交流除去フィルター(ハムフィルター),②デジタル脳波計に使用されている2次のnotchデジタルハムフィルターがある.

4 おわりに

脳波記録に混入するアーチファクト(雑音)の鑑別および多種にわたる雑音に対する対処方法に関して述べた.脳波検査を施行するにあたっては,検査時の患者情報や検査した状況などを仔細に記録に残しておくことが,今後の雑音対策に役立つと思われる.

● 文献

1) 野田治代:共済医報 1969:120-130.
2) 日本臨床神経学会(編):臨床脳波を基礎から学ぶ人のために,第2版.28,診断と治療社,2019.
3) Ichijo S:Reducing EEG artifact in EEG recording by turning the head to the right. Electroencephalogr Cli Neurophisiol 1979;47.
4) 石山用事:医用工学概論,第6章 生体からの情報収集.133-167,医歯薬出版,2017.
5) 石山用事:生態計測における雑音除去のノウハウ.BMI(biochemical engineering)1998;2:401-407.

(荒木保清)

第Ⅰ部 総論

発作時脳波の見方

1 はじめに

①発作時脳波は，てんかん発作と非てんかん発作の鑑別，てんかん発作であれば発作型の診断，焦点発作であればてんかん原性領域の側方・局在の診断に役立つ．
②焦点発作および全般発作の発作時脳波の特徴的パターンをイメージして，適切なモンタージュ，感度，高周波フィルター，時定数を用いて脳波の変化を判読する．
③発作に伴う臨床症状は，ビデオによる動画，技師や看護師による介入・観察記録，患者自身の陳述から確認する．
④発作時脳波変化以外にも，脳波記録上にみられる体動によるアーチファクト，呼吸の変化，開閉眼による眼球運動，心電図上の頻脈，徐脈も臨床症状を知るうえで役に立つ．

2 発作時脳波の特徴

①発作時脳波は，それまでの背景活動から突然に脳波の活動出現パターンが変化し，一定期間持続した後，終了する．
②発作時には，律動的な脳波活動が焦点性あるいは全般性に出現する．その間は背景活動や発作間欠期のてんかん波は抑制される．
③発作時脳波は時間経過のなかで周波数，振幅が変化し，さらに焦点発作では周辺領域へ広がっていく．

3 発作時の脳波以外の所見

▶臨床発作症状

発作時の臨床症状は，ビデオによる動画，技師や看護師による介入・観察記録，患者自身の陳述から確認する．動画からは運動症状の性状（頭部の回旋，強直けいれん，間代けいれん，ミオクロニー，過運動，自動症，表情の変化）を，技師や看護師による介入記録からは意識障害の有無や程度，失

語，四肢の筋緊張の程度を確認する．技師や看護師による観察からはビデオで把握しきれない軽微な運動症状（眼球の向き，顔面のミオクロニー）や自律神経症状（顔色，流涎，瞳孔の大きさ）を知ることができる．患者自身の陳述からは本人が自覚する感覚症状，精神症状，自律神経症状を確認することができる．

▶ 臨床発作症状に伴う体動によるアーチファクト

発作症状に伴う体動による脳波上のアーチファクトは，発作時脳波所見の読解の妨げになるが，たとえば，口部自動症での両側側頭部の周期的な筋電図の出現など，ビデオでは確認できない臨床症状を知るうえで役に立つ．

▶ 心電図，呼吸，眼球運動

発作時の呼吸の変化，開閉眼による眼球運動のアーチファクト，心電図上の頻脈，徐脈も臨床症状を知るうえで役に立つ．

4 発作時脳波の見方

全般発作か焦点発作かの鑑別のために，モンタージュは基準電極導出，双極導出のいずれも確認する．

▶ 焦点発作

焦点発作では位相逆転（最大振幅）を示す電極を見出すこと，体動によるアーチファクトをできる限り抑えることから双極導出を用いて判読するのがよい．焦点発作の発作時脳波の例として海馬硬化を

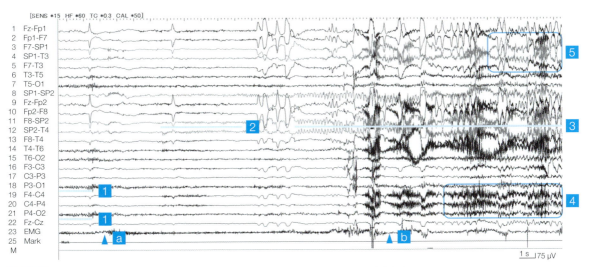

図 1-1 内側側頭葉てんかんの焦点意識減損発作の発作時脳波（双極導出）①

脳波：背景活動が消退する（━━1）．右蝶形骨電極（SP2）で位相逆転を示す 9～10 Hz α 帯域律動波が出現（━━2）．その後，右蝶形骨電極で位相逆転する 5～6 Hz θ 帯域律動波が出現し，周波数を減じながら持続する（━━3）．右中心-頭頂部（C4-P4）（━━4），さらに左蝶形骨電極（SP1），左前側頭部-中側頭部（F7-T3）に律動波が拡がる（━━5）．
臨床症状：脳波変化の始まる前から既に前兆を感じて動作停止する（▲a）．自らナースコールを押す（▲b）．
左右蝶形骨電極（SP1，SP2）は，T1，T2 電極（外眼角と外耳孔を結んだ外耳孔寄り三等分点の 1 cm 上方）で代用できる．

伴う内側側頭葉てんかんの焦点意識減損発作の発作時脳波を示す（図1-1～1-4）．

まず，背景活動が消退し，その後，局在性の律動波として右蝶形骨電極（SP2）で位相逆転を示す9～10 Hz α帯域律動波が出現する（図1-1）．その後，律動波の周波数が変化して5～6 Hz θ帯域律動波が振幅を増しながら出現，さらに周波数を減じながら持続する（図1-1）．周辺領域への広がりとして，同側の中心-頭頂部（C4-P4），さらに対側の左蝶形骨電極（SP1），左前側頭部-中側頭部（F7-T3）に律動波が拡がる（図1-1）．右蝶形骨電極（SP2）に位相逆転を示すδ帯域律動波が終了することで発作は終わる（図1-3）．発作時脳波は周波数，振幅，範囲が時間経過とともに変化を示す．

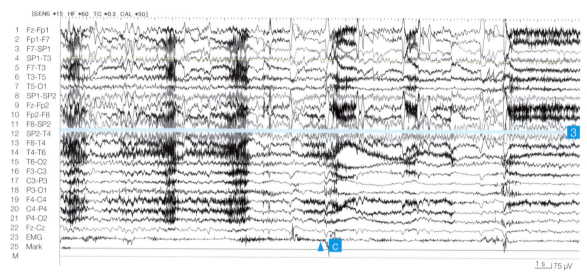

図1-2 内側側頭葉てんかんの焦点意識減損発作の発作時脳波（双極導出）②
図1-1に続く発作時脳波の記録．
脳波：右蝶形骨電極（SP2）および左蝶形骨電極（SP1）で位相逆転を示す両側側頭部の5～6 Hz θ帯域律動波が続く．
臨床症状：呼名に対して振り向くが返答できない（▲c）．

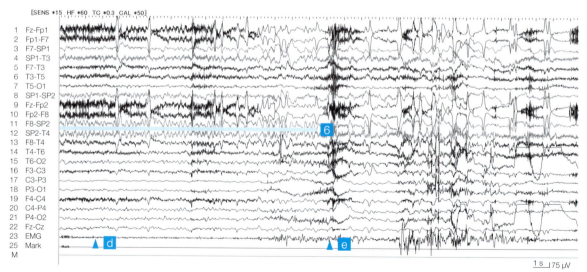

図1-3 内側側頭葉てんかんの焦点意識減損発作の発作時脳波（双極導出）③
図1-2に続く発作時脳波の記録．
脳波：右蝶形骨電極（SP2）に位相逆転を示すδ帯域律動波が終了する（━6）．その後は両側側頭部に不規則徐波が残存する．
臨床症状：今何月か尋ねられるが答えられない（▲d）．呼名に対して振り向くが返事はできない（▲e）．

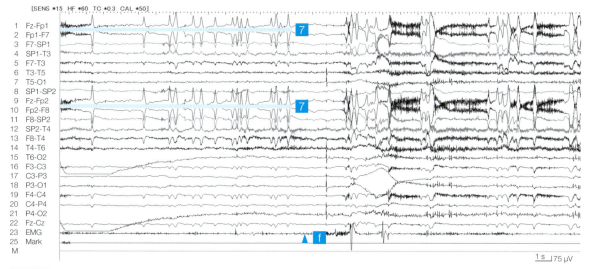

図 1-4 内側側頭葉てんかんの焦点意識減損発作の発作時脳波(双極導出)④

図 1-3 に続く発作時脳波の記録.
脳波：不規則徐波はほぼ消失する．眼球運動によるアーチファクトが Fp1, Fp2 にみられる（7）．臨床症状：場所を問われて脳波室と答えることができる（▲ f）．

これを進展（evolution）と呼び，焦点発作時の脳波パターンの特徴である．その後は発作後の脳波変化として，両側側頭部に不規則徐波が残存する（図 1-3）．これらの脳波に対応する臨床症状として，律動波の始まる前からすでに上腹部上行性不快感の前兆を自覚して動作停止する（図 1-1）．発作起始部位によって臨床症状は律動波の前から始まることも後から始まることもある．前兆を伴う場合は自らナースコールを押すことができることがある（図 1-1）．その後，発作中の介入により意識減損の有無などが確認される（図 1-2～1-4）．

> **Pitfall !** ▶ 内側側頭葉てんかんで用いる電極
>
> 左右蝶形骨電極（SP1, SP2）は，T1, T2 電極（外眼角と外耳孔を結んだ外耳孔寄り三等分点の 1 cm 上方）で代用できる．頭蓋外の脳波記録としては比較的早期に内側側頭部に起始する脳波変化をとらえることができるので，側頭葉にてんかん原性を疑う場合は T1, T2 電極を用いるのがよい．

Pitfall ▶ モンタージュ,感度,高周波フィルター,時定数

　モンタージュ,感度,高周波フィルター,時定数を変更することで脳波を判読しやすくできる．モンタージュを基準電極導出や他の双極導出に変更することで位相逆転の部位,発作時脳波の広がりが見やすくなることがある(図 2-1)．感度を上げることで,低振幅の活動が強調される(図 2-2)．一方,振幅の高い電極の脳波は記録が重なり判読しにくくなる．高周波フィルターにより筋電図など速波成分の振幅が小さくなり徐波が見えやすくなる(図 2-3)．ただし,てんかん性の棘波成分が見えにくくなったり,筋電図が棘波に見えたりすることがあるので注意が必要である．時定数は通常 0.3 秒で設定されているが,0.1 秒へ短くすることで体動による基線の揺れなど遅い成分が除去される(図 2-4)．ただし,徐波の波形が変わり見にくくなることに注意が必要である．

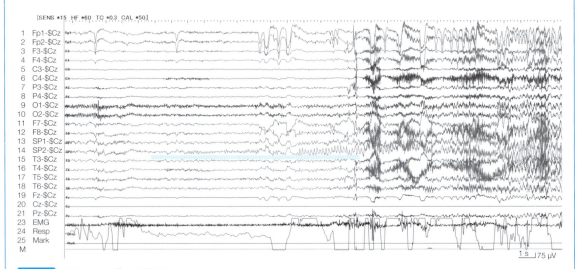

図 2-1 モンタージュの変更
図 1-1．と同じ脳波を双極導出から Cz を基準電極とする単極導出へ変更．右蝶形骨電極（SP2）の α 帯域律動波を確認できる（━）．

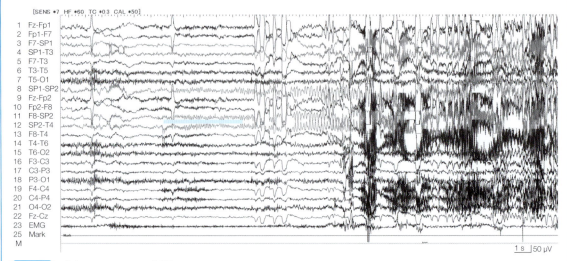

図 2-2 感度 sensitivity の変更
図 1-1 と同じ脳波を感度 15 μV/mm から 7 μV/mm へ変更．右蝶形骨電極の低振幅の α 帯域律動波が強調される（━）．一方,振幅の高い脳波は記録が重なり判読しにくい．

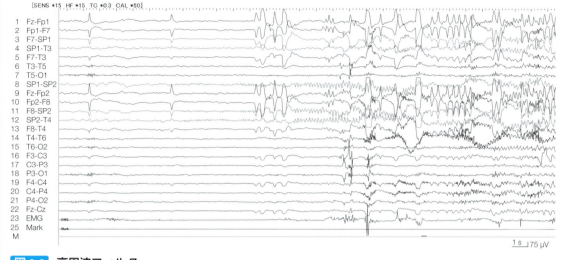

図 2-3　高周波フィルター
図 1-1 と同じ脳波を高周波フィルター60 Hz から 15 Hz へ変更．筋電図など速波成分の振幅が小さくなり徐波が判読しやすくなる．ただし，棘波も見えにくくなることに注意が必要．

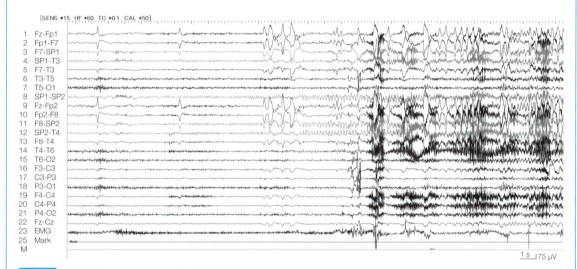

図 2-4　時定数 time constant（TC）の変更
図 1-1 と同じ脳波を時定数 0.3 秒から 0.1 秒へ変更．体動による基線の揺れなど遅い成分が除去される．ただし，脳波の波形が変わることに注意が必要．

▶ 全般発作

　欠神発作の両側広汎性棘徐波複合は基準電極導出が判読しやすい．強直発作や強直間代発作は体動によるアーチファクトを抑えるには双極導出を用いるのがよい．ミオクロニー発作はアーチファクトを抑えるためには双極導出が望ましいが，基準電極導出でも両側広汎性棘徐波を確認したい．全般発作の発作時脳波の例として，強直発作，非定型欠神発作を示す（図 3-1，3-2，4-1）．強直発作時は両側広汎性の約 10 Hz 棘波律動が出現し，その後筋電図に覆われる．対応する臨床症状は脳波変化とほぼ同時に開眼し両上肢を強直挙上する．非定型欠神発作時には両側広汎性の 1.5〜2.5 Hz 不規則棘徐波複合が持続し臨床症状はボーっとした状態が続いている．

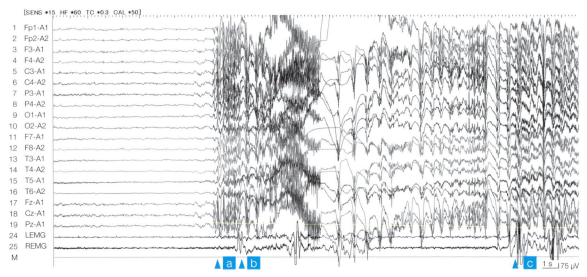

図 3-1 強直発作と非定型欠神発作（単極導出）

脳波：両側広汎性棘波律動が出現し，筋電図に覆われる．その後，前方優位両側広汎性の 1.5〜2 Hz 遅棘徐波複合が出現．
臨床症状：突然開眼し（▲a），両上肢が挙上する（▲b）．頭部を上げボーっとする（▲c）．

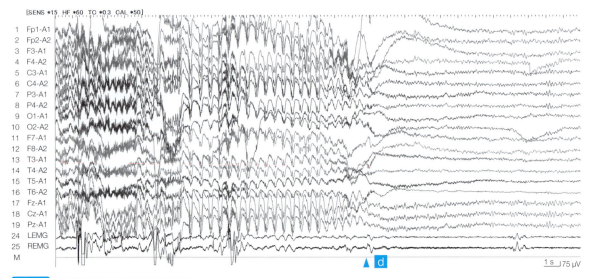

図 3-2 強直発作と非定型欠神発作

脳波：前方優位両側広汎性の 1.5-2 Hz 遅棘徐波複合が続く．発作波が終わるとともに基礎律動が出現している．
臨床症状：呆とした状態が続き，大きな息を吐いて終わる（▲d）．

H 発作時脳波の見方

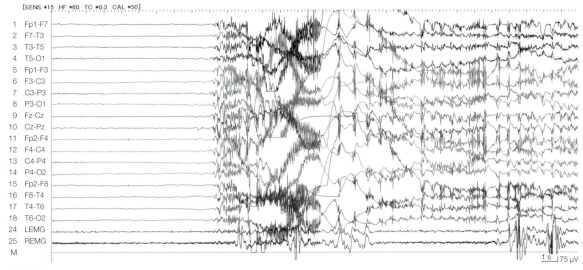

図 4-1 強直発作と非定型欠神発作（双極導出）
図 3-1 と同じ脳波を双極導出で表す．筋電図の影響はやや軽減される．棘波律動，棘徐波複合とも明らかな局在性，側方性は示さない．

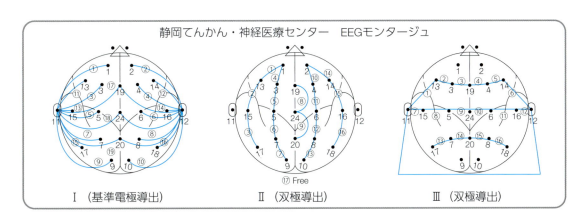

● 文献
1）日本臨床神経生理学会編：デジタル脳波の記録・判読の手引き．診断と治療社．2015．
2）ふじさん・てんかん脳波ハンズオンセミナー事務局：臨床検査技師のためのてんかんデジタル脳波検査ガイドブック．2021．

（西田拓司）

第2部

各論

第2部 ▶ 各 論

A 全般てんかん

小児欠神てんかん(CAE)

1 臨床特徴のまとめ

» **疾患**：定型欠神発作を主症状とする素因性てんかんで，日単位で頻回の発作が起こる．
» **定型欠神発作**：意識減損，動作停止の開始と終了が明瞭で，持続時間は数秒〜30秒以内である．
» **疫学**：好発年齢は4〜10歳，ピークは5〜7歳で，女児が多く60〜75%を占める．
» **病因**：遺伝学的素因が強く関わっており，15〜44%がてんかんの家族歴を有する．
» **画像所見**：通常は頭部CT，脳MRIで異常を認めない．
» **発作予後**：抗てんかん発作薬に対する反応性は良好で，60%は青年期早期までに寛解に至る．
» **発達予後**：多くは正常であるが，ごく軽度の学習障害やADHDをもつ例がある．

2 発作時脳波

　生来健康な女児．7歳時にてんかん発症，会話をしている時に急に一点凝視して話が途切れることがある．8歳時の発作時脳波を示す(図1)．

─ **Pitfall** ❗ ─────────────────

　定型欠神発作は1日に複数回起こるが，しばしば見落とされ，家族からも申告がないことがある．臨床経過から小児欠神てんかんを疑った場合は，脳波検査で過換気賦活を行い発作の有無を評価すべきである．

> 本人は自覚症状がなく，家族もてんかん発作と認識していないことがあります．問診で状況にそぐわない動作停止症状があると判断した場合は小児欠伸てんかんを鑑別に挙げましょう．

どう読む？　→こう読む！（図 1-B）

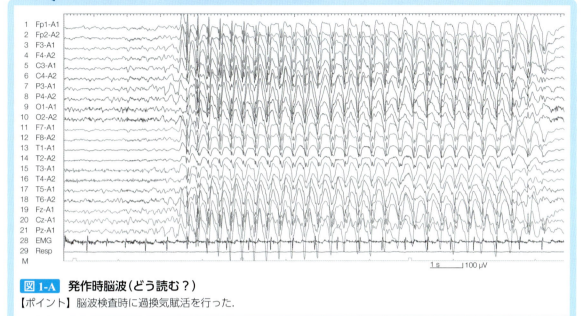

図 1-A 発作時脳波（どう読む？）
【ポイント】脳波検査時に過換気賦活を行った．

こう読む！

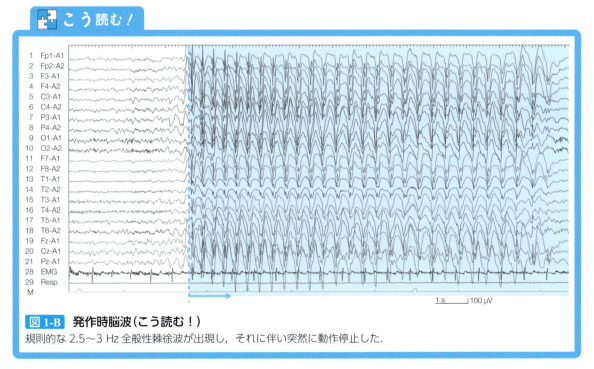

図 1-B 発作時脳波（こう読む！）
規則的な 2.5～3 Hz 全般性棘徐波が出現し，それに伴い突然に動作停止した．

3 発作間欠期脳波

　生来健康な男児．10 歳時にてんかん発症，1 日 10 回以上ぼんやりする様子があったが，無投薬で経過をみられていた．12 歳時に当院初診，受診時の覚醒時発作間欠期脳波を示す（図2）．

A 全般てんかん

> **見逃してはいけない** Occipital intermittent rhythmic delta activity (OIRDA) は小児欠神てんかんの21～30％で認めることがあり，本疾患を支持する所見として重要である．

どう読む？ ➡ **こう読む！（図2-B）**

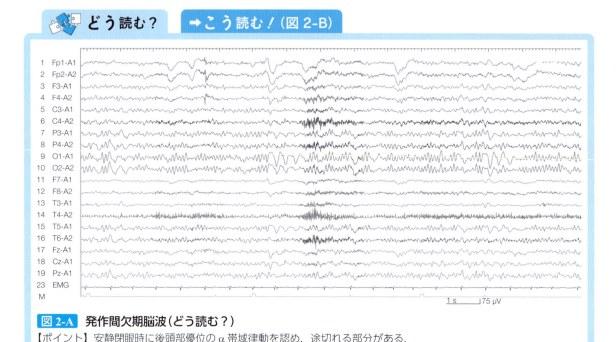

図2-A 発作間欠期脳波（どう読む？）
【ポイント】安静閉眼時に後頭部優位のα帯域律動を認め，途切れる部分がある．

こう読む！

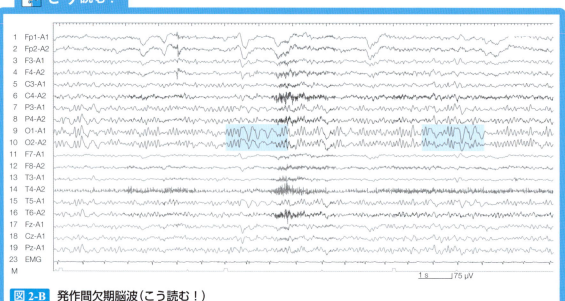

図2-B 発作間欠期脳波（こう読む！）
O1，O2優位に3.5～4 Hzの律動波（■）が間欠的に出現する（OIRDA）．

4 脳波と鑑別疾患

①若年欠神てんかん：小児欠神てんかんと比べて，発作頻度が日単位未満で少なく，発作時の意識減損が軽度である．発作間欠期にOIRDAを認めない．
②非定型欠神発作：定型欠神発作と比べて，しばしば意識減損の持続時間が長く，発作の開始と終了が不明瞭であり，より低周波数の全般性棘徐波を認める．Lennox-Gastaut症候群など発達性てんかん性脳症を来す疾患が鑑別に挙がる．
③眼瞼ミオクロニーを伴うてんかん：繰り返しの速い瞬目を伴う欠神発作が特徴的で，眼球上転や僅かな頭部後屈を認めることがある．しばしば閉眼，日光，光刺激で誘発される．
④ミオクロニー欠神を伴うてんかん：3 Hzのミオクロニーれん縮を認め段階的な上肢挙上を伴う欠神発作が特徴的である．
⑤焦点起始意識減損発作：無反応のまま一点凝視している時間がしばしば30秒を超える．発作の前兆，発作後の混乱，眠気，頭痛を認めることがある．脳波で一貫した焦点起始のてんかん様発射を認める．
⑥グルコーストランスポーター1欠損症：4歳未満で欠神発作を発症し発達遅滞が併存する場合は，グルコーストランスポーター1欠損症を疑い早期空腹時髄液検査を行う必要がある．

5 脳波の診断的意義

脳波検査で過換気賦活を行い定型欠神発作の誘発を認めることが，小児欠神てんかんの診断に必須である．一方で，未治療の段階で過換気賦活による全般性棘徐波を認めなければ，小児欠神てんかんを除外できる．

● 文献
1) E Hirsch, et al.：ILAE Definition of the Idiopathic Generalized Epilepsy Syndromes：Position Statement by the ILAE Task Force on Nosology and Definitions. Epilepsia 2022；63：1475-1499.

呼びかけに反応が乏しく，ぼんやりしている様子は一見して欠伸発作か非てんかん性の状態か区別が困難なことがあります．脳波検査で症状を捉え波形を確認することが重要です．

（宮下光洋）

第2部　各論

A　全般てんかん

若年欠神てんかん（JAE）

1　臨床特徴のまとめ

» **病因**：素因性に分類され，てんかんの家族歴がしばしばみられる[1]．遺伝様式は複雑で，多因子遺伝が想定されている[2]．
» **好発年齢**：8～20歳で発症し，その多くは9～13歳で発症する[2]．
» **発作型**：週単位程度の欠神発作が主体で，95%で全般強直間代発作がみられる[3]．粗大なミオクロニー発作はない．
» **画像**：特異的は異常なし．
» **臨床経過**：思春期ころに欠伸発作で発症．ただし，全般強直間代発作を発症してから医療機関を受診することが多い．
» **発作予後**：しばしば抗てんかん発作薬により発作は抑制．服薬の中止で再発が多いが，加齢とともに発作は軽度となる[2]．
» **精神運動発達予後**：知能は正常であるが，心理社会的予後が不良との報告もある[4]．

2　脳波（発作時）

　16歳男性．10歳時に発作発症．頭がクラっとした感じとなり意識減損．VPAにて発作抑制．13歳時，減薬で全般強直間代発作出現．レベチラセタム追加にてその後は発作抑制．姉がJAEとして治療中．11歳時，治療前の脳波を示す（図1）．

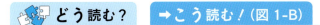

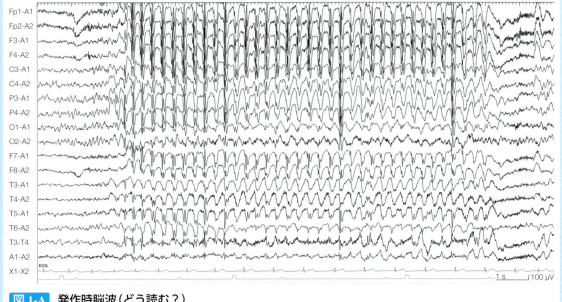

図 1-A 発作時脳波（どう読む？）
【ポイント】JAE の方の典型的な覚醒時脳波である．どう報告をするか．

こう読む！

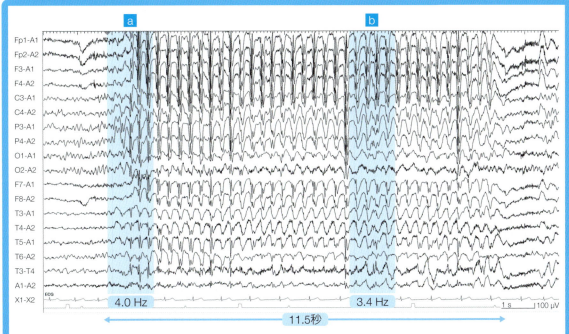

図 1-B 発作時脳波（こう読む！）
左右対称性で，前頭部で最大となる 3.5〜4 Hz の全般性棘徐波複合を認める．11.5 秒持続．棘徐波の開始時点では周波数は速く（A），終了時点ではやや遅くなる（B）．棘徐波複合は規則的であるが，一部で不規則となる（B）．臨床的には無表情となり，呼名に反応せず，欠神発作を生じていた．

A 全般てんかん

3 睡眠時脳波（発作間欠期）(図2)[5]

　ルーチン脳波では開閉眼，過呼吸，間欠的光刺激などの賦活が行われるが，睡眠賦活も大変重要である．

> **脳波の特徴**
> 　全般性棘徐波複合であるが，3.5～5 Hz と小児欠神てんかん（CAE：childhood absence epilepsy）より速いが，時に不規則となる．未治療の場合には過換気で約 90％の症例で欠神発作が誘発される．光刺激で 25％の症例で全般性棘徐波複合が誘発される．睡眠時には断片化された持続の短い発射となり，一部で多棘徐波がみられる．
> 　欠神発作の発作時の脳波は発作間欠期と同様である．発作時の脳波は 10 秒以上持続し，これは CAE における発作時脳波より長い．群発の開始時点では周波数は早く，終了時点ではやや遅くなる．全般性強直間代発作（GTCS：generalized tonic clonic seizure）の発作時脳波は他の特発性全般てんかんにおける GTCS の脳波と同様である．

どう読む？　→こう読む！（図2-B）

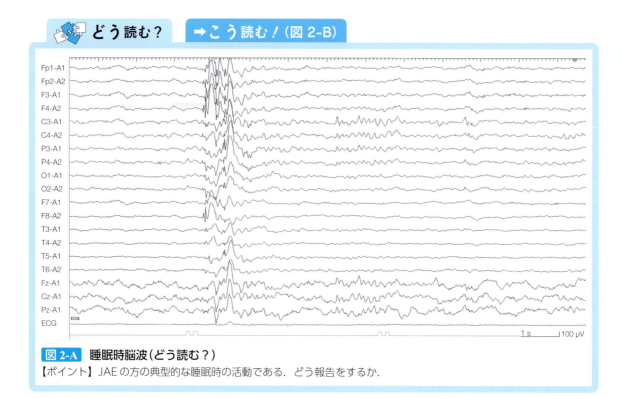

図2-A 睡眠時脳波（どう読む？）
【ポイント】JAE の方の典型的な睡眠時の活動である．どう報告をするか．

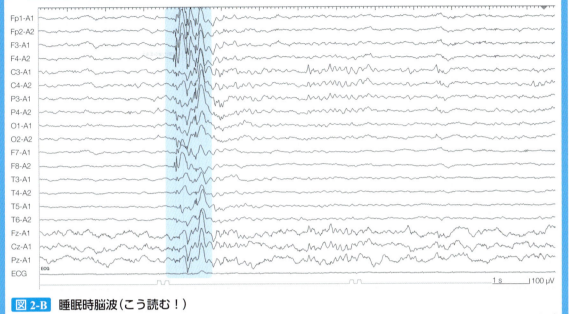

図 2-B 睡眠時脳波（こう読む！）
睡眠時脳波では棘徐波複合が 2 秒以内の短い発射に断片化される．また，断片化された棘徐波複合では，多棘徐波がみられ，周波数も不規則となる．

4 鑑別診断

　CAE，若年ミオクロニーてんかん（JME：juvenile myoclonic epilepsy）が鑑別すべき疾患となる．CAE は発症年齢が通常 4〜10 歳と幼少であり，発作が毎日 10 回以上と頻回で，全般性棘徐波複合の周波数がほぼ 2.5〜4 Hz で，若年欠神てんかん（JAE：juvenile absence epilepsy）よりも遅いが，非常に規則的である．CAE では JAE でみられない OIRDA がみられることがある．

　JME は臨床的にはミオクロニー発作が主体となり，脳波では棘徐波複合に加え覚醒時にも多棘徐波複合がみられ，光過敏性がより多くみられる．

　ただし，実臨床では CAE，JME，JAE の鑑別が困難な，オーバーラップしているように思われる症例も存在する．

　これら以外の鑑別診断としては，眼瞼ミオクロニーを伴うてんかんでは，不規則な眼瞼のふるえ（ミオクロニー）を伴う．開閉眼や光刺激で誘発される．また，ミオクロニー欠神発作を伴うてんかんでは，欠神発作に伴い，両上肢が小刻みにふるえながら強直しつつ挙上する．

5 脳波の診断的意義

　JAE の診断には脳波が必須である．臨床的に週単位の定型欠神発作が存在し，比較的早い周波数で持続の長い棘徐波複合がみられた場合には，JAE の診断が確定する[2]．逆に，未治療の症例で過換気賦活脳波検査で全般性棘徐波複合がみられない場合には JAE の可能性は低い．

A　全般てんかん

Pitfall

　抗てんかん発作薬により脳波が改善するが，改善した状態で他医から転医してきた場合，病歴だけでは CAE であったのか JAE であったのか判別が困難なこともある．CAE と JAE では治療終了（終結）の可能性が大きく異なるため，転医する場合には治療前の初期の脳波について，CAE の脳波か JAE の脳波かがわかるように詳細な情報を提供する，もしくは実波形を提供することが望ましい．

> **見逃してはいけない**　発作間欠期脳波と発作時脳波が同一である．そのため，全般性棘徐波複合がみられた場合には，欠神発作の有無を確認する必要がある．そのためには，一定時間（たとえば 3 秒）以上，多棘徐波複合が持続した場合には呼びかけなどに反応するかどうか，意識状態の確認が必要となる．

●文献

1) Marini C, et al.：Genetic architecture of idiopathic generalized epilepsy：clinical genetic analysis of 55 multiplex families. Epilepsia 2004；45：467-478.

2) Hirsch E, et al.：ILAE definition of the Idiopathic Generalized Epilepsy Syndromes：Position statement by the ILAE Task Force on Nosology and Definitions. Epilepsia 2022；63：1475-1499.

3) Trinka E, et al.：Long-term prognosis for childhood and juvenile absence epilepsy. J Neurol. 2004；251：1235-1241.

4) Wirrell EC, et al.：Long-term psychosocial outcome in typical absence epilepsy：Sometimes a wolf in sheeps&#39；clothing. Archives of Pediatrics & Adolescent Medicine 1997；151：152-158.

5) Sadleir LG, et al.：EEG features of absence seizures in idiopathic generalized epilepsy：impact of syndrome, age, and state. Epilepsia. 2009；50：1572-1578.

（寺田清人）

第2部　各　論

A　全般てんかん

若年ミオクロニーてんかん（JME）

1　臨床特徴のまとめ

» **病因**：多種の遺伝子が関与する遺伝的要素が強いてんかんとされている[1].
» **好発年齢**：75%以上の患者で初発発作は8〜24歳（平均14歳）に生じる[1].
» **発病発作型**：初発発作はおもに上肢に出現するミオクロニー発作で，80〜95%の患者で全般強直間代発作を合併する[1].
» **画像**：前頭葉内側や底部，被殻の微細な構造異常，視床や脳梁の容量減少等の多様な報告があり，遺伝的多様性に合致している.
» **臨床経過・発作予後**：適切な薬物療法により80〜90%の患者で発作が抑制されるが，一部は治療抵抗性である. 薬物療法の中止により発作が再燃する頻度は高い[1].
» **精神運動発達予後**：一部の患者に人格障害等の精神疾患が認められ，心理学的問題により社会適応に障害を来す場合がある[1].

2　発作間欠期脳波

　14歳より4〜5回/日の頻度で，起床後髪の手入れや朝食時に両手が1回ぴくん，または数回ぴくんぴくんと動くことがあった. 2か月後運動部の合宿中，覚醒直後にぐったりして意識がなく，流涎，失禁の跡があり，舌を咬んでいて，意識が戻った後に頭痛があり，近くの医療機関に救急搬送された. その4日後に当院を初診した. 初診時の睡眠時発作間欠期脳波を示す（図1）.

> 🧠 **脳波の特徴**
>
> 　背景活動は正常で，おもに睡眠時に両側広汎性の多棘徐波複合や棘徐波複合群発が出現するが，左右非対称なことがあり，前頭部に限局することもある. 間欠的光刺激により光突発波反応を示す患者は特に多く，患者の30〜48%に認められる[1].

A　全般てんかん

どう読む？　→こう読む！（図1-B）

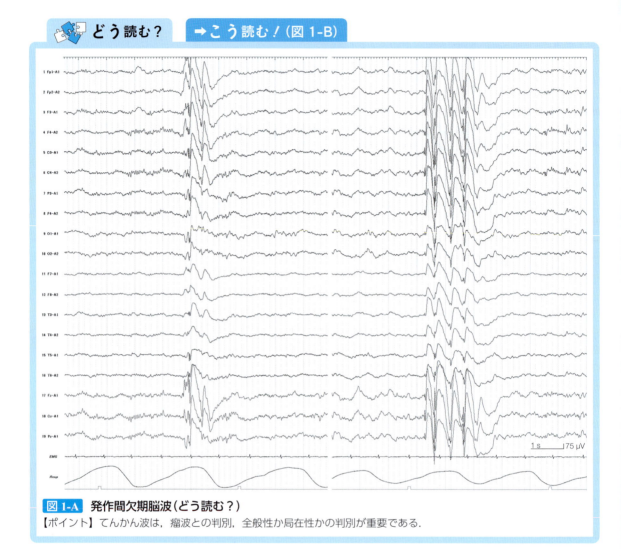

図1-A　発作間欠期脳波（どう読む？）
【ポイント】てんかん波は，瘤波との判別，全般性か局在性かの判別が重要である．

比較的低振幅の棘波と高振幅の徐波からなる棘徐波複合が左右同期性に出現しているのがポイントです．

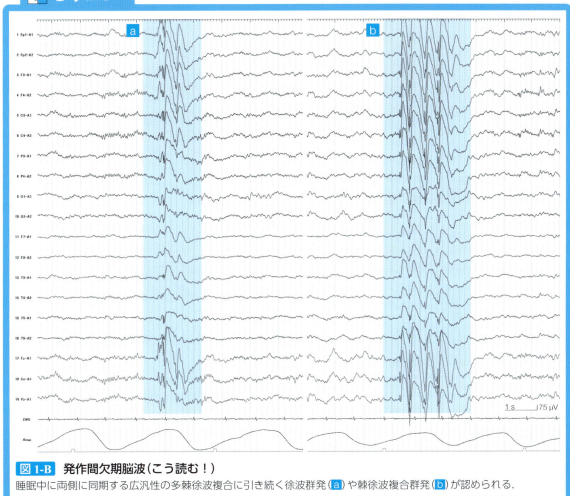

図 1-B 発作間欠期脳波（こう読む！）
睡眠中に両側に同期する広汎性の多棘徐波複合に引き続く徐波群発（a）や棘徐波複合群発（b）が認められる．

3 発作時脳波

　7歳時および10歳時に突然の意識障害と全身けいれんを伴う発作があり，10歳時にVPAの投与が開始された．以後数回/年の頻度で主に早朝覚醒直後に全身けいれんがあり，15歳頃より数回/月の頻度で両上肢のミオクロニー発作が出現した．その後多種類の抗てんかん発作薬を投与されたが改善せず，28歳時に当院を初診し入院した．入院中覚醒時に記録されたミオクロニー発作時の脳波を示す．→で両上肢を急速に進展，挙上するミオクロニー発作が観察された（図2）．

A　全般てんかん

どう読む？ ➡こう読む！（図2-B）

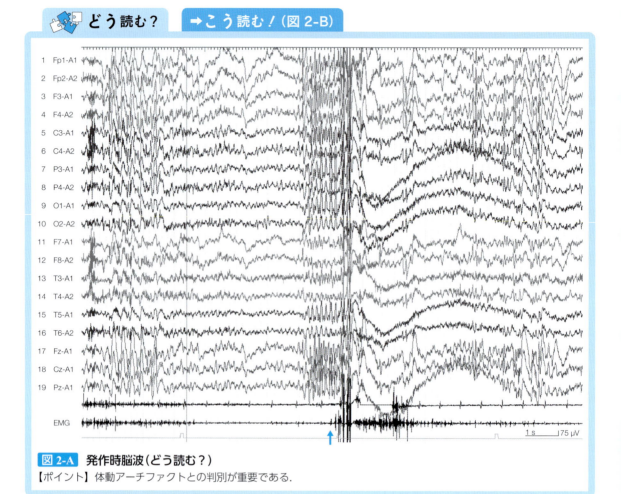

図 2-A　発作時脳波（どう読む？）
【ポイント】体動アーチファクトとの判別が重要である．

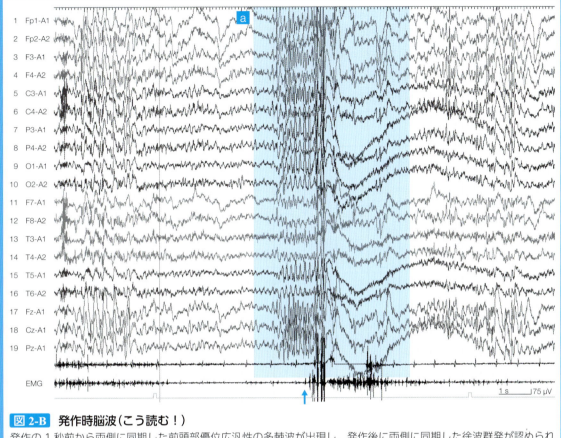

図 2-B 発作時脳波（こう読む！）

発作の1秒前から両側に同期した前頭部優位広汎性の多棘波が出現し，発作後に両側に同期した徐波群発が認められる（a）．

脳波の特徴

両側同期性，対称性の多棘徐波複合がミオクロニーにわずかに先行する．多棘波は周波数 12〜16 Hz の 5〜20 個の棘波からなり，振幅は前頭部で最大で，その前後に徐波を伴うことが多い[1]．ミオクロニー発作は断眠により誘発されることが多い．

4 脳波と鑑別疾患

他の素因性全般てんかんである小児欠神てんかん，若年欠神てんかんや全般強直間代発作のみを示すてんかんでも，脳波で両側広汎性の棘徐波複合を示し，これらは発症時期や発作症状から鑑別される．てんかん波に左右差が強い場合や，前頭部に限局する場合，発作症状や画像検査により前頭葉てんかん等の焦点てんかんを除外する必要がある．また進行性ミオクローヌスてんかんの初期は，発作症状や脳波所見だけでは鑑別が難しい場合がある．

A 全般てんかん

Pitfall ⚠ ▶ 診断の注意

　短時間の，あるいは1回の脳波検査ではてんかん波が認められないか，局在性にみえるてんかん波のみが認められる場合があるので，臨床上，若年ミオクロニーてんかんが疑われるが両側広汎性のてんかん波の出現が乏しい場合には，なるべく長時間，複数回の脳波検査を施行することが望ましい．また発作頻度が多い場合，認知機能障害や失調が疑われる場合，EEG の背景活動が遅い場合は進行性ミオクローヌスてんかんの可能性を考慮する必要がある．若年ミオクロニーてんかんの診断には脳波所見だけではなく，発作症状と臨床経過が特に重要である．

5　脳波の診断的意義

　14歳前後の若年発症のミオクロニー発作をもつ患者において，背景活動が正常であり，両側広汎性の多棘徐波複合や棘徐波複合が認められれば，若年ミオクロニーてんかんを第一に疑う．

● 文献
1) Genton P, et al.：Juvenile myoclonic epilepsies. In：Bureau M, et al.（eds）：Epileptic Syndromes in Infancy, Childhood and Adolescence（6th ed.）：John Libbey, 2019：329-356.

（芳村勝城）

第2部　各　論

A　全般てんかん

全般性強直間代発作のみを示すてんかん（GTCA）

1　臨床特徴のまとめ

- **病因**：不明．出生歴や既往歴は通常は正常で，てんかんの家族歴がみられることあり（12％）．
- **好発年齢**：発病年齢は5〜40歳（典型例では10〜25歳）他の特発性全般てんかん症候群と比べ発症年齢の幅が広い．
- **発作型**：全経過を通して全般性強直間代発作のみを示す．発作頻度は一般に低く，発作誘因としては睡眠不足，アルコール摂取，服薬アドヒアランスの不良がある．
- **画像**：正常である．
- **臨床経過**：薬剤反応性は良好であるが断薬での再発率が高く，時に生涯にわたる治療が必要な場合もある．
- **発作予後**：規則正しい服薬と生活指導で70％以上の患者で発作は抑制されるが，寛解率は低く生涯にわたる治療が必要．
- **精神運動発達予後**：おおむね正常．まれに軽度知的発達症がみられる．不安やうつも多いとされる．神経学的異常はみられない．

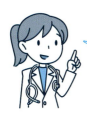

GTCAに限らず全般てんかんは病歴を詳細にとること，経過をみながら繰り返し脳波を取ることが大切です．全般性強直間代発作は抑制されても欠伸発作やミオクロニー発作が残っていないか確認しよう．

2 発作間欠期脳波（図1）

　13歳女児．12歳時夏休みに夜ふかしをした翌日午睡から目覚めて強直間代けいれんを起こし発症．同年の冬の朝食時二度目の強直間代けいれんを起こし治療が始まる．治療開始後は現在まで発作はない．

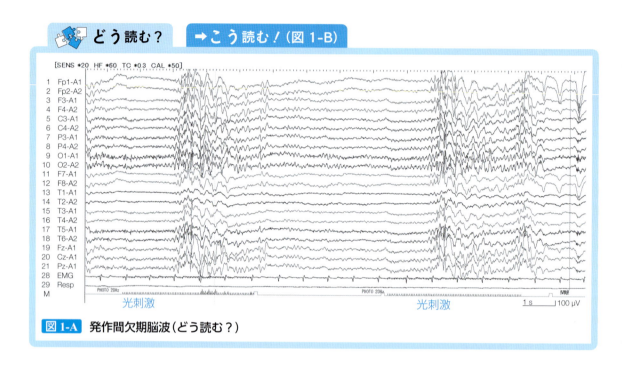

図 1-A　発作間欠期脳波（どう読む？）

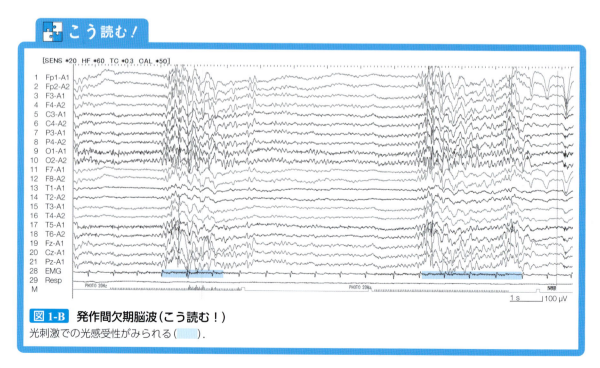

図 1-B　発作間欠期脳波（こう読む！）
光刺激での光感受性がみられる（　　　）．

57歳女性．14歳の時学校の宿泊訓練の朝，強直間代けいれんで発症．
その後25歳までに7回の強直間代けいれんのエピソードあり（図2）．

どう読む？　　**→こう読む！（図2-B）**

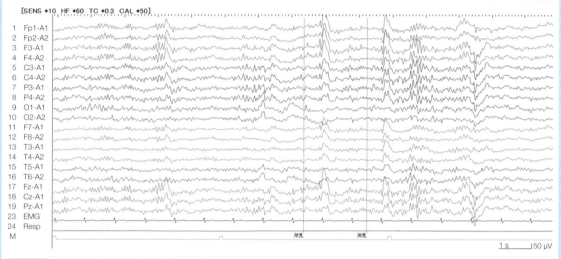

図2-A　発作間欠期脳波（どう読む？）
【ポイント】左右差はあるものの一定しない．焦点起始性てんかんとの鑑別に注意が必要．

こう読む！

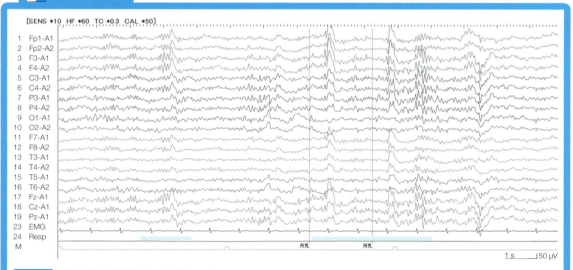

図2-B　発作間欠期脳波（こう読む！）
48歳時夜間のパートを開始した2か月後に約20年ぶりの全身けいれん発作を起こしている．これは夜勤あけの断眠時での記録．両側左側性〜全般性棘徐波が頻出していた．

A 全般てんかん

3 脳波と鑑別疾患

　GTCA と同様の 3〜5.5 Hz の全般性の棘徐波または多棘徐波を呈するてんかんとしては若年性ミオクロニーてんかん，若年欠伸てんかんの鑑別は必須である．脳波からの鑑別は困難であるため詳細な病歴を確認する必要がある．また同様の脳波所見で熱性けいれんの家族歴や熱性けいれんプラスを呈するときには素因性てんかん熱性けいれんプラススペクトラムも鑑別が必要である．

4 脳波の診断的意義

　特発性全般てんかん症候群を脳波所見だけで診断・鑑別することは困難である．ミオクロニー発作や欠神発作の有無や家族歴など詳細な病歴が欠かせない．また睡眠中の脳波などでは棘徐波複合が同期性を失い非対称性，不規則，焦点性，あるいは多焦点性に出現することもある（フラグメンテーション）．特に発作が長らく抑制されている症例などでは焦点起始性てんかんと脳波上鑑別診断に悩ましい症例も経験する．光感受性がみられることもある．

Pitfall

　経過や病歴から特発性全般てんかん症候群を疑うも脳波所見が徐波だけなど確実な異常所見がみられない時には断眠や光刺激を負荷するなどして，繰り返し脳波検査を行うことが大切である．この確認こそが正確な薬剤選択の一助になりうる．

● 参考文献
・Hirsch E, et al.：ILAE definition of the Idiopathic Generalized Epilepsy Syndromes: Position statement by the ILAE Task Force on Nosology and Definitions. Epilepsia 2022；63：1475-1499.

（山崎悦子）

第2部　各　論

A　全般てんかん

ミオクロニー欠神発作を伴うてんかん（EMA）

1　臨床的特徴のまとめ

» **概念**：Tassinari ら（1969，1971）によって初めて記述された，特異な発作型であるミオクロニー欠神発作（myoclonic absence：MA）を特徴とするてんかん症候群である．ILAE によるてんかん症候群の分類（2022）では素因性全般てんかんに分類され，特発性全般てんかんには含まれない．

» **疫学**：ある専門施設では，全てんかんの 0.5〜1％を占めるとされ，まれである．

» **病因**：遺伝的素因が想定されるが，特定の病原遺伝子変異を有する症例の報告は少なく，多くの症例は多因子遺伝と考えられている．てんかんの家族歴（多くは全般てんかん）は 20％で認める．

» **好発年齢**：1 歳から 12 歳に発病し，ピークは 7 歳である．男性に多い（70％）．

» **発作型**：MA のみの症例が約 1/3．他に全般性強直間代発作（45％），まれに間代発作，脱力発作，定型欠神発作がみられうる．なお脱力発作などは除外基準とされている．

» **画像**：正常または軽度のびまん性脳萎縮．

» **臨床経過**：発病以前に 45％の症例で発達遅滞を認める．年齢とともに発達遅滞が顕在化し，最終的には 70％で知的障害がみられる．

» **発作予後**：予後は様々で，約 40％の症例で発作が抑制されるとの報告がある．VPA，ESM（併用・十分量の使用）が有効である．MA 以外の発作型の存在は，予後不良と関連しているかもしれない．

2　発作間欠期脳波

　8 歳男児．5 歳発病．突然動作が停止し，両上肢を肩の高さまで段付きにカクカク挙上させる発作を主訴に受診した．この間，呼びかけに反応せず，記憶もない．図 1 発作間欠期脳波を示す．

A　全般てんかん

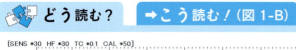

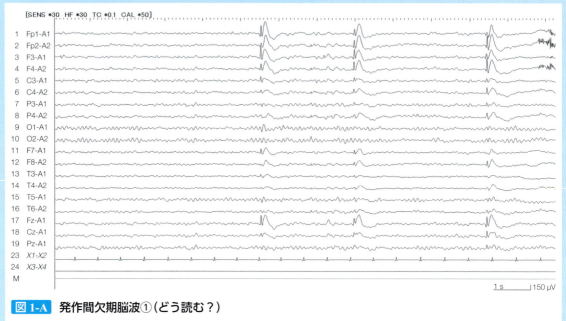

図 1-A　発作間欠期脳波①（どう読む？）

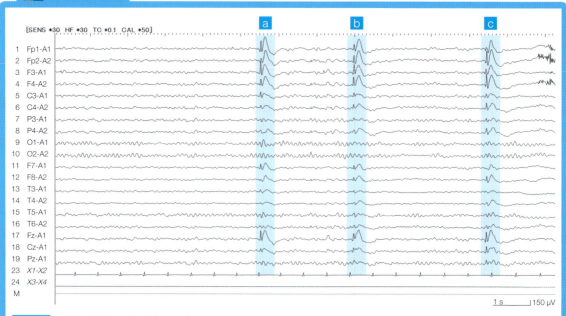

図 1-B　発作間欠期脳波①（こう読む！）
耳朶基準導出．覚醒閉眼時に 9 Hz の後頭部優位律動を認める．F3 最大の棘波（a），F4 最大の棘波（c）あるいは，前頭部優位両側対称性の棘徐波（b）を認める．

図1と同一症例の別のタイミングの発作間欠期脳波を図2に示す．

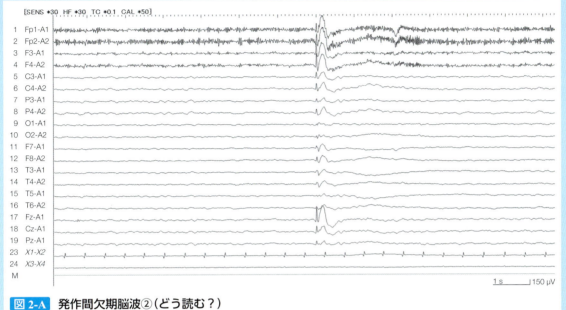

図 2-A　発作間欠期脳波②（どう読む？）

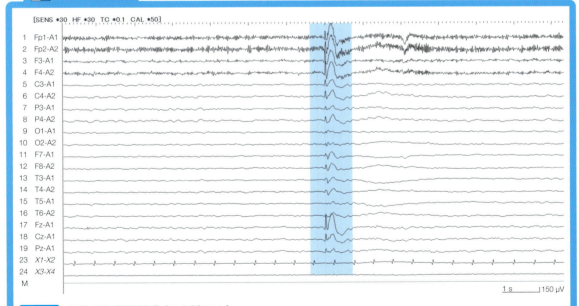

図 2-B　発作間欠期脳波②（こう読む！）
瞬目のアーチファクト，筋電図の存在，後頭部優位律動が不明瞭であることから覚醒開眼時である．図1（ C ）よりも広汎性に分布する棘徐波を認める．

A 全般てんかん

発作間欠期脳波の特徴

背景活動は正常である．全般性の棘徐波は 1/3 の症例でみられ，焦点性または多焦点性の棘波や棘徐波は 14% の症例でみられるとされる．小児欠神てんかんでみられるような後頭部の間欠性律動性デルタ波（OIRDA：occipital intermittent rhythmic delta activity）は典型的にはみられない．光感受性は 14% でみられる．

Pitfall ▶ 全般性棘徐波複合の断片化

ミオクロニー欠神発作を伴うてんかん（EMA）に限らないが，他の全般てんかんと同様に，全般性棘徐波複合は睡眠不足や睡眠により断片化する．すなわち，出現パターン（分布）が焦点性または多焦点性の棘徐波に見えることがある．発作間欠期てんかん様発射がみられるのが，睡眠中か覚醒時かを意識して判読する必要がある．焦点性の脳波異常が，覚醒時にも単一領域に一貫してみられる場合は，典型的ではなく，構造性の病因について検討する．

3 発作時脳波

7 歳ごろから，突然動作が止まり，眼球上転を伴いながら両上肢をカクカクと段付きに肩の高さまで挙上させる発作が出現した．発作時脳波を示す（図 3, 4）．

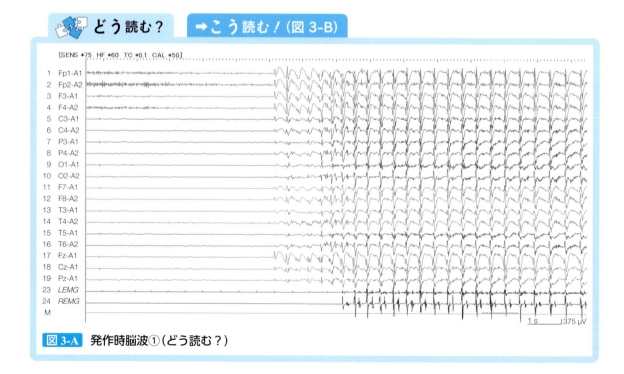

図 3-A 発作時脳波①（どう読む？）

🧩 こう読む！

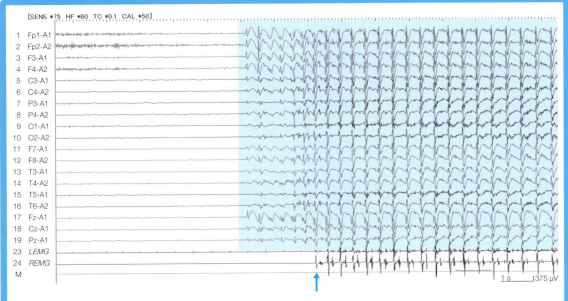

図 3-B 発作時脳波①（こう読む！）
前頭部優位両側広汎性の分布の棘徐波が，2.5〜3.1 Hz の律動性をもって持続する（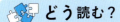）．脳波変化開始から 1〜2 秒後に，両肩につけた筋電図に律動性ミオクローニーれん縮（棘徐波の棘波成分と同期）による短い筋放電が記録される（↑）．強直性に両上肢が挙上していくため，個々のミオクローニーれん縮の間には持続的な筋放電（強直を示す筋電図）がみられる．ここでは，脳波と筋電図の重なりを防ぎ，またミオクローニーれん縮の筋電図をみやすくするために，筋電図の振幅を下げており，相対的に小さな筋収縮の放電は見えづらい（が存在している）．

🧩 どう読む？　→ こう読む！（図 4-B）

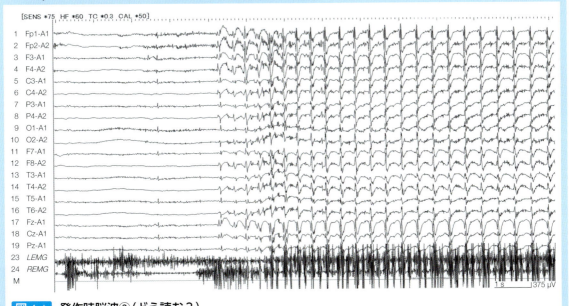

図 4-A 発作時脳波②（どう読む？）

A 全般てんかん

こう読む！

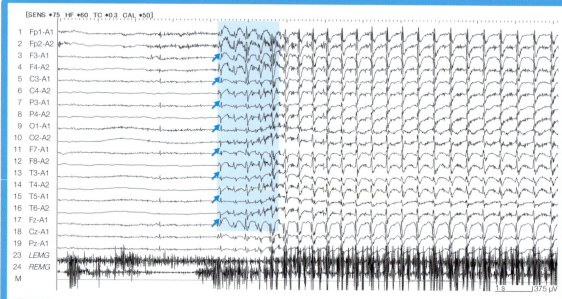

図 4-B 発作時脳波②（こう読む！）
同一症例の別のタイミングに生じたミオクロニー欠神発作．おもちゃで遊んでいる最中のため，発作前から両肩の筋電図には放電がみられる．図3と似ているが，脳波上の発作開始直後1〜2秒間（　）は棘徐波の左右非対称性がやや目立ち，具体的には右半球性に棘徐波の棘波成分（陰性：上向きの振れ）の後に陽性（下向き）の鋭い形態の振れがみられ，これは右の耳朶電極（A2）の活性化である（↗）その後発作が進むにつれて，耳朶電極の活性化による陽性の振れは，右だけではなく左にもみられるようになる．

発作時脳波の特徴

MAに対応して規則的な3Hz（あるいは2.5Hz以上）の全般性棘徐波複合がみられ，これは定型欠神発作の発作時脳波と同様とされる．3Hzの棘徐波放電はミオクロニーれん縮と厳密な時間的対応（time-locked）でみられる．発作の初期に完全な全般性ではないことは，小児欠神てんかんでも報告されており，EMAにおいても経験的には同様である．また発作の途中で短時間（1秒未満）律動的な棘徐波複合が途切れることもある（脱組織化；disorganization）．発作は過呼吸で誘発されることもある．

▶ 診断の要点

EMAの診断には特異な発作であるMAが必須である．脳波所見に加えて，発作症候の観察も非常に重要である．3Hzの律動的な両上肢の筋れん縮と関連し，上肢の強直性の外転が重畳する（ratchetting appearance；歯止め装置様と表現される）．発作は突然始まり突然終わる．ミオクロニーれん縮は，典型的には両側性対称性だが，片側性あるいは非対称性のこともありうる．口周囲のミオクロニーや頭部や下肢の律動性れん縮も起こりうる．時には，自律神経徴候（呼吸変化，尿失禁），自動症もみられうる．発作中の意識減損の程度は軽度から重度まで様々である．睡眠中に生じることもある．

Pitfall ▶ 実臨床での非典型例・バリエーション

　発作時脳波で 3 Hz の全般性棘徐波複合がみられても，上肢のミオクロニーれん縮などの運動症候が目立たない（なおかつ自動症が目立つ）発作を有する例もある．症候学的にある程度典型的な MA を目撃あるいは捕捉しなければ，EMA の診断は下せないが，教科書で強調される「典型的」な発作がすべてではないことも記しておく．また発作時ビデオ脳波で発作が捕捉されても，特に上肢の運動症候が目立たないと，EMA と診断できない，あるいは典型的な発作が明らかになるまで診断が遅れることがある．

4　脳波と鑑別診断

　小児欠神てんかんの定型欠神発作でもミオクロニーれん縮がみられることはあるが，振幅は小さく（動きは小さく），持続性や律動性が顕著ではなく，強直を伴って段付きに上肢が挙上していくこともない．Lennox-Gastaut 症候群などでみられる非定型欠神発作で，ミオクロニーれん縮や筋緊張低下がみられうるが，脳波での背景活動の徐波化，遅い棘徐波複合（2.5 Hz 未満），突発性速律動はない点などが鑑別点である．他の発達性てんかん性脳症でも MA がまれにみられることはあるが，主たる発作型ではないとされる．

5　脳波の臨床的意義

　脳波のみで EMA と診断することはできない．3 Hz の棘徐波複合を発作時に認めれば，（定型）欠神発作がまず想起され，その周辺領域（欠神発作を有するてんかん）が鑑別に上がり，特異な発作症候に基づき（および他の臨床・検査所見で矛盾点がないか確認の後），EMA の診断に至る．直ちに典型的な MA が捕捉できない場合も，脳波所見が不必要に鑑別を広げることを防ぎ，効率的な鑑別診断の軸・足がかりとなる．脳波所見の解釈を間違うと診断できない可能性もあるため，たとえば本項で記した些細な焦点性・局在性を想起させる脳波所見にとらわれないことも重要である．また治療の影響がなければ，日単位の発作頻度のことも多いので，可能な限り発作時脳波捕捉に努めるべきである．

● 文献

・Bureau M, et al.：editors. Epileptic syndromes of infancy, childhood and adolescence. 6th ed. Montrouge, France：John Libbey Eurotext 2019.
・Specchio N, et al.：International League Against Epilepsy classification and definition of epilepsy syndromes with onset in childhood：Position paper by the ILAE Task Force on Nosology and Definitions. Epilepsia 2022；63：1398-1442.
・Sadleir LG, et al.：Electroclinical features of absence seizures in childhood absence epilepsy. Neurology 2006；67：413-418.

（徳本健太郎）

第2部 各論

B 焦点てんかん

海馬硬化を伴う内側側頭葉てんかん（MTLE-HS）

1 臨床特徴のまとめ[1][2]

» **病因**：海馬硬化の成因として，乳幼児期の熱性けいれん重積などによる脳損傷が想定されている．

» **好発年齢**：大半が4〜16歳の間であるが，それよりも早く，またはかなり遅く発症することもある．

» **発病発作型**：側頭葉内側起原を示唆する焦点意識保持・意識減損発作の他に，焦点起始両側強直間代発作も少なくない．

» **画像**：MRIで一側の海馬が萎縮し，FLAIR画像で同部が高信号を呈する．

» **臨床経過**：当初は薬物療法が奏功し，いったん寛解することもあるが，再燃すると難治に経過しやすい．

» **発作予後**：海馬硬化を含む側頭葉内側の切除手術によって約8割の患者で発作消失すると報告されている．

» **精神運動発達予後**：記憶障害，軽度の知的障害，不安・抑うつ，精神病症状などを伴うことがある．

2 発作間欠期脳波

　小学5年生の頃，全身のけいれん発作が初発，脳波異常を指摘されてCBZ服薬を開始，以後発作はなく，中学2年時に医師の指示で断薬した．22歳時，全身のけいれん発作が再発，さらに，応答が途絶え口をパクパクさせてその間のことを覚えていないという分単位の非けいれん性発作にも気づかれるようになり，当院を初診した．初診時の脳波では，安静覚醒時10〜11 Hzの良好なα活動を認めたが，図1-Aに示すような脳波像が時々出現した．

どう読む？　→こう読む！（図 1-B）

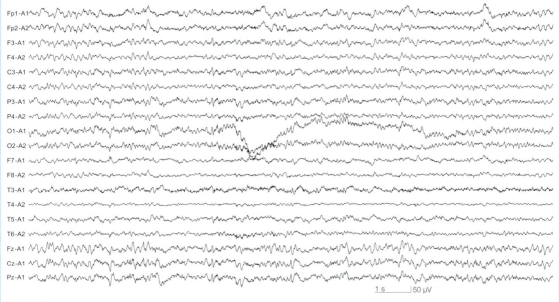

図 1-A 発作間欠期脳波（覚醒時）（どう読む？）

こう読む！

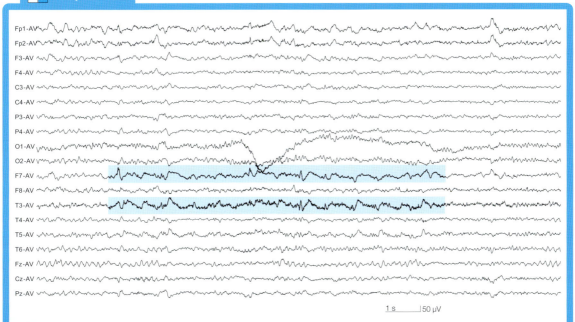

図 1-B ① 発作間欠期脳波（覚醒時）（こう読む！）

図 1-A と同じ脳波記録を，基準電極を耳朶から平均基準電極に変えて示した．耳朶の活性化の影響が緩和されて，側頭部の脳波活動がより明瞭に示されている（＿＿＿）．F7 と T3 に限局して，振幅の低い棘波や鋭波が徐波を伴って反復している．徐波は棘波や鋭波に引き続いて出現しているが，棘波や鋭波の振幅はまちまちで，不明瞭なこともある．これらは 1〜2 Hz で律動性に出現し，約 9 秒間持続している．この間，臨床変化は一切認めなかった．

B 焦点てんかん

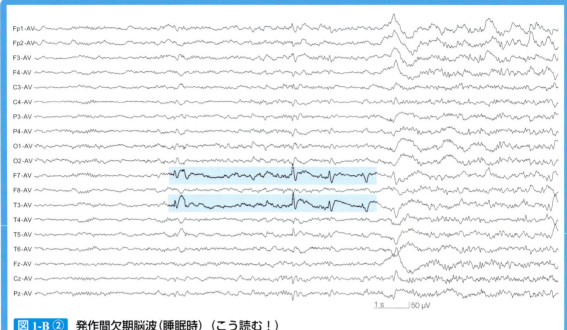

図 1-B ②　発作間欠期脳波（睡眠時）（こう読む！）
紡錘波が出現する睡眠段階の脳波を新たに示した．F7 と T3 に限局して高振幅の鋭波が徐波を伴い，1 Hz 前後の周期で連なって出現している（　　）．海馬硬化を伴う内側側頭葉てんかんでは，発作間欠期の焦点性の棘波や鋭波は前頭側頭領域（F7-T3，F8-T4）に最大振幅を示すことが多く，覚醒時よりは睡眠時（睡眠段階 1～2）の方がより明瞭に出現する．多棘波や群発する棘波が出現することはまれである．

Pitfall ▶ 焦点性の徐波活動について

　焦点性で非特異的な徐波活動は構造性の局在性病変の存在を示唆するが，徐波活動に律動性を認めた場合，それは局在性のてんかん原性活動を反映している可能性がある．皮質・皮質下に限局した棘徐波活動のうち，徐波のみが頭蓋骨を貫通して頭皮上で記録されたと考えられるからである[1)3)]．図 1，2 に示した脳波では，棘波や鋭波も低振幅ながら（貫通して）記録されている．一側の側頭葉間欠性律動性 δ 活動（temporal intermittent rhythmic delta activity：TIRDA）は，正弦波または鋸歯状の波形が 1～4 Hz の周期で数秒から 10 秒またはそれを超えて持続する脳波像を指し，側頭部棘波や鋭波と同様の診断価値を有する[3)]．内側側頭葉てんかんに特異的なものではなく，側頭葉外焦点例でも認めることがあるといわれている．

3　発作時脳波

　手術適応を検討するため，入院にて長時間脳波・ビデオ同時記録を実施，減薬下に記録された発作の始まりの脳波を示した．時刻は 21：55，患者は覚醒しており，仰臥位で静かに過ごしていた（図 2）．

第 2 部　各　論

どう読む？ → こう読む！（図 2-B）

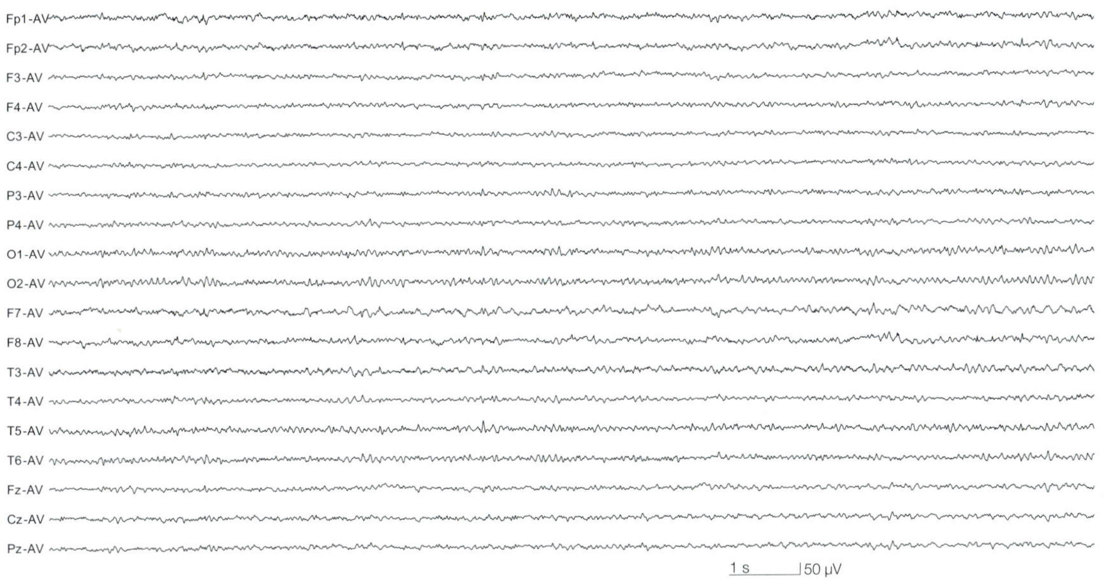

図 2-A　発作時脳波（平均基準電極を用いた単極誘導）（どう読む？）

こう読む！

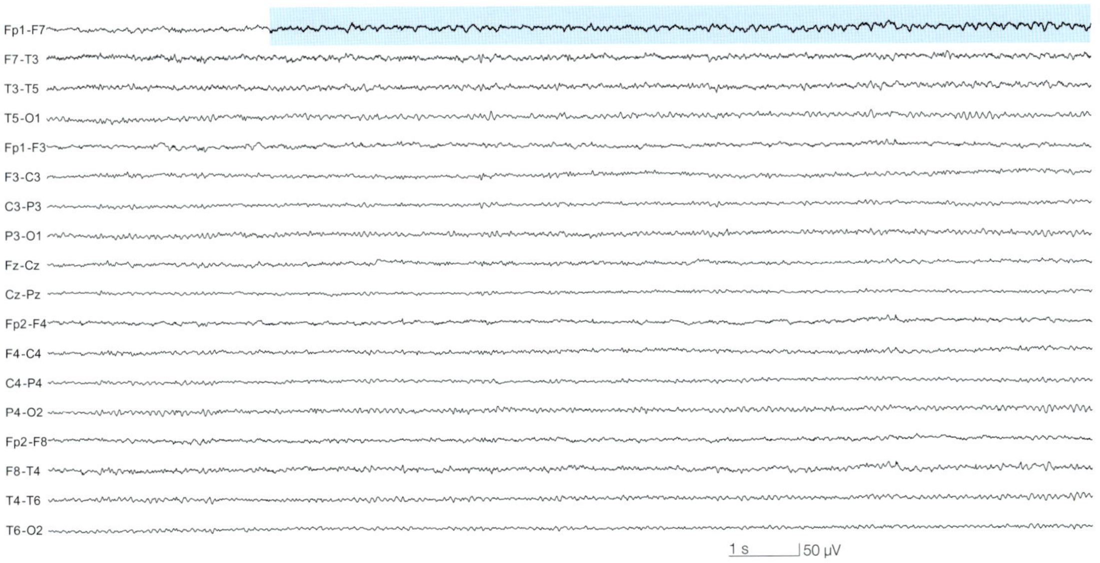

図 2-B ①　発作時脳波（こう読む！）

図 2-A と同じ脳波を双極誘導で示した．Fp1-F7 に限局して 5 Hz 前後の低振幅徐波活動が出現し，図の終わりの 4 秒間では律動性がより明らかとなった（　　　）．この図の終わりから 20 秒後，5 Hz 徐波活動が続く間に患者は大きく深呼吸した．図 2-A でも F7 に限局して同様の低振幅徐波活動が認められる．

第Ⅰ部　総　論

第 2 部　各　論

海馬硬化を伴う内側側頭葉てんかん（MTLE-HS）

第 3 部　付　録

B　焦点てんかん

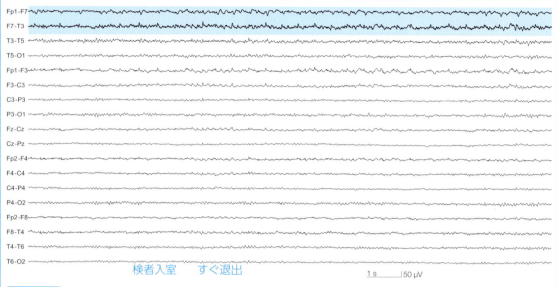

図 2-B ②　発作時脳波の続き（図 2-B ①の終わりからから 30 秒後）（こう読む！）

F7 を含む導出とくに F7-T3 に小棘波または鋭波が不規則な徐波をまじえて 2 Hz 前後のほぼ一定の周期で出現，約 20 秒間持続した．Fp1-F3 にも波及が認められる．脳波計の発作検出プログラムが作動して看護師が来室したが，静かに臥床しているため声かけせずに退出した．

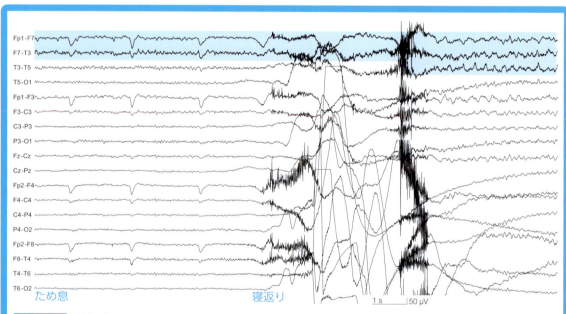

図 2-B ③　発作時脳波の続き（図 2-B ②の終わりから 9 秒後）（こう読む！）

Fp1，Fp2 を含む導出ではまばたきによるアーチファクトがみられる（↓）．図 2-B ②で示した F7 の小棘波や鋭波は不明瞭となり，同部には α～θ 帯域の低振幅活動が持続している．やがて，患者が寝返りを打った後，左前頭・側頭領域から 3～4 Hz，70～90 μV の鋭波または徐波が律動的に出現してきた．

本患者は日常場面で発作の始まりを自覚せず，いわゆる前兆をもたないが，まばたきやため息，図 2-B ①で言及した深呼吸などは，発作を自覚している可能性を示唆する行動である．

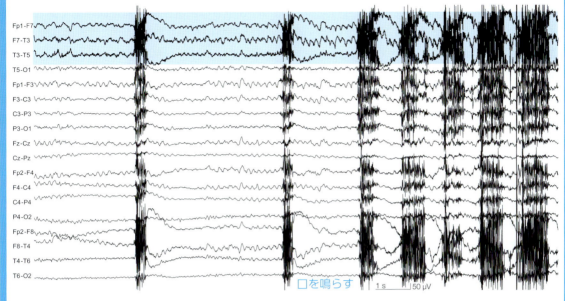

図 2-B ④ 発作時脳波の続き（図 2-B ③の終わりから連続）（こう読む！）
左前頭・側頭領域優勢に 6 Hz, 100 μV 前後の徐波律動が出現, 対側半球を含む広汎性により低振幅だが同期した律動が出現している. チュッチュッと口を鳴らす口部自動症による筋電図アーチファクトがみられる.

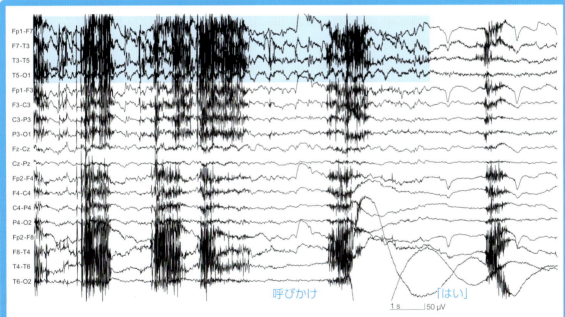

図 2-B ⑤ 発作時脳波の続き（図 2-B ④の終わりから 22 秒後）（こう読む！）
左前頭・側頭領域生体の徐波律動は 3 Hz くらいまで周期を減じ, 突然に終焉した（　　）. その後まばたきのアーチファクトが 2 回認められる. 発作終焉前に検者が入室し, 呼名・声掛けをしていた. 発作終焉とほぼ同時に「はい」と答え, その後「お名前は？」の問いに正答したが, 場所がどこかはすぐには答えられなかった. 最初の脳波変化から発作終焉までの時間は 127 秒と長い. その背景として, 高振幅徐波律動が出現し意識の減損が明らかとなる前の, 左側頭領域に限局した低振幅の発作時脳波活動が 76 秒間と長く続いたことがあげられ, その点で本例はやや例外的ではあるが, 発作の成り立ちを良く表していると考えて例示した.

側頭葉てんかんの発作時脳波像で最も目立つのは，θ～δ帯域の広汎性高振幅徐波律動である[4]．多くの場合，一側性に始まって両側化していく．発作に伴う最初の脳波変化は両側広汎性の基礎律動の抑制として検出されることが多い．これは，安静閉瞼時に発作が起きた場合に最も明らかである．睡眠時の発作では睡眠波形が中断し，脳波上は覚醒してから発作が始まる[5]．ついで様々な周波数の低振幅の律動波形が一側の側頭部～半球性に出現し，θ帯域の律動波に収斂しながら振幅を増し拡延して広汎性の高振幅徐波律動へと変化していく．この高振幅徐波律動は単極誘導でみると両側性・広汎性となることが多いが，双極誘導では一側の側頭部にある程度限局している様子が明らかなことが多い．海馬起源の発作では早期から5～9 Hzの徐波律動が出現することが多いと報告されている[6]．これは一側の海馬に起始した発作活動が外側皮質へと拡延し，両者がこの周波数帯域で同期して活動する電位が頭皮上に反映されるという．発作時脳波活動の両側化に関しては，側頭葉の頭蓋内脳波で見ても一側性に終始する場合と両側化する場合とがあり，後者の方が意識障害の程度が強い[7]．高振幅徐波律動は最初の脳波変化から30～90秒後に低振幅不規則徐波に急変し，以後は徐々に基礎律動が回復してくる．

患者が発作の始まり（前兆）を自覚した時点では，脳波には律動的な発作波形が出現していないことが多い．やがて，反応性が減弱し，高振幅徐波律動が出現する頃には意識の障害が最も深くなり，無動・凝視・表情の硬直・無反応・筋トーヌスの亢進からなる特有の停止状態が挿間される．高振幅徐波律動が低振幅不規則徐波に転じると視線が変わり，以後は緩徐に意識が回復してくる過程がみられる．以上の臨床発作・脳波像相関から，この高振幅徐波律動までが発作時の，低振幅不規則徐波に転じてからは発作後の脳波像であると考えられる[4]．

脳波に現れる側頭葉てんかんの「焦点性」は，発作間欠期の方が発作時よりも明瞭なことが多い．ただし，発作間欠期の棘波や鋭波はしばしば両側の前側頭部に左右独立して出現するので，どちらが真の焦点側かはわからない．外科治療の術前評価として行う頭皮上の発作時脳波記録は，発作の起始部位よりも起始側を明らかにすることに意義がある．

4 脳波と鑑別疾患

静岡てんかん・神経医療センターを2008年2月～2018年4月の間に初診し，てんかんまたはその疑いと診断された8889例において，焦点てんかんは全体の約60％を占めていた．脳葉別にみると側頭葉が12.6％と最も多く，前頭葉3.3，後頭葉1.9，頭頂葉0.4％と続き，残る40％強は脳葉を決定できないてんかんであった．海馬硬化をもつ内側側頭葉てんかんは全体の2.6％で，側頭葉てんかんの1/5を占めるに過ぎない．

海馬硬化が明らかでも，そこを焦点とする内側側頭葉てんかんであるとは限らない．症候学的には自覚発作症状として視覚，聴覚，体性感覚症状など，初期賦活の症状を側頭葉内側に帰することができない内容を訴える場合，脳波では前頭部や頭頂・後頭部など側頭部外に発作間欠期棘波や鋭波を認める場合，脳画像では海馬硬化以外にも器質性の病変，特に同側の側頭葉にFCDを認める場合，などである．これらの場合には，海馬硬化がてんかんの成因にどのように関わっているかを慎重に検討していく必要がある．

海馬硬化を伴わない場合でも側頭葉とりわけ内側起原の発作症候を示す場合がある．ウイルス性および自己免疫性の辺縁系脳炎，FCDなどの器質病変をもつ場合，家族性内側側頭葉てんかん，側頭

葉外に起始して内側側頭葉のネットワークに伝播した場合（とりわけ眼科前頭皮質，島－弁蓋部領域，後頭・頭頂葉起始）などである．非てんかん発作は，発作が意識減損へと進展しない場合には鑑別が難しい場合がある[2]．

5 脳波の診断的意義

　海馬硬化を伴う内側側頭葉てんかんは外科治療の成績が良く，積極的に術前評価を行っていくべきてんかん症候群である．術前評価の最大の山場は発作時脳波記録で，数日から1週間程度の長時間脳波・ビデオ同時記録を行って自発性発作を複数回記録し，発作構造の再現性を確認する．発作間欠期・発作時脳波所見から直ちに内側側頭葉焦点であると診断することはできない．発作症状との対応も含めて一側の海馬に起始した発作として了解できるか否かを評価していくことになる．

● 文献

1) Wieser HG：ILAE Commission on Neurosurgery of Epilepsy. ILAE Commission Report. Mesial temporal lobe epilepsy with hippocampal sclerosis. Epilepsia 2004；45：695-714.

2) Kate Riney, et al.：International League Against Epilepsy classification and definition of epilepsy syndromes with onset at a variable age：position statement by the ILAE Task Force on Nosology and Definitions. Epilepsia 2022；63：1443-1474.

3) J Reiher 1, et al.：Temporal intermittent rhythmic delta activity（TIRDA）in the diagnosis of complex partial epilepsy：sensitivity, specificity and predictive value. Can J Neurol Sci 1989；16：398-401.

4) 日吉俊雄，他：側頭葉てんかんの自動症—発作症状・脳波関連からみた症候論—．てんかん研究　1985；3：97-107.

5) Hiyoshi T, et Al.：Clinico-electrographic analyses of nocturnal ictal automatisms of temporal origin. Folia Psychiat Neurol Jpn 1984；38：305-306.

6) Ebersole JS, et. al.：Localization of temporal lobe foci by ictal EEG patterns. Epilepsia 1996；37：386-99.

7) 須江洋成，他：側頭葉てんかんにおける一側性局在性発射による複雑部分発作．てんかん研究 1991；9：54-62.

（日吉俊雄）

第2部 各 論

B 焦点てんかん

中心側頭部棘波を示す
自然終息性てんかん（SeLECTS）

1 臨床特徴のまとめ

» **概要**：中心側頭部棘波を示す自然終息性てんかん（self-limited epilepsy with centrotemporal spikes：SeLECTS）は，以前は中心側頭部棘波を示す良性てんかん，良性ローランドてんかんとして知られていた自然終息性てんかん症候群の一つである[1]．

» **好発年齢**：発症は 1～14 歳で，7～10 歳に好発する[2]．

» **発作型**：焦点意識保持発作を主体に，焦点意識減損発作および焦点起始強直間代発作がみられる．典型的な発作症状は，片側顔面の感覚運動症状や，口腔・咽頭・喉頭部の症状，発語停止，唾液分泌亢進で，通常 1～3 分以内の持続時間である．入眠時や覚醒前に多くみられる．

» **画像**：画像検査では原因となる病変はみられない．病態とは関連のない異常所見を認めることはある[3]．

» **発作予後**：思春期には発作は消失する[4]．

2 発作間欠期脳波

症例呈示：6 歳発症，発作症状は意識の保持された左顔面の攣縮や，左顔面から始まり全身に拡がるけいれん性の症状で，持続時間は 30～60 秒，入眠後数時間以内や早朝に起こりやすかった．発症時点で発達遅滞はなく，併存症や神経学的異常を認めない（図1）．

> 🧠 **発作間欠期脳波の特徴**
>
> 背景活動は正常で，両側もしくは片側の中心側頭部に（しばしば左右交代性に），比較的高振幅の 2～3 相性の反復性の棘波，棘徐波（ローランド発射）がみられ，睡眠に伴い賦活され，振幅や出現頻度が増す[2][3]．

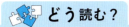

どう読む？ → こう読む！（図1-B）

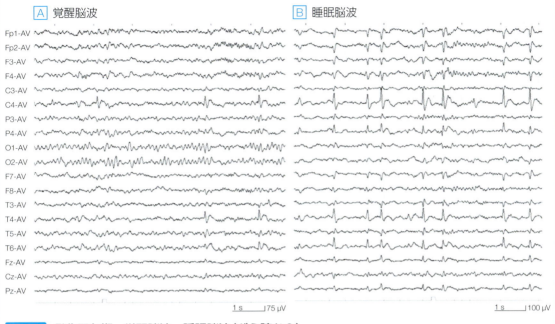

図1-A 発作間欠期，覚醒脳波，睡眠脳波（どう読む？）
【ポイント】脳波異常の局在は？ 覚醒・睡眠による変化は？

こう読む！

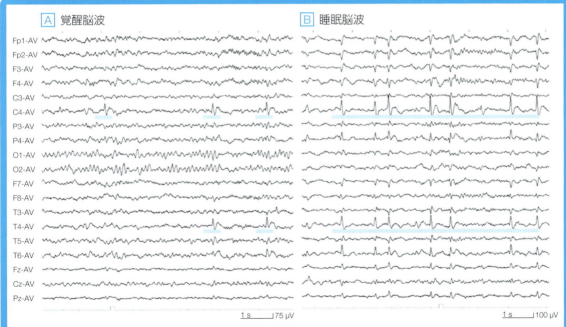

図1-B 発作間欠期，覚醒脳波，睡眠脳波（こう読む！）

覚醒時，右中心側頭に棘徐波（━━━）が散見され，睡眠時には覚醒時に比べ頻度が増し，高振幅化，広汎化した棘徐波がみられる．

中心側頭部棘波を示す自然終息性てんかん（SeLECTS）

B　焦点てんかん

> **Pitfall**
> 一貫した一側性の中心側頭部の異常や，発作直後ではなく持続的に焦点性の徐波がみられる場合，SeLECTS の臨床特徴を有したとしても，器質的異常による焦点てんかんの可能性も考慮し，画像評価を検討する．

3　発作時脳波

図 1 で発作間欠期脳波を提示した症例における発作時脳波を示す（図 2）．長時間ビデオ脳波検査中，入眠後約 30 分時点で顔面の運動症状から始まる 1 分程度の焦点起始強直間代発作を捕捉した．

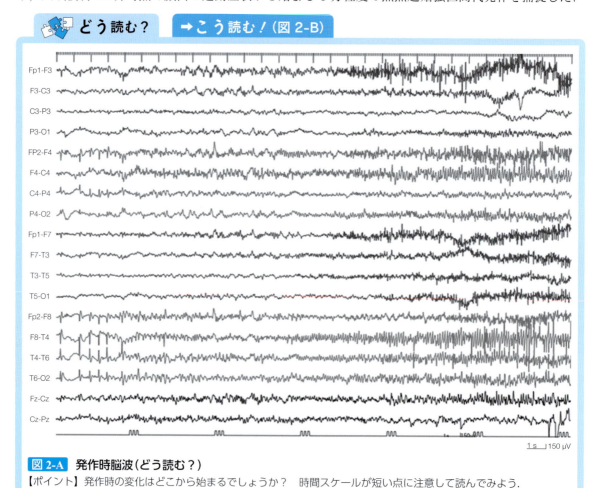

図 2-A　発作時脳波（どう読む？）
【ポイント】発作時の変化はどこから始まるでしょうか？　時間スケールが短い点に注意して読んでみよう．

発作時脳波の特徴
一般的に SeLECTS は発作頻度が少なく，発作時脳波の捕捉は困難である．これまでの報告では，中心側頭部棘徐波が減少し，臨床症状と対側のローランド領域から徐波と速波が混在する発作時放電から始まるものや，発作時脳波パターンは 4 つに分けられ，同一患者でも時期によりその発作時脳波パターンは変化する報告などがある[5]．

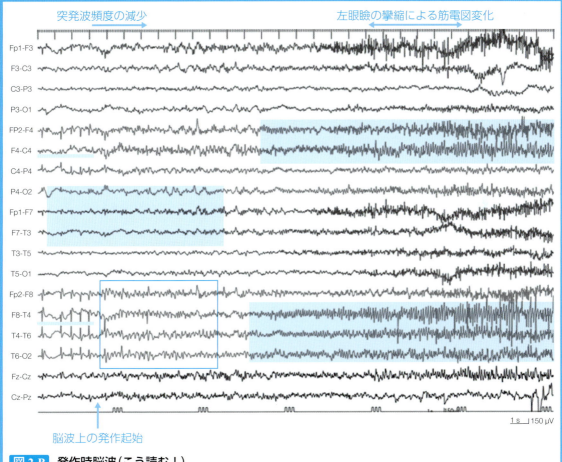

図 2-B 発作時脳波（こう読む！）
右中心・側頭部を中心とする棘徐波（発作間欠期異常）（──）の頻度が減少し（→），右側頭部を中心に右前頭中心部に律動性徐波が出現（□），その後右前頭・側頭部を中心とするα帯域の律動性活動が振幅を増しながら広汎化する（▨）．この律動性活動が出現した後に左眼瞼のピクつきによる筋電図変化（↔）が確認される．

4 脳波と鑑別疾患

- 構造異常を有する症例の，中心側頭部に棘波を示す焦点てんかん例との鑑別は重要である．発作症状・臨床経過や脳波所見に SeLECTS として非典型的な要素がある場合には，頭部 MRI 評価を行う[1]．
- 他の自然終息性てんかんでも脳波異常の形態は類似しており，またその局在は年齢とともに変化し得る．発作症状が鑑別に重要である[1]．
- SeLECTS の経過中，脳波所見が悪化し，睡眠時持続性棘徐波パターンを示す例（睡眠時棘徐波活性化を示すてんかん性脳症）がある．認知や言語の退行の有無を確認する[1]．

B 焦点てんかん

5 脳波の診断的意義

　発作症状，臨床経過から SeLECTS が疑われ，脳波で典型的なローランド発射を認める場合，診断は容易である．一貫した一側中心側頭部の異常や，焦点性の徐波化などの脳波所見を示す場合には，構造異常の有無を評価する．また，経過で発達・認知面の変化を来す場合には，脳波上睡眠時持続性棘徐波パターンへの変容がないかを評価し，睡眠時棘徐波活性化を示す発達性てんかん性脳症と鑑別し，必要に応じて治療方針の見直しを検討する．

●文献

1) SpecchioN, et al.：International League Against Epilepsy classification and definition of epilepsy syndromes with onset in childhood：Position paper by the ILAE Task Force on Nosology and Definitions, Epilepsia, 2022；63：1398-1442.
2) 一般社団法人 日本てんかん学会：中心・側頭部に棘波を示す小児てんかん（CECTS）：てんかん専門医ガイドブック，改定第2版．診断と治療社，2020，p257-259
3) Gelisse P, et al.：Abnormal neuroimaging in patients with benign epilepsy with centrotemporal spikes. Epilepsia 2003；44：372-378
4) 高橋幸利，他：中心・側頭部に棘波をもつ良性小児てんかん（BECT）：新 小児てんかん診療マニュアル，第1版．診断と治療社，2019，p228-235
5) Capovilla G, et al.：Ictal EEG patterns in epilepsy with centro-temporal spikes, Brain Dev, 2011；33：301-309.

（福岡正隆）

第2部　各　論

B　焦点てんかん

自律神経発作を伴う自然終息性てんかん（SeLEAS）

1　臨床特徴のまとめ

» **病因**：有熱時発作の家族歴，既往歴が高率であり，遺伝的素因により規定されていると推測される．現時点では，特定の遺伝子変異との関連は明らかになっていない．

» **好発年齢**：1歳〜14歳で発症しうるが，3歳〜6歳で発症することが大半である．

» **発病発作型**：焦点起始自律神経発作（特徴的な発作性嘔吐性症状に引き続き，顔面蒼白などの自律神経症状を伴う）が，中核症状である．てんかん重積状態に進展することが多い．

» **画像**：通常，頭部MRI検査で異常を認めない．

» **臨床経過**：生涯の総発作回数は1回ないし5回以下であり，発症から1〜2年以内に寛解することが多い．一部の症例はSeLECTSに進展することがある．

» **発作予後**：例外はあるが，おおむね発作予後は良好である．

» **精神運動発達予後**：認知機能の予後はおおむね良好であるが，行動面や学習面の問題，視知覚・注意の問題が報告されることがある．

2　発作間欠期脳波

　6歳3か月時に，入眠後しばらくして開眼し，眼球偏位とチアノーゼが出現．3分後に悪心を訴え嘔吐したのち，入眠するエピソードが出現した．同様のエピソードが1〜6か月間隔で2回出現したため，受診した．初診時の発作間欠期脳波を示す（図1）．

> 🧠 **脳波の特徴**
> 　この症例では，両側後頭部領域に，左右独立性に，比較的振幅の高い鋭波・鋭徐波が頻発している．SeLEASでは，焦点性棘波がすべての脳領域に出現しうるが，後頭部優位に出現しやすい．

B 焦点てんかん

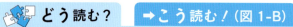

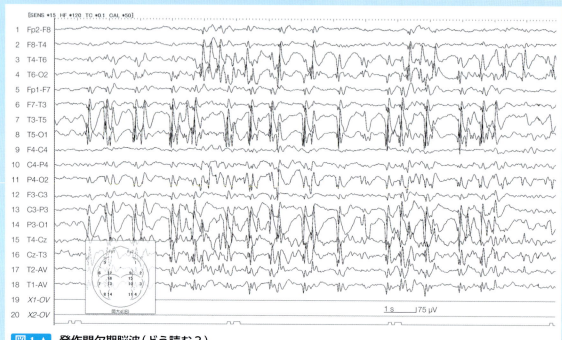

図 1-A 発作間欠期脳波（どう読む？）
【ポイント】発作間欠期にはてんかん発射が頻発している．これらのてんかん発射の焦点，および形態に着目．

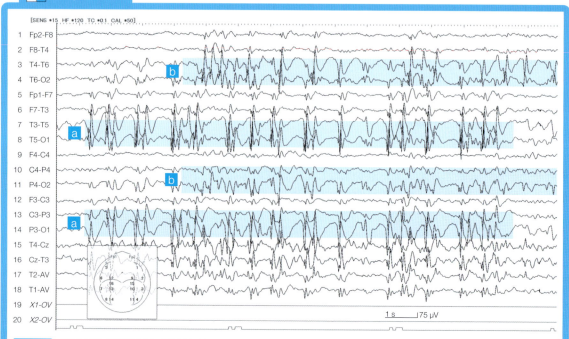

図 1-B 発作間欠期脳波（こう読む！）
発作間欠期脳波（睡眠時）では，左後頭部（O1）中心に左後頭部領域にひろがる鋭波・鋭徐波が連発している（a）．また，右後頭部（O2）中心に右後頭部領域にひろがる鋭波・鋭徐波も頻回に出現している（b）．

> **Pitfall**
> SeLEAS の発作間欠期脳波では，機能的な焦点性棘波が多焦点性に出現しうるが，後頭部優位に出現しやすい．同一症例においても，年齢とともに棘徐波の出現部位が変化し，頻度が増え，全般化して出現することもある．これらの棘波は，臨床発作寛解後も長年続き，10 代半ばで消失することが多い．なお，機能的棘波の頻度や部位，出現期間は，臨床症状や発作の持続時間，重症度や頻度，予後を決定するものではない．

3 発作時脳波（図2）

2 歳 6 か月時に，無熱時，早朝に激しく咳込んだあと，眼球偏位し，意識減損する 1 分ほどのエピソードが出現した．発作間欠期脳波では，左後頭部に棘波を認めた．

1 か月後に，咳こんだ後，えづくことを繰り返し，続いて眼球右方偏位し呼びかけに反応がなくなったため，救急搬送された．来院時，意識減損し，嘔気も続いており，脳波測定を開始した．

> **脳波の特徴**
> 発作起始部が記録された症例では，多様な部位からの起始が報告されており，発作起始部がどこであっても，発作症状に有意な差異はないとされている．

どう読む？ → **こう読む！（図2-B）**

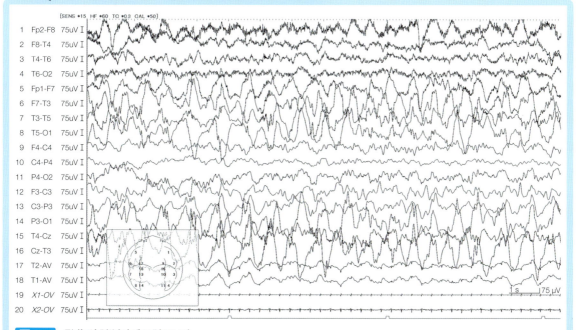

図2-A 発作時脳波（どう読む？）
【ポイント】発作間欠期てんかん発射とは異なり，律動的な高振幅律波群発が出現している．

B 焦点てんかん

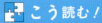

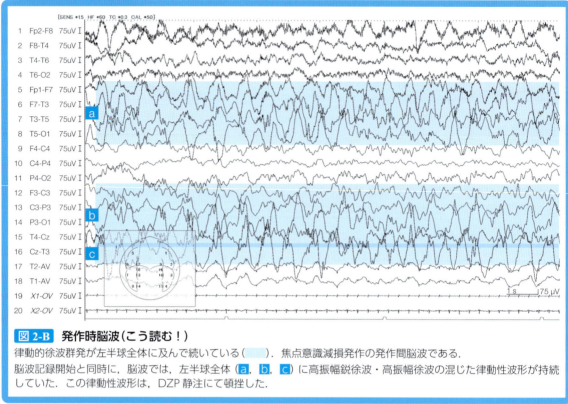

図 2-B　発作時脳波（こう読む！）
律動的徐波群発が左半球全体に及んで続いている（　　）．焦点意識減損発作の発作間脳波である．
脳波記録開始と同時に，脳波では，左半球全体（ a ， b ， c ）に高振幅鋭徐波・高振幅徐波の混じた律動性波形が持続していた．この律動性波形は，DZP静注にて頓挫した．

4　脳波と鑑別疾患

　非てんかん性疾患としては，複雑型熱性けいれんや，急性脳症，失神発作，片頭痛発作や周期性嘔吐症などの周期性症候群，胃腸炎などが鑑別にあがる．
　他のてんかん症候群としては，症状からは内側側頭葉てんかん，発作間欠期後頭部てんかん発射からは小児後頭視覚てんかんが鑑別にあがる．脳波所見・発作症状をあわせて総合的に鑑別する．

5　脳波の診断的意義

　小児期発症自然終息性てんかんでみられる機能的棘波の存在は診断の助けになる．しかし，発作間欠期てんかん発射が1回の記録ではみられない症例もあるうえに，本症では多焦点性・焦点移動性のてんかん発射も特徴的であり，バリエーションに富んでいるため，むしろ混乱を来たす可能性がある．
　このため，特徴的な自律神経発作症状が診断する際に最も重要である．

●文献

1）Demirbilek V, et al.：小児期の自然終息性焦点てんかん．Bureau M, et al.（編）：てんかん症候群─乳幼児・小児・青年期のてんかん学（第6版）．中山書店，2021：239-282.

2）Specchio N, et al.：International League Against Epilepsy classification and definition of epilepsy syndromes with onset in childhood：Position paper by the ILAE Task Force on Nosology and Definitions. Epilepsia 2022；63：1398-1442.

（秋山麻里）

第2部 各論

B 焦点てんかん

小児後頭視覚てんかん(COVE)

1 臨床特徴のまとめ

小児後頭視覚てんかん (childhood occipital visual epilepsy：COVE) は，以前は，特発性小児後頭葉てんかん(Gastaut 型)，遅発性良性後頭葉てんかんなどと呼ばれていた．

» **病因**：原因となるような責任遺伝子は同定されていない．素因性で，複雑な多因子遺伝の可能性が推定されている[1]．

» **疫学**：有病率は，新規にてんかんと診断された小児の 0.3％といわれている[2]．

» **好発年齢**：通常 8〜9 歳で 1〜19 歳と幅がある．

» **性差**：男女差はない．

» **画像**：神経画像に異常所見は通常みられない．

» **発作型**：覚醒中の視覚発作の症状，典型的には要素性幻視で，周辺視野にみられる小さな多色円形が次第に視野の多くを巻き込み，水平に反対側へ移動する．その後眼球偏位や頭部回旋を伴うことがある．その他には，発作盲あるいは複雑幻視や，小視症，変形視などの錯視，眼窩痛，瞬目，反復閉眼なども起こりうる．発作の持続時間は短く，通常数秒から長いと 3 分程度であるが，まれに 20 分程度まで持続することがある．

　発作が広がると，意識減損，片側間代発作，焦点起始両側強直間代発作を生じることもある．発作時または発作後の頭痛，嘔気，嘔吐がみられることもある．

» **併存症**：発達，認知機能面は通常正常であるが，軽度の認知機能障害の報告はある．

» **経過と予後**：発作の持続時間は短く，軽いことも多いが，特に無治療の場合など頻発する場合もある．抗てんかん発作薬の投与の有無にかかわらず，思春期までに 50〜80％の患者で寛解する[2]．発作は，抗てんかん発作薬に反応することが多いが，強直間代発作があると寛解率は低くなる．

2 発作間欠期脳波(図1)

覚醒中の要素性幻視をもつCOVEの症例を以下に示す.

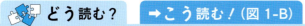

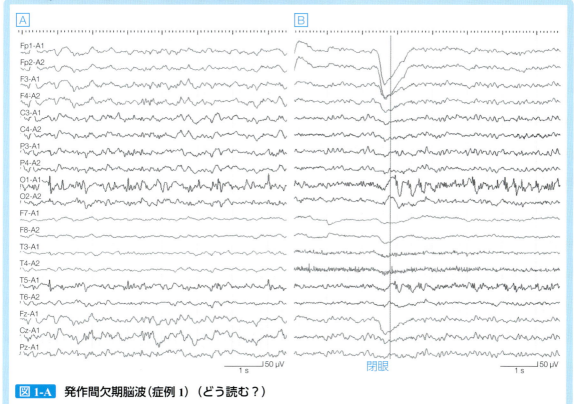

図1-A 発作間欠期脳波(症例1)(どう読む？)

> 患者によっては，発作間欠期の後頭部棘波が，睡眠中にのみみられることがあります．覚醒時だけではなく，睡眠時も含めた脳波検査が大切．

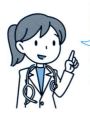

B 焦点てんかん

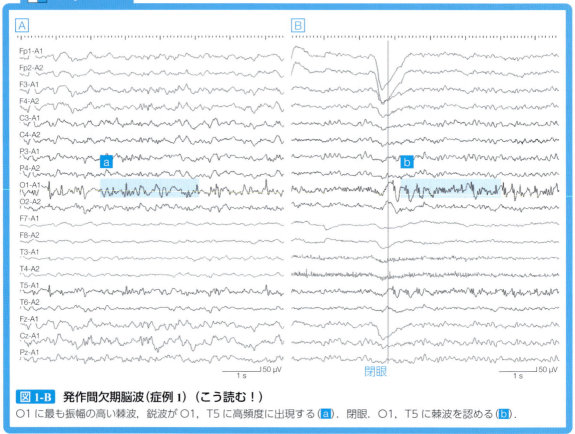

図 1-B 発作間欠期脳波（症例 1）（こう読む！）
O1 に最も振幅の高い棘波，鋭波が O1，T5 に高頻度に出現する（a）．閉眼．O1，T5 に棘波を認める（b）．

脳波の特徴

　背景活動は正常．発作間欠期には後頭部に鋭波または棘徐波複合が典型的にはみられる．症例の 20％では，中心側頭部や前頭部，全般性の異常がみられる．中心視の遮断によりてんかん性異常が誘発される fixation-off sensitivity は 20〜90％の患者に認めるが，COVE に特徴的なものではない．脳波異常は断眠や睡眠で増強される．

Pitfall

　COVE はまれに睡眠時棘徐波活性化を示すてんかん性脳症（developmental and epileptic encephalopathy/epileptic encephalopathy with spike-wave activation in sleep：DEE-SWAS/EE-SWAS）に進展することがあるため，覚醒時のみではなく，睡眠時も含めた脳波検査を行う必要がある．認知機能の退行が生じた場合には，とくに重要となる．

3 発作時脳波（図2）

　6歳7か月より小さい白や赤い円盤状のものが視野に見えるようになる．その後，視覚症状に続いて40〜60秒間意識減損する症状が出現．眼科では問題なし．頭部MRI正常．発作間欠期脳波では明らかな異常なし．ZNS，PB，VPA，CLB使用するが発作症状は持続．14歳前に発作は自然に消失．抗てんかん発作薬を中止後も発作は出現していない．

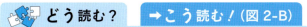

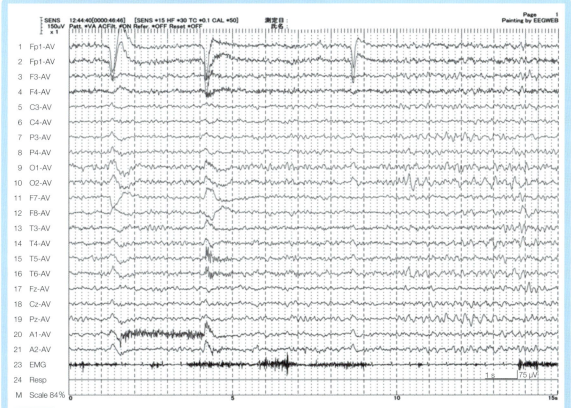

図2-A 発作時脳波（症例2）（どう読む？）
焦点意識減損発作（左へゆっくり傾き呼びかけに反応しない）の発作時脳波を示す．

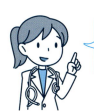

視覚性発作症状である要素性幻視は患者さんに実際に描いてもらうとわかりやすい！

B 焦点てんかん

こう読む！

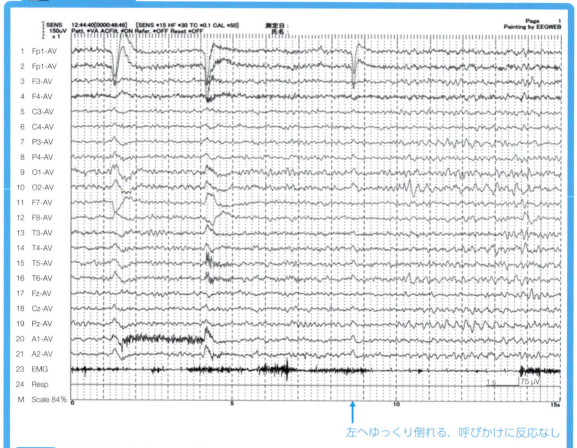

図 2-B 発作時脳波（症例 2）（こう読む！）
発作の始まりとともに後頭部低電位化．その後 O2 優位に α 帯域の波が出現し，その後周波数を減じ振幅を高め広がる．

脳波の特徴

発作間欠期時にみられていた後頭部の突破波が消失し，低振幅化を伴う一側後頭部速波律動あるいは速い棘波が出現，発作途中より徐々に振幅を高め周波数を減じていく．眼球の間代発作ではより緩徐な棘徐波複合で，局在性のある速い棘波律動が眼球偏位の前にみられる．また，発作盲を呈している時は，徐波と棘波がみられるとの報告がある[3]．

4 脳波と鑑別疾患

　脳の構造異常による焦点てんかんも，同様の症状を認める場合がある．頭部 MRI や脳機能画像検査が鑑別に有用である．また，前兆のある片頭痛も鑑別にあがる．片頭痛の場合，意識障害を呈することはまれで，数分かけてゆっくり進展し，持続時間が長く，視覚現象は無色で線状やジグザグが多いといわれる．そのほか，mitochondrial myopathy, encephalopathy, lactic acidosis, and stroke-like episodes（MELAS）は，初発症状は類似することもあるが，発作は一過性片側不全麻痺や脳卒中様症状発作を合併することがしばしばみられる．また神経学的退行，感音性難聴，低身長など臨床的特徴も鑑別の参考になる．経過が進むと発作間欠期脳波において徐波が目立つようになる．

5 脳波の診断的意義

　発作間欠期あるいは発作時脳波所見からだけでは，COVE の診断は難しい．発達，発症年齢，臨床発作症状，画像検査，臨床経過が診断には重要である．

● 文献
1) Taylor, I et al.：Benign occipital epilepsies of childhood：clinical features and genetics. Brain 2008；131：2287-2294.
2) Specchio N, et al.：International League Against Epilepsy classification and definition of epilepsy syndromes with onset in childhood：Position paper by the ILAE Task Force on Nosology and Definitions. Epilepsia 2022；63：1398-1442.
3) Demirbilek V, et al.：Self-limited focal epilepsies in childhood. In. Bureau M, et al.（eds.）：Epileptic syndromes in infancy, childhood and adolescence. JOHN LIBBEY EUROTEXT 2019：239-282.

（池田浩子）

第2部　各　論

C 発達性てんかん性脳症または進行性神経学的退行を伴う症候群 ①新生児・乳児期発病

早期乳児発達性てんかん性脳症 (EIDEE)

1 臨床特徴のまとめ[1)2)]

» **病因**：遺伝子変異は他章で記載の *KCNQ2*，*CDKL5*，*KCNT1* などを含む 100 以上の遺伝子が知られている．染色体異常，非ケトン性高グリシン血症などの代謝異常症，片側巨脳症などの大脳皮質形成異常も原因となる．

» **好発年齢**：生後 3 か月以内．10 万出生当たり 10 人[1)]

» **発病発作型**：強直発作(焦点あるいは全般起始)，ミオクロニー発作，てんかん性スパズム，連続性発作 (sequential seizure：強直，間代，自律神経，自動症などを含む)，のうち一つ以上を有し，通常は毎日何回も出現する．

» **画像**：大脳皮質形成異常，髄鞘化遅延，過髄鞘化を認めることがあるが，異常を認めないか非特異的大脳萎縮のみのこともある．

» **臨床経過**：生後 3 か月以内にてんかんを発症し，経過とともに中等度から重症の発達の障害が明らかになる．

» **発作予後**：通常，薬剤抵抗性の発作が頻発する．乳児てんかん性スパズム症候群へと移行することがある．

» **精神運動発達予後**：筋緊張異常，姿勢異常，摂食障害，皮質性視覚障害など神経学的異常が経過とともに明らかとなるが，てんかん発症前からみられることもある．乳児期以降は中等度から重度の精神運動発達障害を有し，ミオクローヌス，ジストニア，振戦などの不随意運動を有することもある．

2 発作間欠期脳波(図 1～3)

　生後 1 か月頃から周期的に両手をぴくつかせる動きを毎日数回認めるようになった．生後 3 か月時に当院受診した．頸定未，追視未．*STXBP1* 遺伝子変異を認めている．

　入院時の覚醒時発作間欠期脳波を示す(図 1)．

　生後 2 週頃からウッと発声し四肢屈曲する動きを 7～8 回反復することに毎日出現するようになった．生後 2 か月時に当院受診した．頸定未，追視未．入院時の睡眠時発作間欠期脳波を示す(図 2)．

どう読む？　→こう読む！（図1-B）

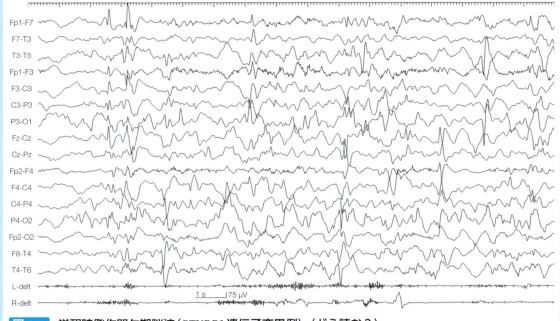

図1-A 覚醒時発作間欠期脳波（*STXBP1*遺伝子変異例）（どう読む？）

【ポイント】双極誘導導出で左側を上段，右側を下段に表示している．鋭波，棘波の分布に加えて，背景不規則徐波活動の左右差にも注目．

こう読む！

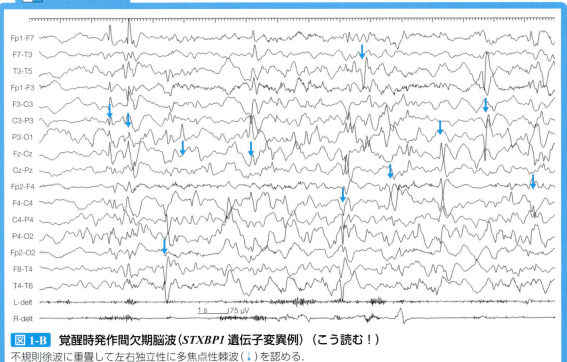

図1-B 覚醒時発作間欠期脳波（*STXBP1*遺伝子変異例）（こう読む！）
不規則徐波に重畳して左右独立性に多焦点性棘波（↓）を認める．

C 発達性てんかん性脳症または進行性神経学的退行を伴う症候群　①新生児・乳児期発病

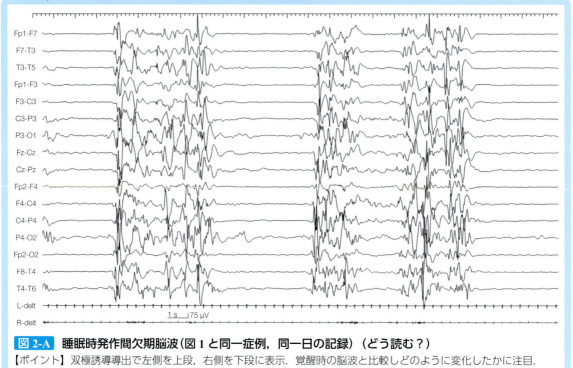

図 2-A 睡眠時発作間欠期脳波（図 1 と同一症例，同一日の記録）（どう読む？）
【ポイント】双極誘導導出で左側を上段，右側を下段に表示．覚醒時の脳波と比較しどのように変化したかに注目．

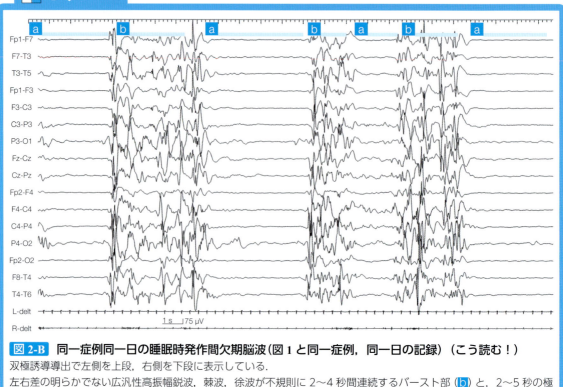

図 2-B 同一症例同一日の睡眠時発作間欠期脳波（図 1 と同一症例，同一日の記録）（こう読む！）
双極誘導導出で左側を上段，右側を下段に表示している．
左右差の明らかでない広汎性高振幅鋭波，棘波，徐波が不規則に 2～4 秒間連続するバースト部（b）と，2～5 秒の極めて低振幅な両側広汎性サプレッション部（a）が交互に現れ，バーストサプレッションを呈する．

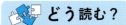

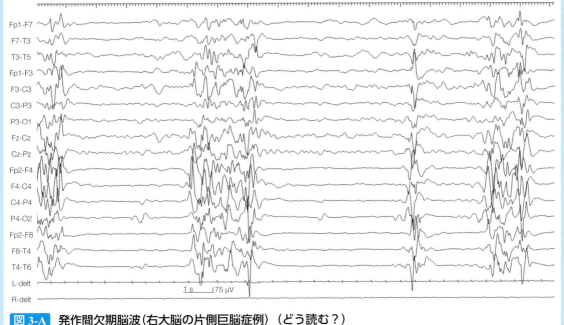

図 3-A 発作間欠期脳波（右大脳の片側巨脳症例）（どう読む？）
【ポイント】双極誘導導出で左側を上段，右側を下段に表示．バースト部とサプレッション部の左右差に注目．

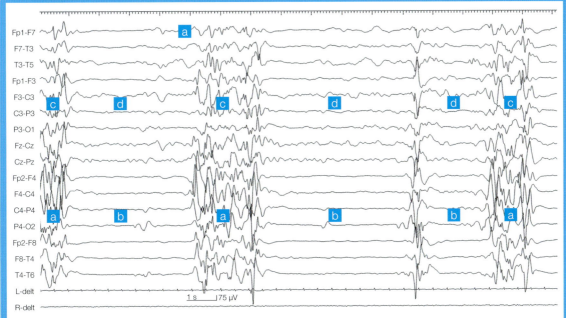

図 3-B 発作間欠期脳波（右大脳の片側巨脳症例）（こう読む！）
発作間欠期脳波では右半球はバースト部（a），サプレッション部（b）が反復しバーストサプレッションパターンを示すが，左半球はバーストの振幅が低く（c），サプレッションを認めず背景活動が残存（d）する非対称性（片側性）バーストサプレッションを呈する．

> **脳波の特徴**
>
> 一部の稀な症例の初期を除いて背景活動異常を認め，バーストサプレッションもしくは多焦点性放電を両側同期性あるいは非同期性に認める．片側性あるいは局在性脳病変を有する場合は片側性，局在性，あるいは非対称性のことがある．
>
> バーストサプレッションは，棘波・鋭波・棘徐波を含む150 μV以上の高振幅な1～5秒のバースト部分と，5 μV未満の顕著な3～10秒のサプレッション部分が交互に出現する高度異常脳波で，覚醒・睡眠通じて見られる．サプレッションは睡眠中に顕著であることが多い．経過とともにサプレッション部分が短くなりヒプスアリスミアに変化することがあるが，その後に再度バーストサプレッションに戻ったり，多焦点性棘波や広汎性棘徐波を呈するようになることもある．

3 発作時脳波（図4）

日齢1から無呼吸発作を反復し，日齢3から全身を震わせる発作が毎日出現するようになり，生後2か月からは体を硬くした後に周期的に四肢をこわばらせるようになったため3か月時に当院受診した．頸定未，追視未．

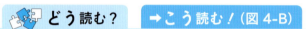

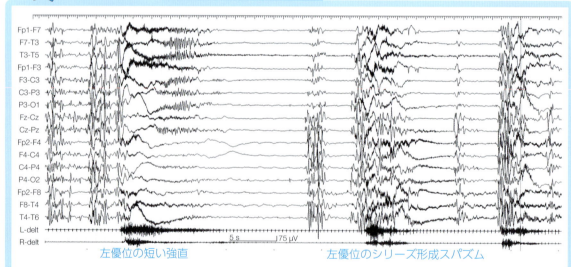

図4-A 発作時脳波（左後頭葉に限局性皮質異形成例）（どう読む？）

【みるべきポイント】双極誘導導出で左側を上段，右側を下段に表示している．
最も下段の2本は左右三角筋上から記録された表面筋電図である．左右上肢に力の入ったタイミングと脳波変化との関連にも注目して脳波を判読しよう．

こう読む！

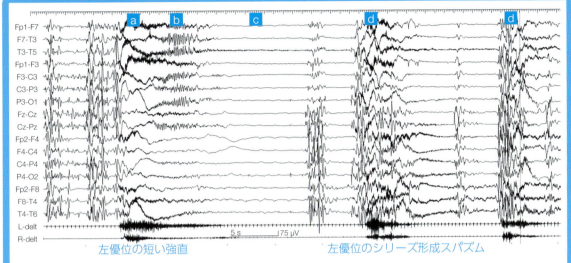

図 4-B 発作時脳波（左後頭葉に限局性皮質異形成例）（こう読む！）

表面筋電図上の左優位の短い強直は広汎性低振幅化（a）に続く左半球性速波律動（b）が対応し，いったん収まった（c）のちに左上肢優位のシリーズ形成てんかん性スパズムは右側優位のバースト（d）が対応している．
脳波の特徴は発作型による．遺伝子変異や代謝異常が原因の場合は両側性もしくは左右一定しない左右差を呈することがある．片側性の大脳皮質形成異常を伴う場合は一貫した左右差を認めることが多いが，一見両側対称性のこともある点に注意が必要である．

1）強直発作
バーストパターンは減衰し，低振幅速波もしくは著明な低振幅化を全般性に認める．

2）ミオクロニー発作あるいはミオクローヌス
脳波対応を認めないことが多いが，バーストに伴ってみられることがある．

3）てんかん性スパズム
乳児てんかん性スパズム症候群（p.123 参照）で見られるものとほぼ相違ない．

4）連続性発作（sequential seizures）
強直・間代・自律神経要素・自動症などうち2つ以上が連続性に移行するが単一の優勢な発作型は示さない．脳波対応は症状により異なる．

▶ 脳波と鑑別疾患

EIDEE 症例では，重度新生児仮死などの低酸素性虚血性脳症，化膿性髄膜炎などの感染症，重度低血糖などの急性代謝異常，脳梗塞などの脳血管障害，頭蓋内出血など重大な脳障害を伴う急性疾患を鑑別する．特異的治療や抗てんかん発作薬以外の治療の適応がある場合もあるので，構造・遺伝・代謝・感染など積極的な原因疾患探索が不可欠である．

4 脳波の診断的意義

大脳に著明な機能異常が生じていることを非侵襲的に知ることができ，原因疾患解明の糸口になり得る．ビデオ脳波同時記録による発作解析はてんかん発作の種類を明らかにすることで抗てんかん発作薬の選択に有用である．大脳皮質形成異常を伴う例はてんかん外科治療の適応となる可能性があり，乳幼児てんかんとその外科治療に詳しい専門施設への早期紹介が望ましい．

> **Pitfall** ▶ **サプレッションバースト（SB）とバーストサプレッション（BS）**
>
> 発作間欠期に高振幅棘波・鋭波・徐波の連続と著明な低振幅が交互に現れる脳波パターンは，小児てんかん領域では SB，脳神経内科領域ではバルビツール中毒や蘇生後脳症などの急性病態で見られる同様の波形を BS，と記載されることが多かったが，2022 年の ILAE 報告では小児てんかんにおいても BS が採用されている．

・バーストサプレッション（BS）は早期乳児発達性てんかん性脳症に必須ではない

EIDEE はサプレッションバーストを示す大田原症候群[2]と早期ミオクロニー脳症[2]の区別が必ずしも容易ではないことから両者を包含する疾患概念として作られたが，発作間欠期脳波における BS は必須条件ではないので[1]，BS を呈さない 3 か月未満の発症のてんかんは主要基準を満たせば EIDEE に含まれることになり，より多様性のある症候群である．

・隠れた焦点放電

BS の脳波はバースト部が極めて高振幅であるため感度を落として脳波を表示・記録されがちであるが，サプレッション部分がより平坦に表示されて正確な評価が困難になる恐れがある．サプレッション部の振幅を大きくすることで低振幅の局在性所見が明らかとなることがあることに注意が必要である[3]．

● 文献

1) Zuberi SM, et al.：ILAE classification and definition of epilepsy syndromes with onset in neonates and infants：Position statement by the ILAE Task Force on Nosology and Definitions. Epilepsia. 2022；63：1349-1397.

2) Mizdahi-EM, et al.：早期重症新生児・乳児てんかん．p.103-116. In てんかん症候群　乳幼児・小児．青年期のてんかん学．井上有史（監訳），中山書店，2021.

3) Al-Futaisi A, et al.：Hidden focal EEG seizures during prolonged suppressions and high-amplitude bursts in early infantile epileptic encephalopathy. Clin Neurophysiol 2005；116：1113-1117.

（今井克美）

第2部 各 論

C 発達性てんかん性脳症または進行性神経学的退行を伴う症候群 ①新生児・乳児期発病

遊走性焦点発作を伴う 乳児てんかん(EIMFS)

1 臨床特徴のまとめ

» **病因**：*KCNT1* 遺伝子をはじめとするてんかんに関連した遺伝子が関与していると考えられている[1]

» **好発年齢**：生後6か月以内（平均3か月）に始まることが多い[2]

» **発病発作型**：一側焦点強直または間代発作が経過とともに対側の焦点強直または間代発作へと進展する遊走性焦点起始発作が特徴的である[2]

» **画像**：神経画像は初期には正常だが，軽度〜中等度のクモ膜下腔や脳室の拡大や脳萎縮を認めることがある

» **臨床経過**：乳児期の経過中に重度の精神運動発達遅滞や平均寿命の短縮を伴う

» **発作予後**：多くの例で薬剤抵抗性に経過するが，一部の例で precision medicine が有効である

» **精神運動発達予後**：患者の多くは重度の精神運動発達遅滞を認める

2 発作間欠期脳波

　2か月時に，発作的に右または左への向反発作で発症した．発作は徐々に時間が長くなり，左右どちらかへ向反する動作に続いて，逆方向へ向反する動作へ移行する発作が出現した．その後，遺伝子検査では *KCNT1* 遺伝子に病的バリアントが検出され，EIMFS (Epilepsy of Infancy with migrating focal seizures) と診断した．睡眠時の発作間欠期脳波（縦連結双極誘導）を示す（図1）．

> 🧠 **脳波の特徴**
>
> 　発症時には背景脳波は正常であることもあるが時間経過とともに背景活動のびまん性徐波が生じる．多焦点性のてんかん性突発波が出現し，睡眠により広汎化傾向を示す．脳波異常は強いが，発作間欠期脳波所見だけから EIMFS の確定診断は困難である．

C　発達性てんかん性脳症または進行性神経学的退行を伴う症候群　①新生児・乳児期発病

どう読む？　　　**→こう読む！（図 1-B）**

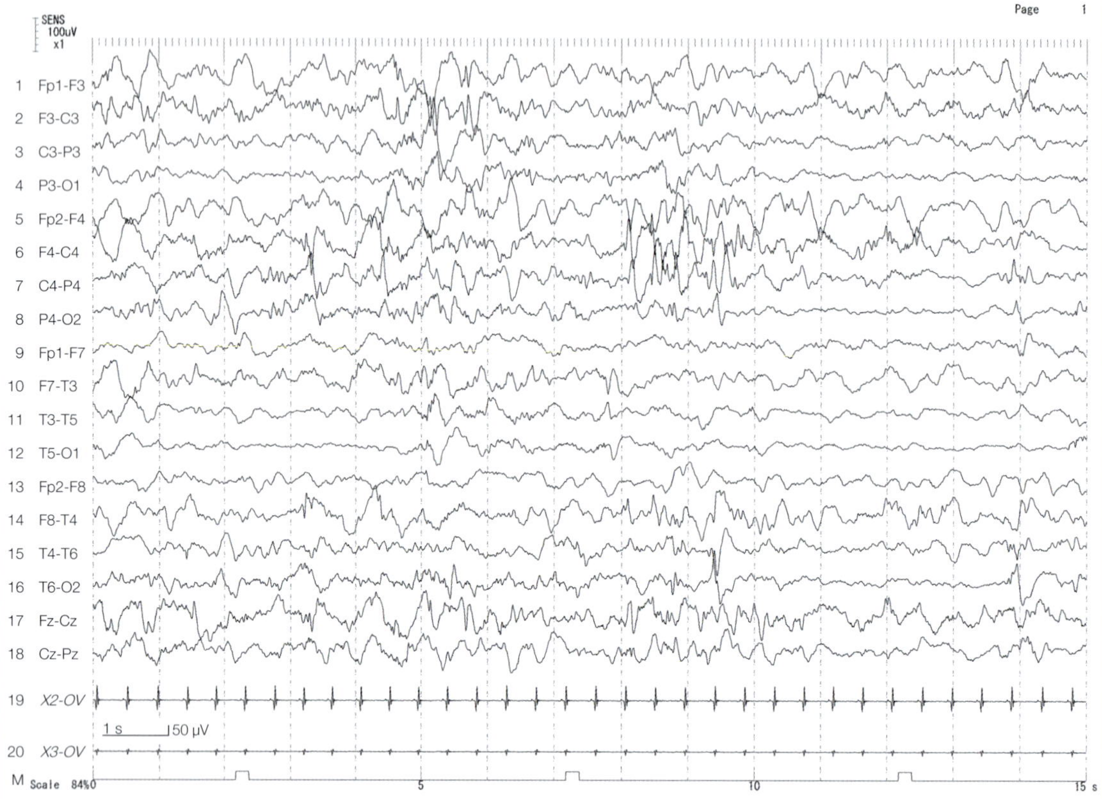

図 1-A　発作間欠期脳波（どう読む？）
2 か月時の睡眠時の発作間欠期脳波（縦連結双極誘導）を示す．

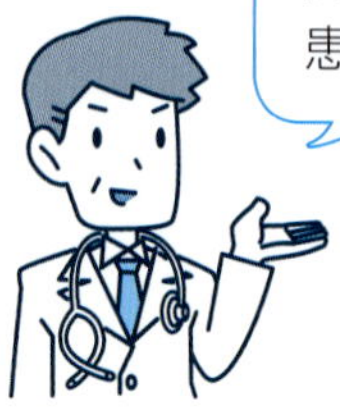

発作間欠期脳波を評価するときは，年齢（月齢を含む）と
患者の状態（覚醒・睡眠）の情報が重要です．

こう読む！

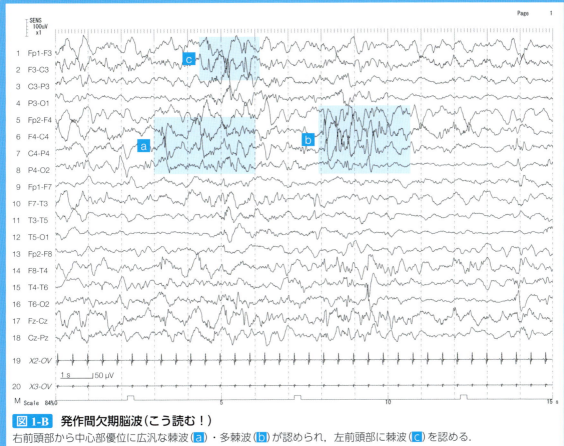

図 1-B 発作間欠期脳波（こう読む！）
右前頭部から中心部優位に広汎な棘波（a）・多棘波（b）が認められ，左前頭部に棘波（c）を認める．

3 発作時脳波

2か月時に認められた，左へ向反する動作が出現し，その後右へ向反する動作へ移行する FIAS の発作時脳波（縦連結双極誘導）を示す（図 2～3）．

🧠 脳波の特徴

発作時脳波は発作症状に対応し，単一の発作事象において複数の独立した皮質領域が連続的に巻き込まれる．焦点性脳波変化が半球間および半球内で遊走する．この遊走性パターンは EIMFS に特異的かつ特徴的で診断的価値も高いため，発作時脳波の捕捉が強く推奨される．

C 発達性てんかん性脳症または進行性神経学的退行を伴う症候群　①新生児・乳児期発病

どう読む？　**➡こう読む！（図2-B）**

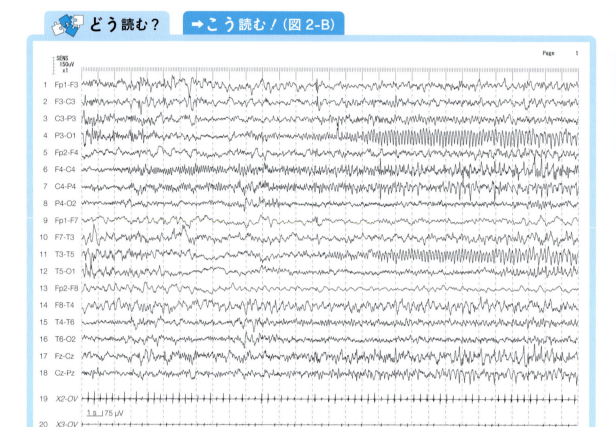

図2-A　発作時脳波（どう読む？）
2か月時の発作時脳波（縦連結双極誘導）を示す．FIMFSに特徴的な所見を認める．

> 発作時脳波を評価する場合，脳波変化が最も重要ですが，筋電図や心電図に変化が認められるなど，てんかん発作型分類に役立つ場合があります．

こう読む！

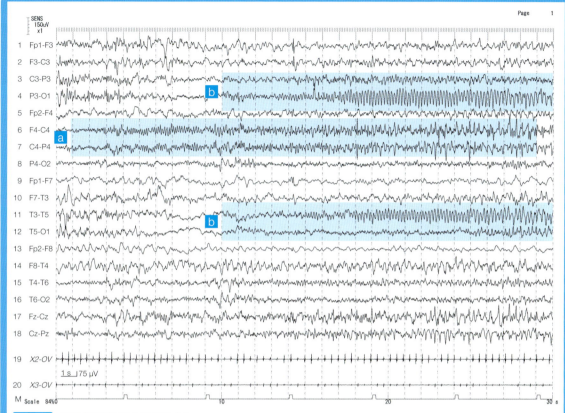

図 2-B 発作時脳波（こう読む！）
右中心部（C4）から律動性速波が出現し，振幅・周波数が徐々に増大し（a），その後，周波数が減じると同時に同一発作内にて両側半球で遊走，左後頭側頭部（O1，T5）から律動性速波が現れ，徐々に振幅を増した（b）．

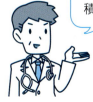

EIMFSの診断には発作時脳波所見が極めて有用であるため，上記（図2-B）のようなパターンをイメージして積極的に見つけていきたい．

C 発達性てんかん性脳症または進行性神経学的退行を伴う症候群　①新生児・乳児期発病

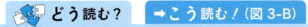

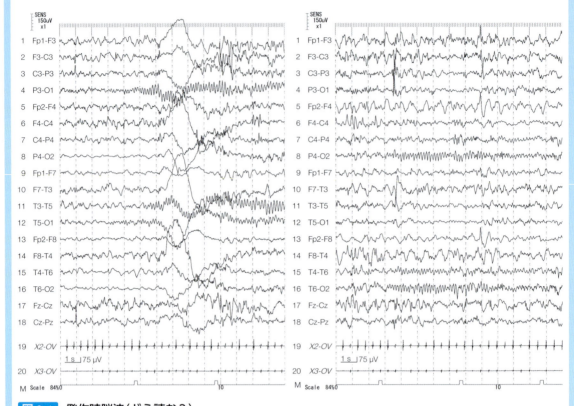

図 3-A　発作時脳波（どう読む？）
2 か月時の発作時脳波（縦連結双極誘導）を 2 か所示す．異なる発作起始部位を認める．

> 発作時の脳波変化を認めている期間に，発作間欠期てんかん様発射が残存している領域は，発作波に巻き込まれていない領域である可能性が高いです．

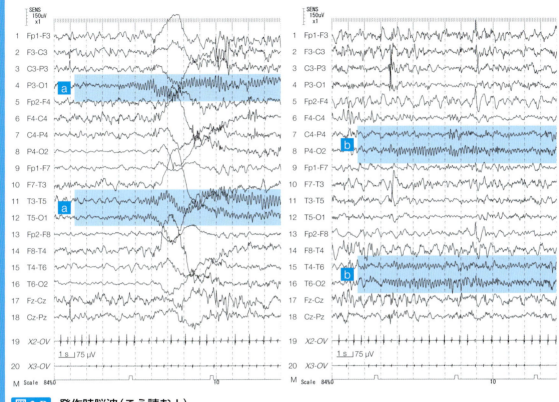

図 3-B 発作時脳波（こう読む！）
すべての焦点起始発作が遊走性パターンを示すわけではなく，O1，T5 から律動性速波が始まり自然収束する焦点起始発作（a），また O2，T6 から律動性速波が始まり自然収束する焦点起始発作（b）を認めた．

4 脳波と鑑別疾患

　EIMFS と鑑別すべき疾患を以下にあげる．まずは自然終息性（家族性）乳児てんかんであるが，乳児期に焦点起始発作を認めるが，発達は正常であり，発作時脳波で EIMFS に特徴的な同一発作内での遊走性パターンを伴わない．次に，限局性皮質異形成などの構造的病因による早期発症焦点てんかんであるが，焦点部位に一致した定型的な焦点起始発作が存在するが，遊走性パターンを伴わない．また，その他の早期乳児発達性てんかん性脳症（EIDEE）では，多焦点からの焦点起始発作や全般起始発作を有し，重度の神経発達遅滞を伴うが，やはり脳波上同一発作内での遊走性パターンを伴わない．Dravet 症候群ではおもに乳児期に左右の側性が変化する遷延性焦点間代（片側間代）発作を認めるが，同一発作内での遊走性パターンを伴わないことで鑑別可能である．

C 発達性てんかん性脳症または進行性神経学的退行を伴う症候群 ①新生児・乳児期発病

5 脳波の臨床的意義

EIMFS を診断する際に，発作時脳波の遊走性パターンを確認することが重要である．てんかん発症時は発作が単発で生じるが，まもなく群発状態になる．その際には，長時間ビデオ脳波同時記録を行うことで，EIMFS に特徴的な遊走性パターンを容易に捕捉することができる．さらに EIMFS の遺伝学的な要因に関しても研究が進んでおり，臨床診断に加えて遺伝学的な診断が加わると病態理解を深めることができる．およそ半数の症例で *KCNT1* 遺伝子が責任遺伝子として同定されており，他の遺伝子としては *SCN1A*，*SCN2A*，*SLC12A5*，*BRAT1*，*TBC1D24* なども報告されている[1)3)]．

Pitfall ⚡

KCNT1 遺伝子に病的バリアントを有するてんかんでは多発性の体肺動脈側副血管を合併することがあり，コイル塞栓術を要す例や致死的な経過をたどる例も報告されており注意が必要である[4,5)]．また，*KCNT1* 遺伝子は電位依存性カリウムチャネルをコードし，抗不整脈薬であるキニジンはこのチャネルへの作用が知られており，キニジンにより発作減少や脳波改善を示した複数の報告がある．

● 文献

1) Barcia G, et al.：De novo gain-of-function KCNT1 channel mutations cause malignant migrating partial seizures of infancy. Nat Genet 2012；44：1255-1259.
2) Coppola G, et al.：Migrating partial seizures in infancy：a malignant disorder with developmental arrest. Epilepsia. 1995；36：1017-1024.
3) Burgess R, et al.：The Genetic Landscape of Epilepsy of Infancy with Migrating Focal Seizures. Ann Neurol 2019；86：821-831.

● 参考文献

・Kawasaki Y, et al.：Three Cases of KCNT1 Mutations：Malignant Migrating Partial Seizures in Infancy with Massive Systemic to Pulmonary Collateral Arteries. J Pediatr 2017；191：270-274.
・Kuchenbuch M, et al.：KCNT1 epilepsy with migrating focal seizures shows a temporal sequence with poor outcome, high mortality and SUDEP. Brain 2019；142：2996-3008.
・Zuberi SM, et al.：ILAE classification and definition of epilepsy syndromes with onset in neonates and infants：Position statement by the ILAE Task Force on Nosology and Definitions. Epilepsia 2022；63：1349-1397.
・Borlot F, et al.：KCNT1-related epilepsy：An international multicenter cohort of 27 pediatric cases. Epilepsia 2020；61：679-692.

（九鬼一郎）

第2部　各　論

C 発達性てんかん性脳症または進行性神経学的退行を伴う症候群 ①新生児・乳児期発病

乳児てんかん性スパズム症候群 (IESS)

1 臨床特徴のまとめ

» **病因**：構造性，素因性，感染性，代謝性，免疫性，不明と多岐に渡る[1].

» **好発年齢**：多くは3～12か月の間に発症し，その範囲は1～24か月である[2].

» **発病発作型**：てんかん性スパズムがInfantile epileptic spasms syndrome (IESS) の診断に必須である．体軸性の短時間の筋収縮（通常3秒未満）で，屈曲，伸展，または混合性でシリーズ形成または群発し，徐々に動きが顕著になる．動きは非対称性のことや，軽微だとわずかな頭部前屈や眼や顎の動きなど，注意しないとわかりにくいことがある[2].

» **画像**：IESSの半数から2/3で異常を示すが，早期に画像診断をおこなった場合髄鞘化が完成以降に再検する必要がある．FDG-PETや脳血流SPECTなどの機能画像も焦点性構造異常の検出に有用である[2].

» **臨床経過**：発作に先行する発達の異常が明らか，あるいは疑われる病歴がしばしばあり，発達の鈍化，停止，退行がてんかん性スパズムの発症とともに顕在化，緊急かつ効果的な治療がなければ悪化する[2].

» **発作予後**：治療に難渋しLennox-Gastaut症候群や，薬剤抵抗性焦点てんかんに移行することも多い．正確なデータはないがIESS患者の30%がLennox-Gastaut症候群に移行する可能性が示唆されている[2].

» **精神運動発達予後**：発作転機にかかわらず，多くの乳児で発達は不良である．発症前の発達が正常で，特異的治療が速やかに効果を示した場合はより良好な予後である[2].

2 発作間欠期脳波：症例1

症例1：生後4か月で，眼球上転したあとに瞬目を繰り返す動きが出てきた．翌週から眼球右方偏位と右上肢に目立つ左右非対称性のシリーズ形成性のてんかん性スパズムを認めるようになり，VPA，PB，LEVで加療されたが不応で紹介入院となった．入院時の覚醒時発作間欠期脳波を示す(図1)．

C 発達性てんかん性脳症または進行性神経学的退行を伴う症候群 ①新生児・乳児期発病

脳波の特徴（図1-B）
背景脳波の徐波化と多焦点性のてんかん様発射を認めるが左右差を認め，左半球，特に左後方〜側頭にかけて所見が強い．

どう読む？ →こう読む！（図1-B）

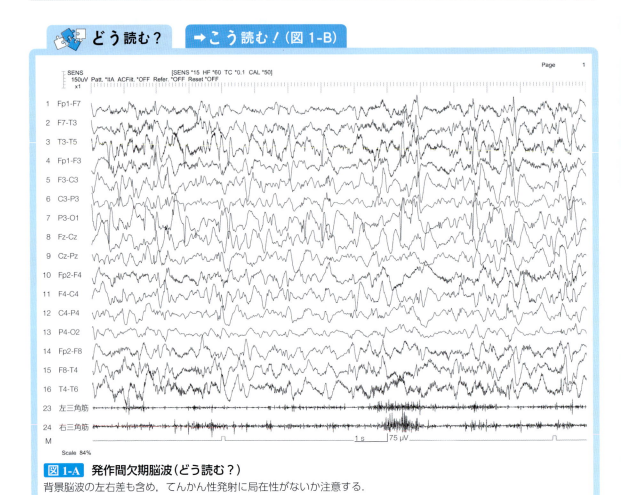

図1-A　発作間欠期脳波（どう読む？）
背景脳波の左右差も含め，てんかん性発射に局在性がないか注意する．

見逃してはいけない　発作間欠期の異常所見が強い場所は画像検査で構造異常や機能低下部位を示すことがある．棘波や棘徐波だけでなく局在性の徐波や，てんかん性スパズムとスパズムの間の局在性所見にも注意する．外科治療に結びつくきっかけとして，まずは脳波所見から局在性病変を疑い，画像を検討していくことが多々ある．

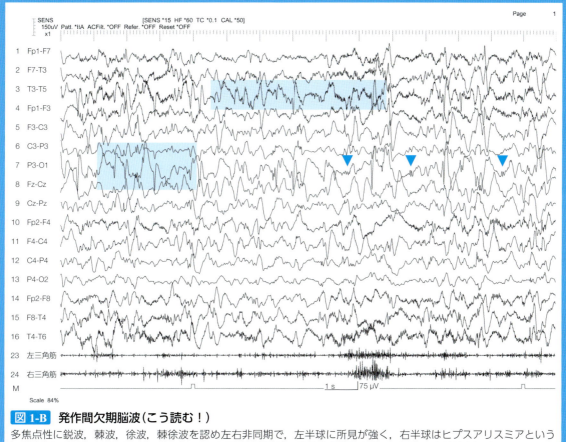

図 1-B 発作間欠期脳波（こう読む！）
多焦点性に鋭波，棘波，徐波，棘徐波を認め左右非同期で，左半球に所見が強く，右半球はヒプスアリスミアというほど振幅は高くない．T3-T5，P3-O1 には高振幅な鋭徐波・棘徐波（　）を頻回に認め，多棘波（▼）も混入する．

3 発作時脳波：症例 1

　仰臥位で哺乳中に開眼し両眼球上転し徐々に短く体幹を伸展する動きを繰り返し始めた．しばらくして右上肢伸展，左上肢屈曲と「うっ」という発声や啼泣を伴い，ピークでは両上肢を大きく挙上し，徐々に動きは弱まり 6 分ほどで終了した．左右差のあるシリーズ形成性のてんかん性スパズムを記録した（図 2）．

C 発達性てんかん性脳症または進行性神経学的退行を伴う症候群　①新生児・乳児期発病

どう読む？　→こう読む！（図2-B）

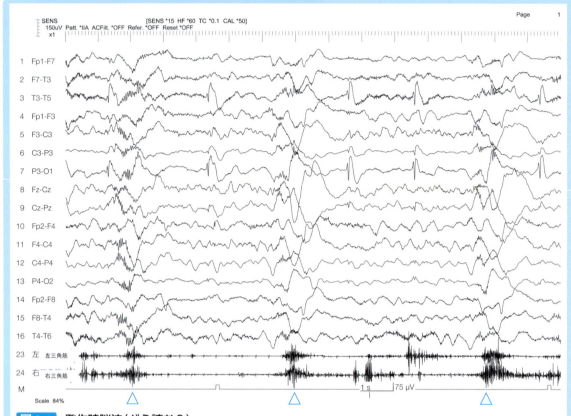

図2-A 発作時脳波（どう読む？）
筋電図変化がある場所では，発作ではないかと疑い△のところで右上肢伸展や左上肢屈曲や発声を認めた．先行する脳波変化がないかさがし，複数の筋電図変化時を比較検討し共通要素がないか注意する．

こう読む！

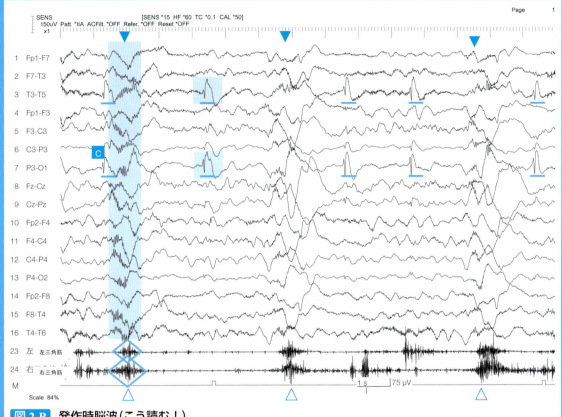

図 2-B 発作時脳波（こう読む！）
15 秒の記録で 3 回のてんかん性スパズム（▼）を認め，ほぼ等間隔でシリーズ形成しているのがわかる．筋電図がダイヤモンド型だが右三角筋が先行し持続も長く左右差のあるスパズムがわかる（b：◇）．筋電図に一致かやや先行して不規則な広汎性徐波に重畳する速波をみとめる．最も右に記録のスパズムの直前も含め，スパズム間に T3-T5，P3-O1 に棘徐波（　）を 5 回認める（──）．

4 発作間欠期脳波：症例 2

1 歳 11 か月の男児，乳児期から発達の遅れでフォローされていた．1 歳 10 か月で覚醒時の単発の頭部前屈が出現，徐々にシリーズ形成するようになり，頭部前屈時に上肢に力をいれ，立位では尻もちをつくなど運動症状のはっきりしたてんかん性スパズムとなった．

症例 2 の MRI を図 3 に示す．VPA 開始したが不応，外来での覚醒時発作間欠期脳波を示す（図 4-A）．

脳波の特徴（図 3）

スパズムとスパズムのあいだの T3-T5，P3-O1 の局在性の棘徐波も発作間欠期と一致し同部位の構造異常を疑う[3]．一貫して左右差のある筋電図（右先行し，振幅も高く，持続も長い）も左半球由来の焦点起始のてんかん性スパズムを強く支持する．

C 発達性てんかん性脳症または進行性神経学的退行を伴う症候群　①新生児・乳児期発病

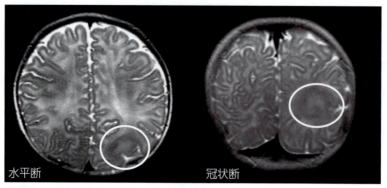

図3 生後5か月　MRI　T2強調画像
左後頭葉に高信号を取り囲むように低信号域があり，病変切除で発作は抑制された．病理組織は限局性皮質異形成 type Ⅱb だった．

どう読む？　→こう読む！（図4-B）

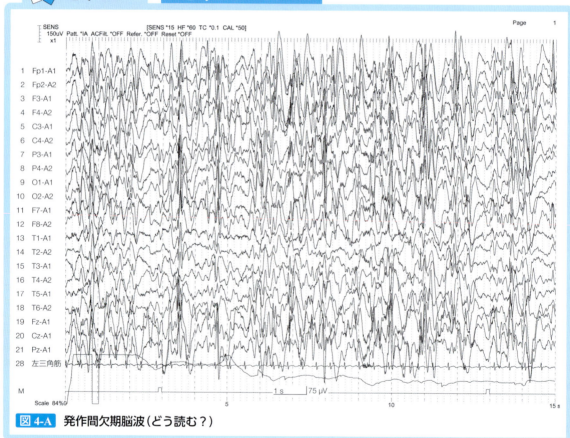

図4-A 発作間欠期脳波（どう読む？）

こう読む！

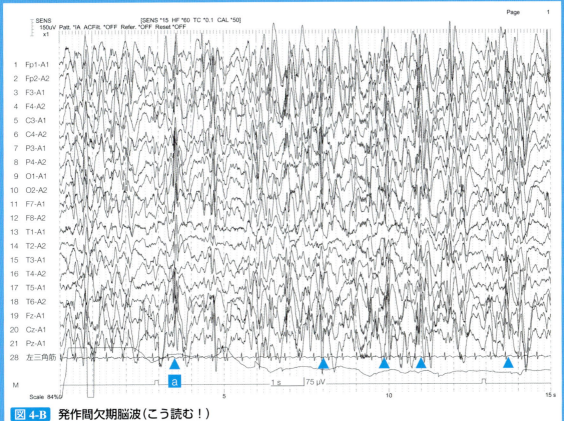

図 4-B 発作間欠期脳波（こう読む！）
多焦点性に高振幅の鋭波，棘波，徐波，棘徐波を認める高度の異常を認める．左右の同期（▲）を認める部分もあるがヒプスアリスミアを呈している．

脳波の特徴（図4）

ヒプスアリスミアは通常覚醒時の脳波パターンであり，本例は年長児でもあり左右の同期所見もみられる．

5 発作時脳波　症例2

　坐位で絵本を両手で広げながら見ている最中に短い頭部前屈を繰り返す発作が始まった．上肢近位筋に同時に力がはいるが，両手で支えている絵本は保持できている．ピークには上肢末梢も動くが左右差はなく絵本は落とさず見続けている．5分ほどのシリーズ発作を記録した（図5）．

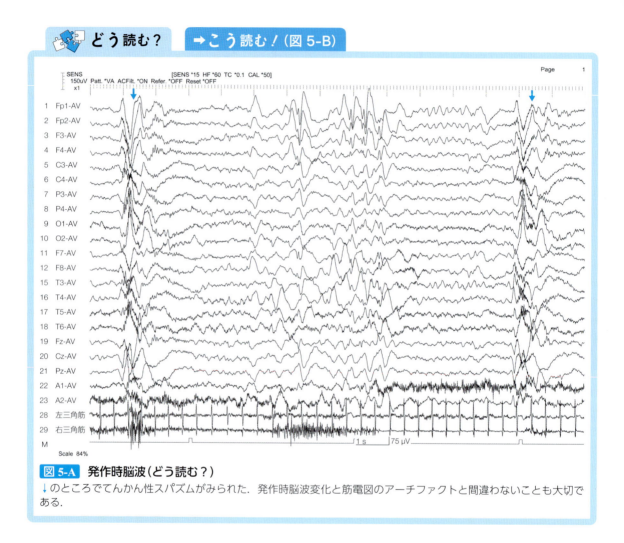

図 5-A　発作時脳波（どう読む？）

↓のところでてんかん性スパズムがみられた．発作時脳波変化と筋電図のアーチファクトと間違わないことも大切である．

こう読む！

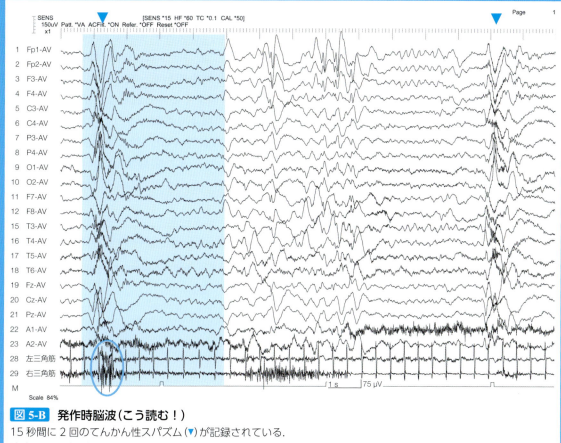

図 5-B 発作時脳波（こう読む！）
15秒間に2回のてんかん性スパズム（▼）が記録されている．
脳波は不規則な広汎性鋭徐波に重畳する速波を認め，速波活動を重畳しながら電位の減衰を認める．（　）スパズムに一致し筋電図変化（〇）を認めるが上肢の運動症状は軽く三角筋の筋電図では典型的なダイヤモンド型を示さない．シリーズ中はヒプスアリスミアは認めない．

Pitfall

シリーズ形成性スパズムの発作時脳波の探し方だが，シリーズ発作時は通常ヒプスアリスミアが抑制されるので，周波数解析表示（DSA）で表示が低下しているところに注目するとわかりやすいことがある．また脳波表示の横軸の時間軸を長くして1ページ1〜3分ほどにすると周期的なシリーズの筋電図・脳波変化がわかりやすくなることがある．

6 脳波と鑑別診断

焦点起始発作の併発や，焦点起始のてんかん性スパズム（非対称性）や一貫した焦点性の脳波異常は脳の構造異常の可能性を示す[2]．また単発のてんかん性スパズムはミオクロニー関連の発作や短い強直発作と注意深く鑑別しなくてはならなく，発作時脳波の記録が重要になるが鑑別が難しいこともある．その他非てんかん性の不随意運動なども鑑別となる．

7 脳波の診断的意義

　West 症候群は通常 1 歳までに発症し，てんかん性スパズム，ヒプスアリスミア，発達の停滞・退行を示すものと定義されてきた．IESS は 24 か月までの発症でよいとされ，West 症候群を包括する疾患概念である．てんかん性スパズム発作はシリーズ形成の有無を問わず，発作間欠期はヒプスアリスミア，多焦点性，または焦点性てんかん発射（スパズム発症後すぐにみられることがある）でよいとされる．また併存症は発症後の「発達鈍化」とされ，退行・停滞よりも緩和された診断基準となっている[2]．発達予後改善のためにも脳波を含む早期診断で ACTH や VGB（特に tuberous sclerosis complex：TSC）などの疾患特異的な治療を遅らしてはならない．また限局性皮質異形成を含めた構造異常も病因の一つとしてあり，脳波の局在性異常が画像読影の手がかりとして重要である．

● 文献

1) Scheffer IE, et al.：ILAE classification of the epilepsies：Position paper of the ILAE Commission for Classification and Terminology. Epilepsia 2017；58：512-521.

2) Zuberi SM, et al.：ILAE classification and definition of epilepsy syndromes with onset in neonates and infants：Position statement by the ILAE Task Force on Nosology and Definitions. Epilepsia 2022；63：1349-1397.

3) Oka M, et al.：A study of spike-density on EEG in West syndrome Brain Dev 2004；26：105-12

（山口解冬）

第2部 各 論

C 発達性てんかん性脳症または進行性神経学的退行を伴う症候群
①新生児・乳児期発病

Dravet 症候群（DS）

1 臨床特徴のまとめ

» **病因**：*SCN1A* 遺伝子のヘテロ接合性変異が最も多く（80％弱），微小欠失も数％に認める．他に *SCN1B*，*SCN2A*，*GABRG2* などの遺伝子変異が報告されている[1)2)]．

» **好発年齢**：通常1歳未満（3〜9か月）で発症する．1歳8か月以降の報告はまれである[2)]．

» **発病発作型**：全身または半身のけいれん性発作で発症する．しばしば発熱や入浴による体温上昇で発作が誘発され重積傾向をもつ．体温上昇以外に，光や模様凝視でも発作が誘発される[1)]．

» **画像**：発病時には正常で，経過中に大脳萎縮や海馬硬化がみられることがある[1)]．

» **臨床経過**：1歳以降でミオクロニー発作や非定型欠神発作，焦点意識減損発作など様々な発作がみられるようになる．急性脳症や突然死のリスクが高く，思春期までの死亡率は約10％と高い．

» **発作予後**：学童期以降，睡眠中のけいれん性発作が主体となることが多いが，その他の発作型が難治に経過する例もある．発熱での発作誘発は続くが，光・模様感受性は消失することが多い[1)]．

» **精神運動発達予後**：発病までは発達正常であるが，1歳以降徐々に発達の遅れがみられ，様々な程度の知的発達症，神経発達症を呈する．

2 発作間欠期脳波

生後4か月時に発熱に伴うけいれん重積あり，以後発熱のたびにけいれん性発作があり時に重積した．けいれんは左手から始まることが多かったが，右半身のみのけいれんもあった．CBZ を開始されたが発作は悪化し，LEV，CLB に VPA を追加されたが発作は抑制されなかった．1歳2か月時に当院に紹介，紹介時には独歩未だがつかまり立ち可能で明らかな発達遅滞は認めなかった．初診時の覚醒時発作間欠期脳波を（図1），睡眠時発作間欠期脳波（図2）および，3歳4か月時の睡眠時発作間欠期脳波（図3），初診時の間欠期光刺激脳波（図4）を示す．

C 発達性てんかん性脳症または進行性神経学的退行を伴う症候群　①新生児・乳児期発病

どう読む？　　**➡ こう読む！（図1-B）**

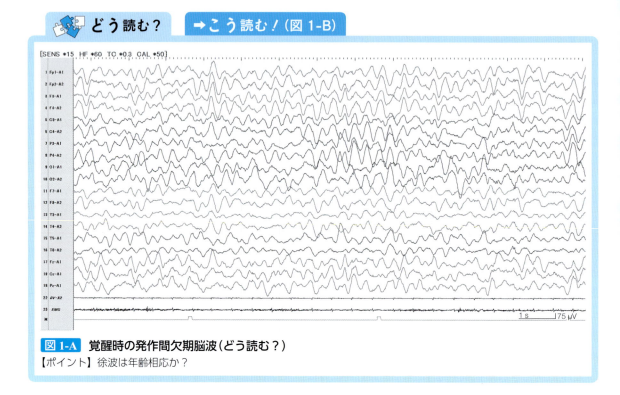

図1-A　覚醒時の発作間欠期脳波（どう読む？）
【ポイント】徐波は年齢相応か？

こう読む！

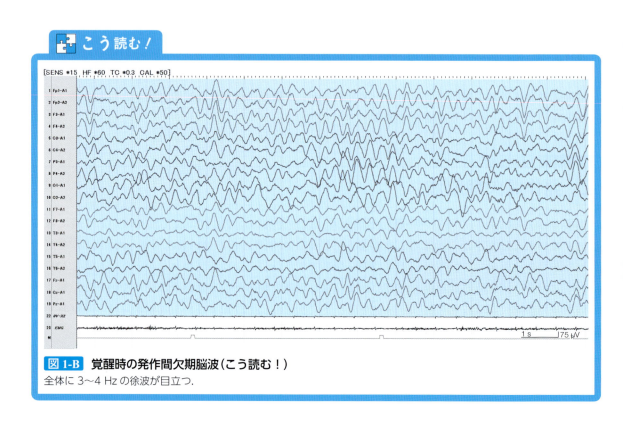

図1-B　覚醒時の発作間欠期脳波（こう読む！）
全体に3〜4 Hzの徐波が目立つ．

どう読む？ **→こう読む！（図 2-B）**

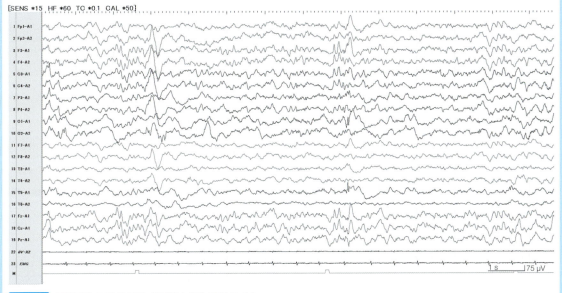

図 2-A 睡眠時の発作間欠期脳波（どう読む？）
図 1 と同日の睡眠時発作間欠期脳波．
睡眠波とてんかん性発作を見分ける．

こう読む！

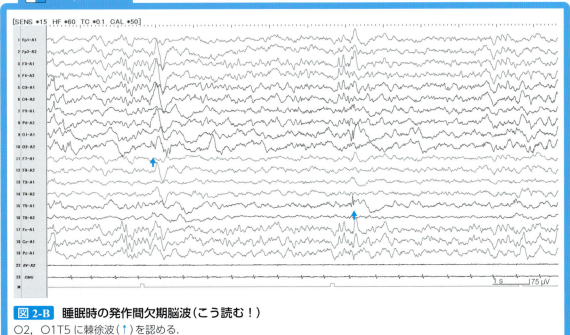

図 2-B 睡眠時の発作間欠期脳波（こう読む！）
O2，O1T5 に棘徐波（↑）を認める．

C 発達性てんかん性脳症または進行性神経学的退行を伴う症候群　①新生児・乳児期発病

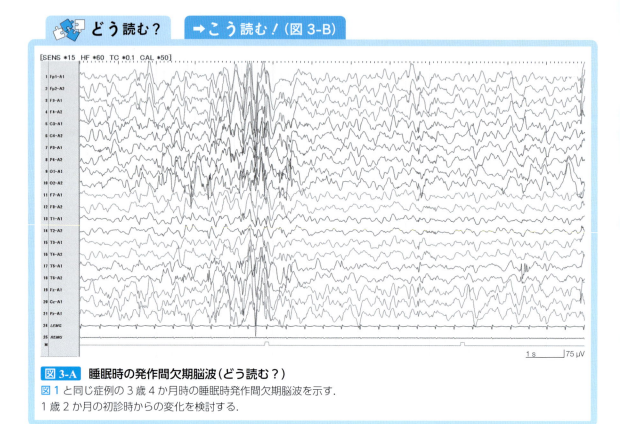

図 3-A　睡眠時の発作間欠期脳波（どう読む？）
図1と同じ症例の3歳4か月時の睡眠時発作間欠期脳波を示す．
1歳2か月の初診時からの変化を検討する．

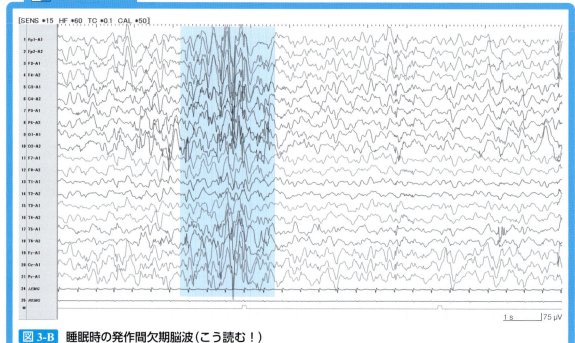

図 3-B　睡眠時の発作間欠期脳波（こう読む！）
広汎化傾向のある棘徐波が増加している．

どう読む？ →こう読む！（図 4-B）

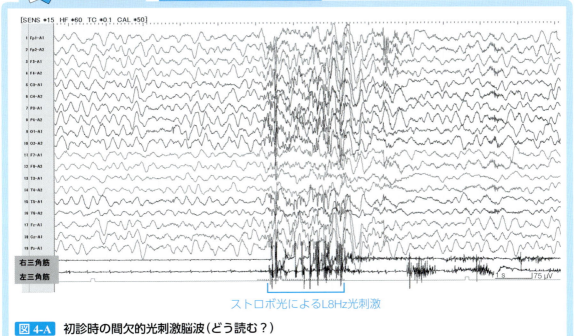

図 4-A 初診時の間欠的光刺激脳波（どう読む？）
図1と同日の間欠的光刺激．

こう読む！

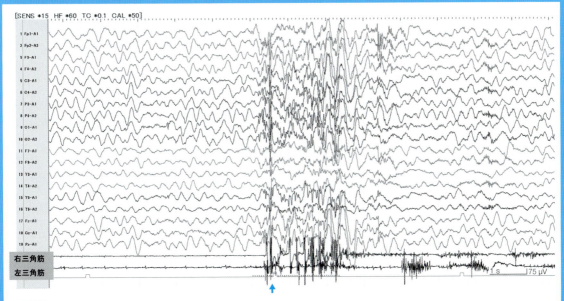

図 4-B 初診時の間欠的光刺激脳波（こう読む！）
光刺激で後頭優位に多棘徐波複合がみられる．多棘徐波に一致して上肢にミオクロニーがみられた（↑）．その他の周波数の光刺激でも棘律動，多棘徐波が誘発され，時に上肢にミオクロニーがみられた．

C 発達性てんかん性脳症または進行性神経学的退行を伴う症候群　①新生児・乳児期発病

> **発作間欠期脳波の特徴**
> 　発病期の覚醒時発作間欠期脳波では背景波が正常でてんかん様発射を認めない症例も多い．
> 　1～2歳以降様々な発作型のてんかん発作がみられるとともに，背景波の徐波化がみられることがある．発作間欠期のてんかん性異常波も同時期からみられるようになることが多いが，てんかん性異常波は全般性，焦点性のいずれもがみられうる．

3 発作時脳波

　生後3か月時に数分の左上肢のけいれんあり，以降，片側や全身けいれんを繰り返した．発熱時や入浴後の発作もあり，重積傾向があった．生後8か月時の睡眠中の全身けいれんの発作時脳波（図5），ミオクロニー発作（図6）を示す．

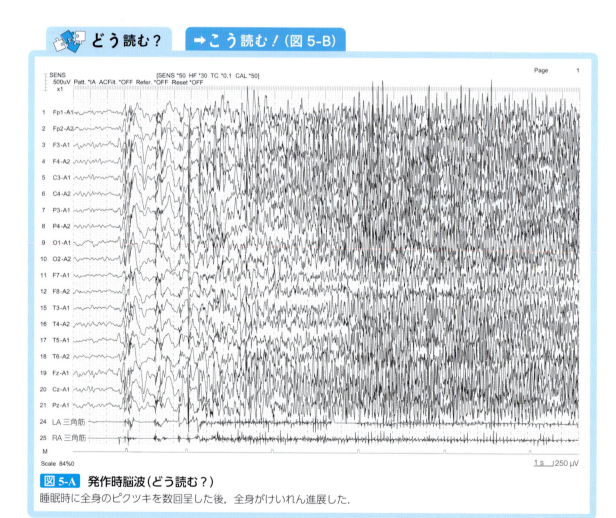

図 5-A 発作時脳波（どう読む？）
睡眠時に全身のピクツキを数回呈した後，全身がけいれん進展した．

第2部 各論

Dravet症候群（DS）

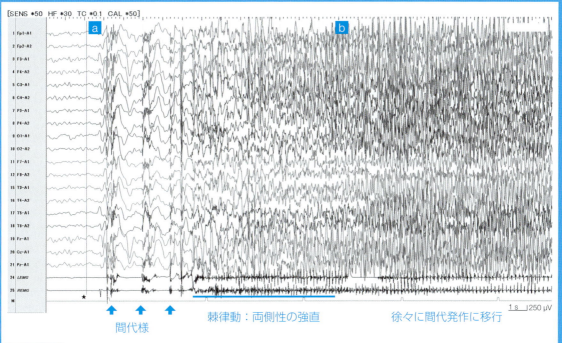

図 5-B ① 発作時脳波（こう読む！）
全般性棘徐波（a）に一致して数回四肢を間代様にビクンとさせた後，四肢が強直する．脳波は棘律動（b）から棘徐波複合（図 5-B ②～③ c）へ移行して，間代発作となり終焉する（図 5-B ④ d）．
図 5-B ②～③ c ～④ d の間は 20 秒前後省略した．

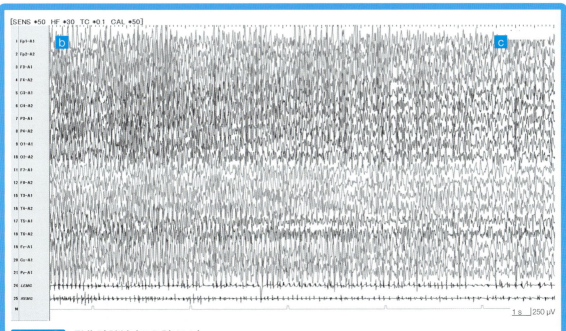

図 5-B ② 発作時脳波（こう読む！）
全般性の棘徐波（b）から徐々に棘徐波複合（c）に変化し，強直発作から間代発作に移行した．

C 発達性てんかん性脳症または進行性神経学的退行を伴う症候群　①新生児・乳児期発病

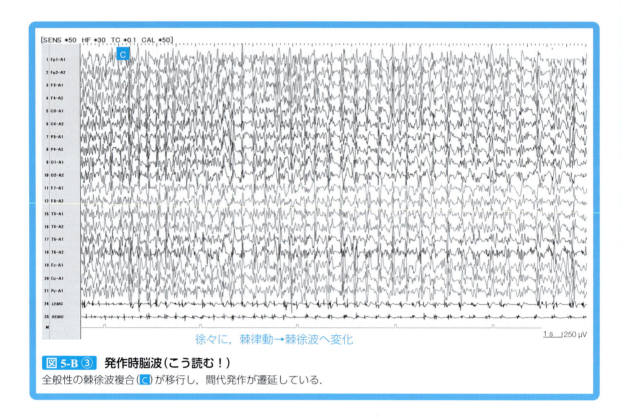

徐々に，棘律動→棘徐波へ変化

図 5-B ③　**発作時脳波（こう読む！）**
全般性の棘徐波複合（c）が移行し，間代発作が遷延している．

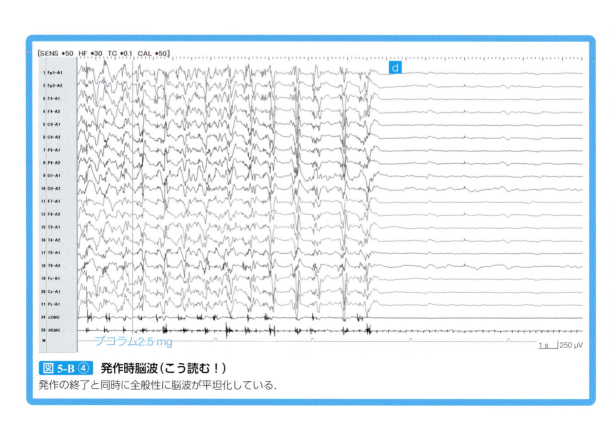

ブコラム2.5 mg

図 5-B ④　**発作時脳波（こう読む！）**
発作の終了と同時に全般性に脳波が平坦化している．

どう読む？　→こう読む！（図 6-B）

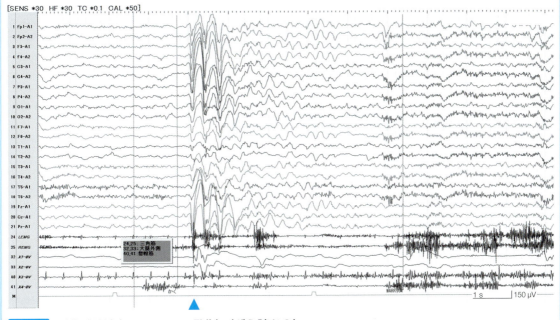

図 6-A 発作時脳波（ミオクロニー発作）（どう読む？）
図 5 と同日のミオクロニー発作．▲のところでミオクロニーがみられた．
Ch24, 25：三角筋，Ch32, 33：大腿外側 Ch40, 41：僧帽筋

こう読む！

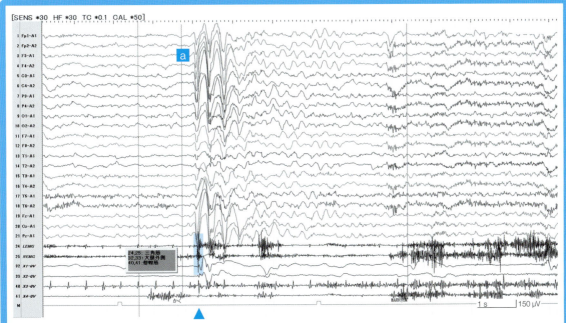

図 6-B 発作時脳波（ミオクロニー発作）（こう読む！）
全般性棘徐波複合（ⓐ）に一致して両側の三角筋に筋収縮がみられる．わずかに右側が先行し患者は右側に姿勢を崩した．

>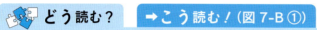
> 発作時脳波の特徴
>
> けいれん性発作では全般性棘徐波からはじまり棘律動，棘徐波に移行することが多い．発作時脳波，発作症状に左右差を認めることも多いが，発作により左右交代することが少なくない．ミオクロニー発作や非定型欠神発作では不規則な全般性（多）棘徐波群発が対応する．

4歳11か月，男児．睡眠中の左半身優位のけいれん性発作の発作時脳波を示す（図7）．

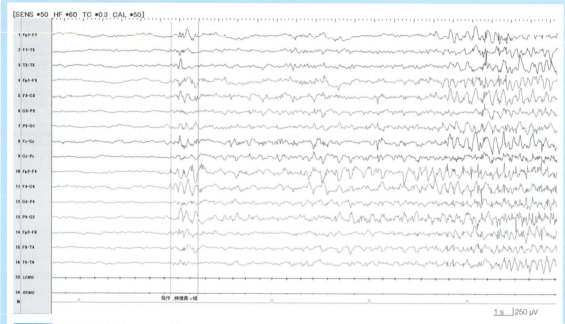

図 7-A 発作時脳波（けいれん性発作）（どう読む？）
左半身優位のけいれん発作の起始部の脳波を示す．
まだけいれんは始まっていない．

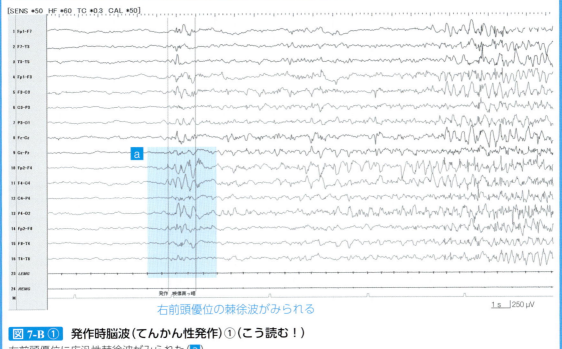

右前頭優位の棘徐波がみられる

図 7-B ①　発作時脳波（てんかん性発作）①（こう読む！）
右前頭優位に広汎性棘徐波がみられた（a）．

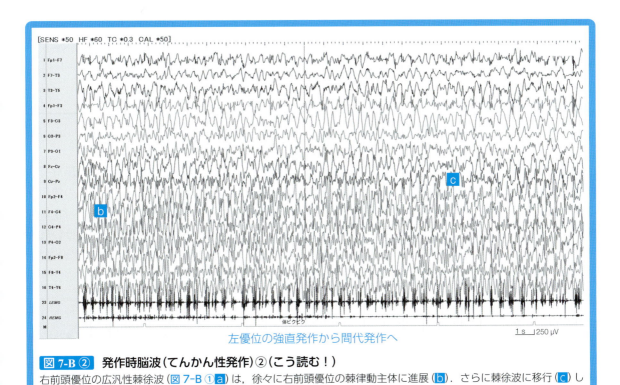

左優位の強直発作から間代発作へ

図 7-B ②　発作時脳波（てんかん性発作）②（こう読む！）
右前頭優位の広汎性棘徐波（図 7-B ① a）は，徐々に右前頭優位の棘律動主体に進展し（b）．さらに棘徐波に移行（c）した．それに伴い左優位の強直発作から間代発作に進展した．

C 発達性てんかん性脳症または進行性神経学的退行を伴う症候群　①新生児・乳児期発病

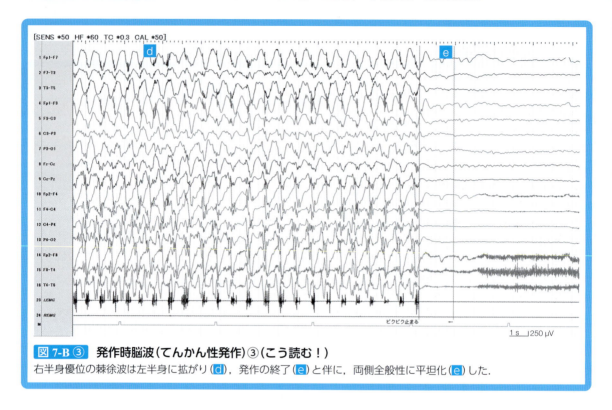

図 7-B ③　発作時脳波（てんかん性発作）③（こう読む！）
右半身優位の棘徐波は左半身に拡がり(d)，発作の終了(e)と伴に，両側全般性に平坦化(e)した．

4　脳波と鑑別診断

複雑型熱性けいれんや素因性熱性けいれんプラススペクトラム，焦点てんかん，Lennox-Gastaut症候群，PCDH19群発てんかんをはじめとする，乳幼児期に発熱誘発性発作を起こしうる疾患を鑑別する．

5　脳波の診断的意義

発病期には脳波異常に乏しいことが多い．Dravet症候群はCBZ，PHT，LTGなど小児の焦点てんかんに対してもよく使用される抗てんかん発作薬で発作が悪化することがあり，これらの薬の使用をさけるためにも，早期にDravet症候群を疑うことが重要である．最近では，発達正常の2〜15か月児に，ワクチンや発熱に関連して，その他の明らかな原因が特定できない，5分以上の半身けいれんやけいれん重積がみられた場合にはDravet症候群関連の遺伝子検査を行うことが推奨されている[4]．

● 文献

1) Zuberi SM, et al.：ILAE classification and definition of epilepsy syndromes with onset in neonates and infants：Position statement by the ILAE Task Force on Nosology and Definition. Epilepsia 2022；63：1349-1397.
2) Dravet C, et al.：Dravet症候群（乳児重症ミオクロニーてんかん）．Bureau M, et al（編）．井上有史（監訳）：てんかん症候群-乳幼児・小児・青年期のてんかん学，第6版．中山書店，2021：155-188.
3) Takahashi Y, et al.：Photosensitive epilepsies and pathophysiologic mechanism of the photoparoxysmal response. Neurology 1999；53：926-932.
4) Wirrell EC, et al.：International consensus on diagnosis and management of Dravet syndrome. Epilepsia 2022；63：1761-1777.

（水谷聡志）

第2部　各　論

C　発達性てんかん性脳症または進行性神経学的退行を伴う症候群
①新生児・乳児期発病

KCNQ2─発達性てんかん性脳症（*KCNQ2*-DEE）

1　臨床特徴のまとめ

» **病因**：*KCNQ2* 遺伝子変異により Kv 7.2/Kv 7.3 チャネルが障害され，神経細胞が過剰に興奮しやすくなることによる.
» **好発年齢**：3 か月未満，多くは生後数日以内に発症する[1]．生後 1 日で 55%，生後 10 以内で 85% 発症する[2].
» **発病発作型**：発症時の発作は焦点起始強直発作が最も頻繁にみられるが，焦点起始間代発作やミオクロニー発作など他の発作型がみられることがある．また，自律神経症状，無呼吸，嗜泣が著明なことがある．てんかん性スパズムも 1 か月以内に 36% でみられる[2].
» **画像**：新生児期に基底核や視床に MRI 信号の異常がみられることがある[1].
» **臨床経過**：てんかん発作はしばしば寛解し，半数以上で生後数か月〜数年の間に起こらなくなる[1].
» **発作予後**：ナトリウムチャネル阻害を機序とする抗てんかん発作薬に部分的または完全に反応することがある[1]．国外ではエゾガビンの有効例が報告されている[3].
» **精神運動発達遅滞**：中等度〜最重度の障害がほとんどの症例で認められる[1].

2　発作間欠期脳波

　周産期障害なし．出生時仮死なし．日齢 2 から上肢を硬直させチアノーゼを認める症状が 1 時間に 5 回前後の頻度で出現した．1 回の発作時続時間は 90 秒程度であった．下肢のミオクローヌスも認めた．レベチラセタム（LEV）とフェノバルビタール（PB）を開始した．精査を行ったがてんかんの原因となる所見は認めなかった．LEV と PB で一旦発作は抑制された．生後 2 か月に精査目的で当院入院．入院時（生後 2 か月）の睡眠時発作間欠期脳波を示す（図 1）.

> **脳波の特徴**
> 　60% 以上の症例で脳波はバーストサプレッションパターンを示し，時に非対称な場合がある．その他，棘波，鋭波，半球性の活動抑制などの多焦点性異常がみられることがある.

C 発達性てんかん性脳症または進行性神経学的退行を伴う症候群　①新生児・乳児期発病

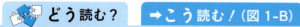

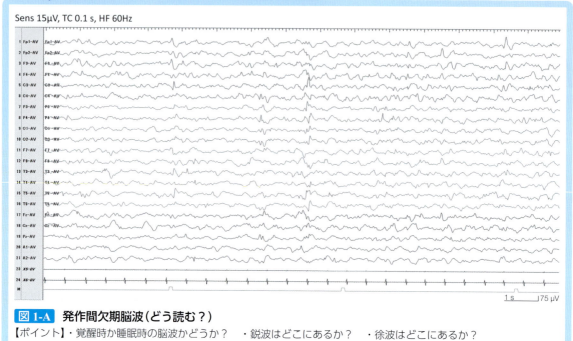

図 1-A　発作間欠期脳波（どう読む？）
【ポイント】・覚醒時か睡眠時の脳波かどうか？　・鋭波はどこにあるか？　・徐波はどこにあるか？

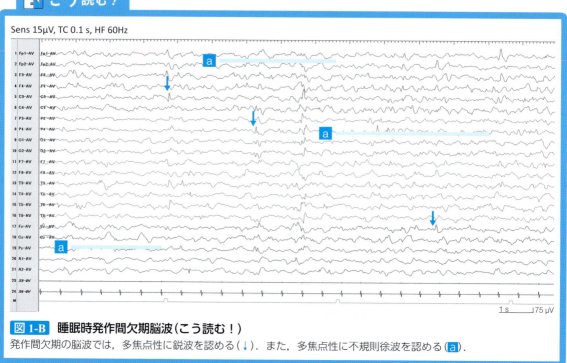

図 1-B　睡眠時発作間欠期脳波（こう読む！）
発作間欠期の脳波では，多焦点性に鋭波を認める（↓）．また，多焦点性に不規則徐波を認める（a）．

> **Pitfall** ⚠ ▶ 発作間欠期脳波は短期間で変化する？
>
> 　*KCNQ2*―発達性てんかん性脳症（KCNQ2―developmental and epileptic encephalopathy：KCNQ2-DEE）の発作間欠期脳波では，バーストサプレッションパターンが多いとされているが，バーストサプレッションパターンを示さないことも意外と多い．バーストサプレッションパターンは生後 1 週間以内では 23 例中 11 例で認めるが，生後 3 週以降では 21 例中 1 例との報告もある[3]．

3　発作時脳波

　日齢 1 日に右上を向くような 10 秒の症状あり．日齢 10 に両上肢を伸展強直する発作が出現．生後 4 か月に精査加療目的で入院．入眠から覚醒した時の FIAS を示す（図 2）．患者は一点凝視し，両上肢を軽度屈曲し両下肢を伸展し強直する．左側の方がやや強い．15 秒程度で発作は終了した．

> 🧠 **脳波の特徴**
>
> 　強直発作の発作時脳波に関する報告は少ないが，全般性や局在性の低振幅化から始まる報告がある．本症例では明らかな低振幅化は認めなかった．

> 新生児・乳児期発症のてんかん症例別にはナトリウムチャネル阻害を機序とする抗てんかん発作薬が有効な症例があります．
> 逆に，発作を悪化させるものもあるため，注意して扱いましょう．

C 発達性てんかん性脳症または進行性神経学的退行を伴う症候群　①新生児・乳児期発病

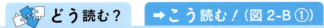

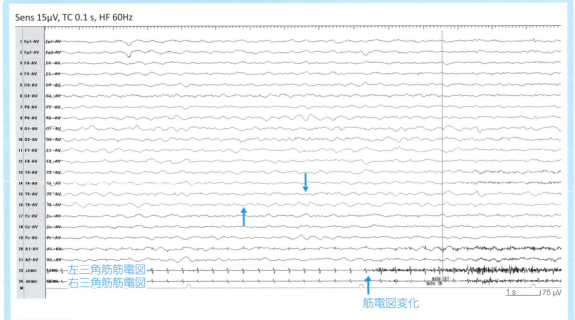

図 2-A ①　発作時脳波①（どう読む？）
【ポイント】律動波をもった脳波はどこからはじまるか？　律動波をもった脳波はどのように拡がるか？　発作後はどのような脳波になるか？
筋電図の変化と脳電図の変化の打点を確認する．

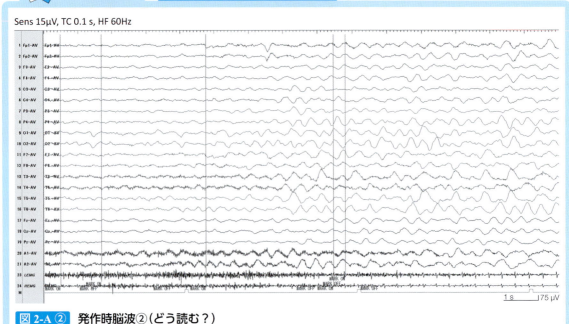

図 2-A ②　発作時脳波②（どう読む？）
図 2-A ①から続く発作時脳波．

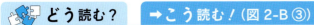
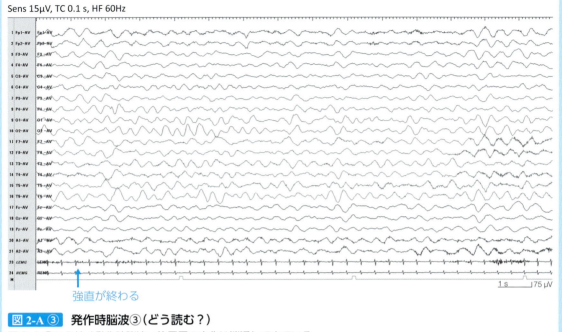

図 2-A ③　発作時脳波③（どう読む？）
図 2-A ②から続く発作時脳波．筋電図の変化は消退してきている．

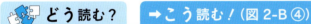
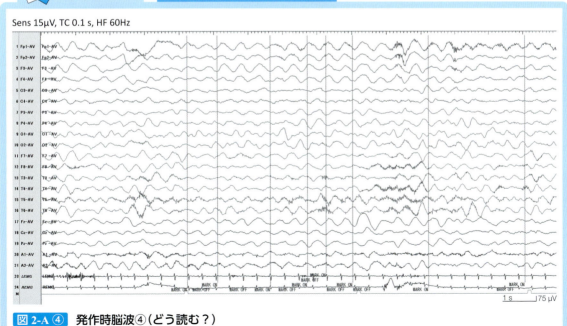

図 2-A ④　発作時脳波④（どう読む？）
図 2-A ③から続く発作時脳波．

c 発達性てんかん性脳症または進行性神経学的退行を伴う症候群　①新生児・乳児期発病

こう読む！

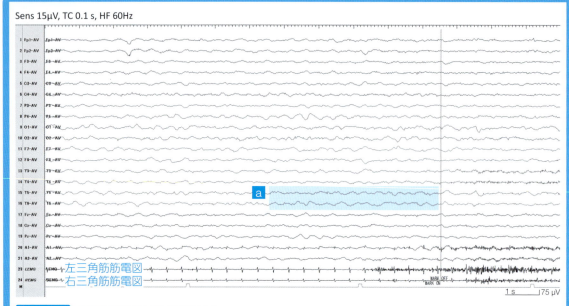

図 2-B ①　発作時脳波①（こう読む！）
左三角筋が先向して両側の表面筋電図が変化する 3 秒ほど前から右側頭後部，続いて左側頭後部にやや不規則な 2.5～3.0 Hz の低振幅な徐波律動が出現する（a）．

こう読む！

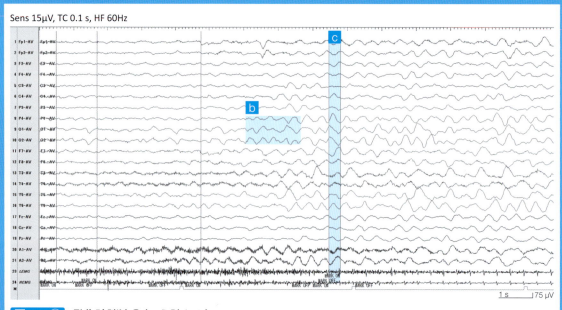

図 2-B ②　発作時脳波②（こう読む！）
両側後頭部，両側側頭部に δ～θ 帯域の律動波が拡がり（b），最終的には両側広汎性となる（c）．

🧩 こう読む！

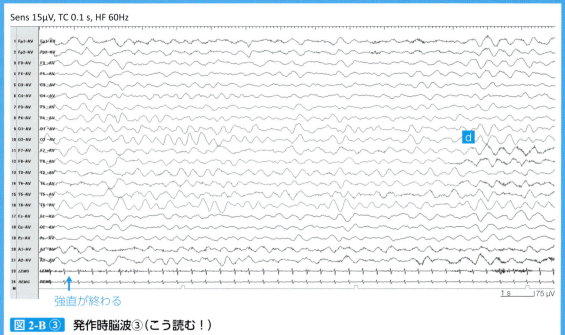

図 2-B ③ 発作時脳波③（こう読む！）
両側広汎性にみられた律動性徐波が徐々に後部〜側頭部に収れんした（d）．

🧩 こう読む！

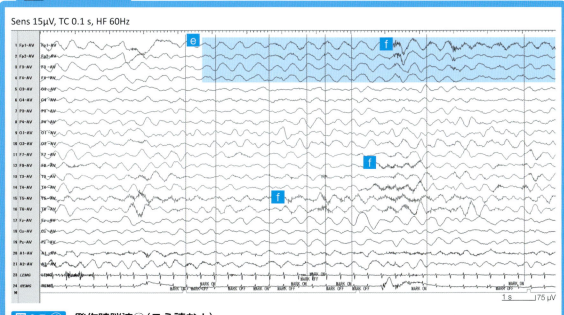

図 2-B ④ 発作時脳波④（こう読む！）
発作後，両側前頭極部に 1.5〜2 Hz の徐波律動が出現した（e）．体動による不規則なアーチファクトがみられた（f）．

C　発達性てんかん性脳症または進行性神経学的退行を伴う症候群　①新生児・乳児期発病

4　脳波と鑑別疾患

　乳児期早期よりバーストサプレッションパターン，びまん性徐波化，多焦点性放電を認める早期乳児発達性てんかん性脳症には様々な原因疾患が含まれる．*SCN2A*-DEE，*CDKL5*-DEE，*STXBP1*-DEE などは新生児期に発症することもあり，MRI で器質的変化による原因を除外できれば，早期に遺伝学的検査を行うことが推奨される．

5　脳波の診断的意義

　臨床発作症状，発作間欠期脳波と発作時脳波のみでは *KCNQ2*-DEE の診断はできないが，早期に疑い遺伝学的検査で確定診断を行うことにより，発作に有効な可能性のあるナトリウムチャネル阻害を機序とする抗てんかん発作薬などの使用につながる．

● 文献

1）Zuberi SM：ILAE classification and definition of epilepsy syndromes with onset in neonates and infants：Position statement by the ILAE Task Force on Nosology and Definitions. Epilepsia 2022；63：1349-1397.

2）Cossu A, et al.：Clinical characteristics of 80 subjects with KCNQ2-related encephalopathy：Result from a family-driven survey. Epilepsy & Behavior 2023；142：109153.

3）Millichap JJ, et al.：KCNQ2 encephalopathy：Features, mutational hot spots, and ezogabine treatment of 11 patients. Neurol Genet 2016；22：e96.

（大松泰生）

第2部　各　論

C   発達性てんかん性脳症または進行性神経学的退行を伴う症候群 ①新生児・乳児期発病

ピリドキシン/ピリドキサールリン酸依存性発達性てんかん性脳症（PD/P5PD-DEE）

1　臨床徴候のまとめ

» **病因**：リジン分解経路内やビタミンB_6代謝経路内の遺伝学的異常によるαアミノ酪酸（GABA）の不足．

» **好発年齢**：新生児期から生後1か月までに発症し，典型例では生後数時間からてんかん性脳症様の症状を来たす．まれに発症時3歳超えの遅発型が存在する．

» **発病発作型**：多焦点性発作を含む焦点起始発作，全般強直発作，全般間代発作，てんかん性スパズムなど多様な発作型を示す．

» **画像**：半数以上でMRI異常を認める．重篤な脳症患者における白質浮腫の他，脳室内出血，脳室拡大，脳梁低形成等の所見がみられることもある．

» **臨床経過**：発作は高頻度かつ抗てんかん発作薬に抵抗性で，ピリドキシンまたはピリドキサールリン酸補充に速やかに反応する．

» **発作予後**：ピリドキシンまたはピリドキサールリン酸を生涯補充することにより，発作は顕著に減少または停止する．発作再発は，発熱時や怠薬時に起こる可能性がある．

» **精神運動発達予後**：大多数の患者は軽度から重度まで様々な程度の知的障害を有するが，早期診断，治療により正常発達となる可能性もある．

2　発作間欠期脳波

　生後2か月，四肢に力が入るような発作が出現し，PB，CZPを開始．生後4か月，脳波で発作間欠期には多焦点性棘波を認めた．CBZを追加したが効果なく，ピリドキシンを開始したところ，発作は抑制された．入院時の睡眠時発作間欠期脳波を示す（図1）．

脳波の特徴

治療前の重度の発達性てんかん性脳症を呈する新生児の脳波は，バーストサプレッションパターンを示すことがある．また，徐波主体の背景活動に，焦点性または多焦点性放電がみられることもある．まれであるがヒプスアリスミアを示すことも報告されている．2023年のSystematic Reviewでは，バーストサプレッションパターンを示す症例が最も多く，ヒプスアリスミアも497例中31例にみられたと報告している[1]．それらのてんかん性脳波異常は，ピリドキシン投与後はびまん性に抑制され，正常背景律動を示すようになる．

Pitfall

出生時，けいれんの他，新生児仮死，易刺激性，嘔吐，検査ではアシドーシスを示すことがあり，新生児低酸素性虚血性脳症と診断されることがある[2]．けいれんが標準的な抗てんかん発作薬に抵抗性の場合は，本疾患を疑う必要がある．治療開始の遅れが発達予後に影響する可能性があり，早期の適切な治療開始が重要である．

どう読む？ → こう読む！（図1-B）

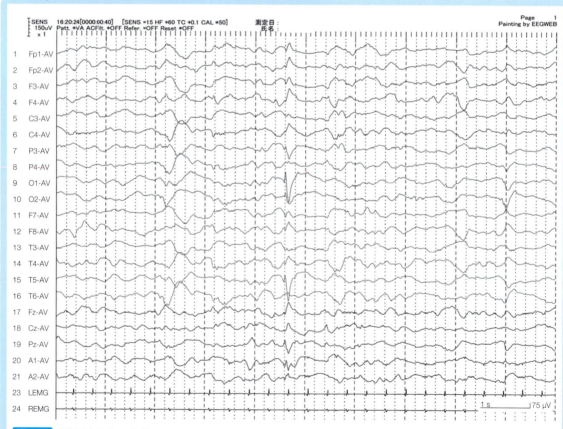

図1-A 睡眠時発作間欠期脳波（どう読む？）
【ポイント】生後2か月の児の脳波として基礎波はどうか，てんかん性発射はみられるかを判断する．

こう読む！

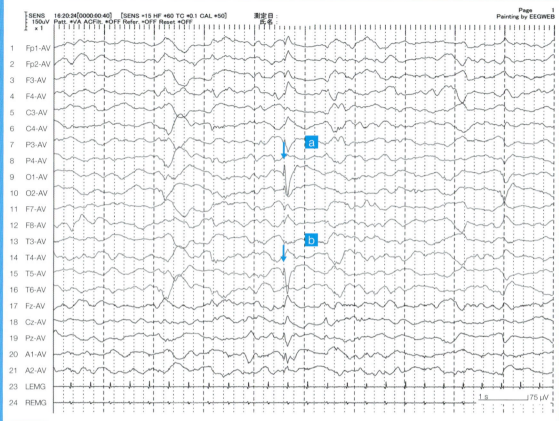

図 1-B 睡眠時発作間欠期脳波（こう読む！）
発作間欠期脳波では徐波が主体の背景活動の中に O1，T5 に焦点性に棘波（a，b）がみられる．その他，F4，C3，T4，O2 と多焦点性に棘波が散在していた．

脳波の特徴

PD/P5PD-DEE の多くは新生児期から発症する．新生児の正常脳波パターンとして，交代性脳波（trace alternent）があり，生後 1 か月ごろまでの静睡眠期には，鋭波や連波が混合する高振幅徐波の群発と，比較的低電位の期間とが交互して現れる．この年代の脳波は左右差があると誤解されることがあり，注意を要する．このような新生児の正常脳波と比較しながら脳波を読むと異常がわかりやすい．

C 発達性てんかん性脳症または進行性神経学的退行を伴う症候群　①新生児・乳児期発病

3 発作時脳波

　当院へ入院後にみられた焦点起始発作を示す．患者は表情が固まり，眼球右偏位を呈した．数分持続し，数十秒のインターバルを挟んで発作は3回繰り返した．1回目は，四肢はわずかに動く程度であったが，2回目，3回目に右上肢優位の四肢強直が強くみられた．1回目の発作を示す（図2，3）．

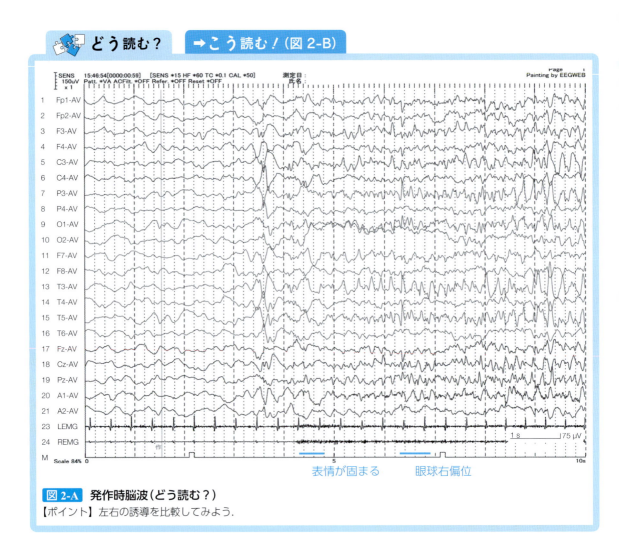

図 2-A　発作時脳波（どう読む？）
【ポイント】左右の誘導を比較してみよう．

こう読む！

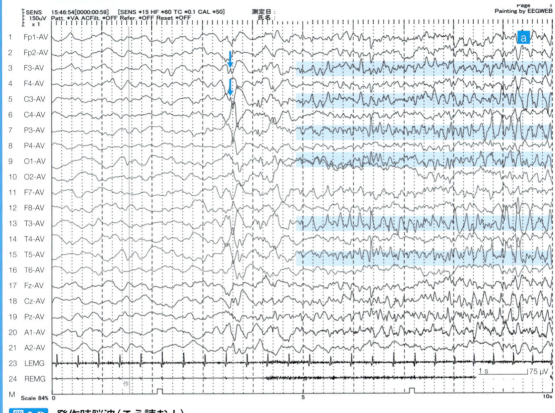

図 2-B 発作時脳波（こう読む！）

F3, C3 に small spike（↓）が先行し，その後左側頭部，中心部，頭頂部主体に左半球広汎性に広がる θ 帯域の律動波が出現（a）．徐々に周波数を減じながら 3 分半程続いた．

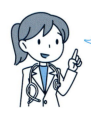

新生児期はさまざまな発作パターンを呈し，さらに臨床症状がわかりづらいことがあります．aEEG 等を用いて積極的に発作時脳波の捕捉を目指しましょう．

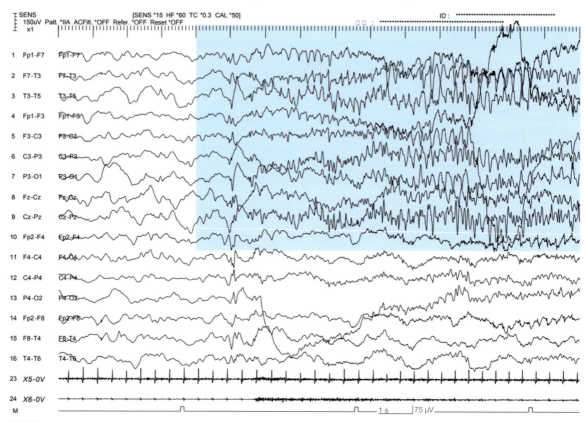

図3 発作時脳波（縦連結双極導出）
図2の発作時脳波を縦連結双極導出にしたものを示す．左半球性に広がる律動波がより明瞭になる（　　）．

4 脳波と鑑別疾患

特にバーストサプレッションパターンを示す場合は，早期乳児発達性てんかん脳症などと鑑別が必要である．まれであるがヒプスアリスミアを示すこともあり，乳児てんかん性スパズム症候群との鑑別も要する症例が存在する．

5 脳波の診断的意義

臨床発作症状，発作間欠期脳波と発作時脳波のみではピリドキシン／ピリドキサールリン酸依存性てんかん (pyridoxine-dependent/pyridoxal-5'-phosphate-dependent developmental epileptic encephalopathy：PD/P5PD-DEE) の診断はできないが，薬剤抵抗性の難治てんかんを示すすべての新生児・乳児にピリドキシン／ピリドキサールリン酸の投与を検討する必要がある．

●文献

1) Mastrangelo M, et al.：Epilepsy Phenotype of Vitamin B6-Dependent Diseases：An Update Systematic Review. Children 2023；10：553.

2) Zuberi SM, et al.：ILAE classification and definition of epilepsy syndromes with onset in neonates and infants：Position statement by the ILAE Task Force on Nosology and Definitions. Epilepsia 2022；63：1349-1397.

（矢部友奈，高橋幸利，秋山倫之）

第2部 各論

C 発達性てんかん性脳症または進行性神経学的退行を伴う症候群 ①新生児・乳児期発病

CDKL5—発達性てんかん性脳症（CDKL5-DEE）

1 臨床特徴のまとめ

- **病因**：*cyclin dependent kinase like 5*（*CDKL5*）遺伝子の異常[1]．
- **好発年齢**：発作は乳児期早期（多くは生後3か月より前）に発症，4：1で女児が多い[1]．
- **発病発作型**：顔面紅潮を伴う短い強直発作が多く，てんかん性スパズムなどもある[1]．
- **画像**：頭部 MRI で軽度から重度の大脳萎縮を認める[2]．
- **臨床経過**：びまん性筋緊張低下，皮質性視覚障害，重度知的障害が併存する[1]．
- **発作予後**：日単位のてんかん発作が持続する[1]．
- **精神運動発達予後**：独歩や単語が話せるようになるのは，症例の4分の1に満たない[1]．

2 発作間欠期脳波

症例：生後5か月男児．正期産，無痛分娩で仮死なく出生．生後3週間から5秒ほど両手をピクンピクンとさせることが2，3回/日出現し，徐々に回数と持続時間が増した．

入院時の覚醒時発作間欠期脳波を示す（図1）．

> **Pitfall**
> 発症初期の Stage 1 では典型的な突発波がないことが多いので，発作間欠期だけでなく，発作時脳波をとることが診断につながる．

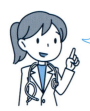

発作発症時から発達遅滞が懸念され，時間と共に著明になります．男児の方が女児と比べ，発作頻度も多く，発達遅滞も重篤です[1,2]．

どう読む？ →こう読む！（図1-B）

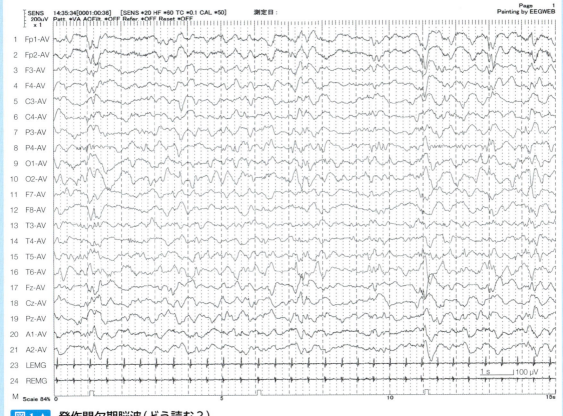

図1-A 発作間欠期脳波（どう読む？）
【ポイント】生後5か月児の脳波として問題はないか．てんかん性発作はみとめられるか．

脳波の特徴

CDKL5―発達性てんかん脳症（CDKL5-DEE）では，発作は順に3つの段階を経るといわれ，脳波所見も stage 1（発病初期）では発作間欠期脳波は正常なこともあるが，stage 2（強直発作と乳児スパズムを伴うてんかん性脳症）では棘波や多棘波を伴う両側性または全般性の徐波を示すようになる．この時期にはバーストサプレッションパターンもまれにみられる．Stage 3（強直発作，ミオクロニー，欠神発作，多焦点性発作を伴う晩期の多焦点性およびミオクロニーてんかんの時期）ではびまん性の高振幅δ波を認め，中心，側頭，側頭後頭領域で最大となる棘波，多棘波，棘徐波複合のバーストサプレッションパターンを示すことが多い[1]．

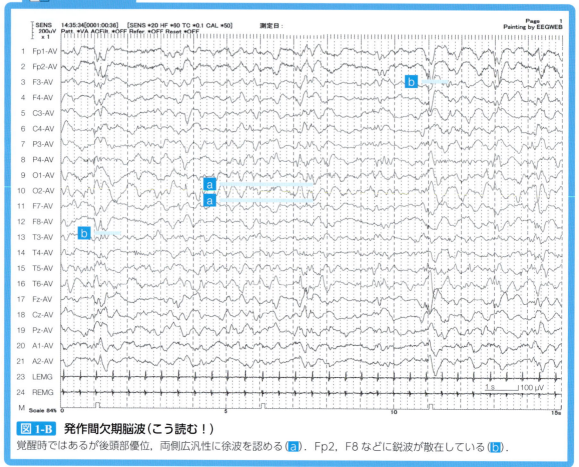

図1-B 発作間欠期脳波（こう読む！）
覚醒時ではあるが後頭部優位，両側広汎性に徐波を認める（a）．Fp2，F8などに鋭波が散在している（b）．

　発作間欠期脳波は初期は正常なこともあるが，生後4か月以降に発作間欠期てんかん様発射を伴わない正常な背景脳波活動である場合はCDKL5-DEEは否定的である．

3 発作時脳波

　睡眠中，わずかにグルンと眼球が動いて開眼した後に，顔面が紅潮しながら両上肢が強直し，眼球がグルングルンと動く10秒程度の発作を認めた．その後てんかん性スパズムが1分程度続いた（図2）．

どう読む？ ➡こう読む！(図2-B)

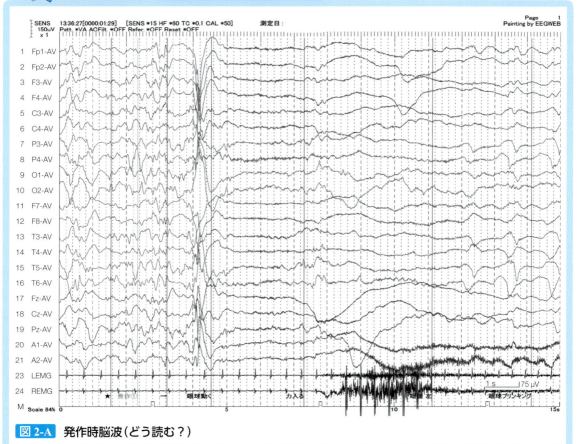

図2-A 発作時脳波（どう読む？）

CDKL5-発達性てんかん性脳症（CDKL5-DEE）

特徴的な発作は，運動亢進（発声や眼球の動きなど）－強直－スパズムと連続する発作[1]．今回のように自律神経症状（顔面紅潮）を伴うのも特徴．

C 発達性てんかん性脳症または進行性神経学的退行を伴う症候群　①新生児・乳児期発病

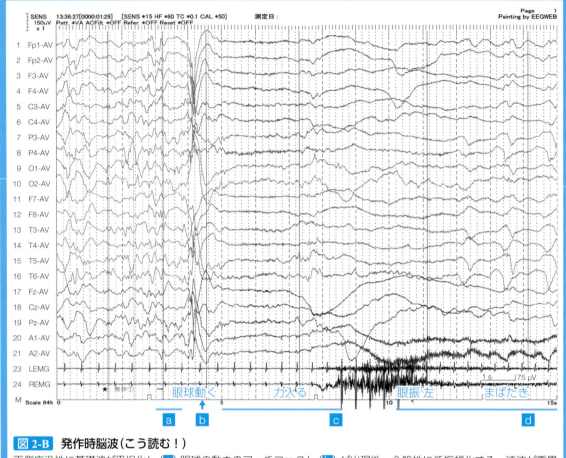

図 2-B　発作時脳波（こう読む！）
両側広汎性に基礎波が平坦化し（a）眼球の動きのアーチファクト（b）が出現後，全般性に低振幅化する．速波が重畳して（c）徐々に徐波が振幅を増しながら両側側頭部，頭頂部などに出現する（d）．

発作時脳波の特徴
全般性に低振幅化し，それに続いて前頭部または中心頭部領域において速波が重畳し，徐々に徐波となり脳波が回復していく[1]．

Pitfall
眼球の動きによるアーチファクトがあるため，その直前にある基礎波の平坦化などの発作時変化を見過ごすことがある．

4　脳波と鑑別疾患

　発症早期には典型的な突発波がないこともあり，自然終息性（家族性）新生児てんかん・自然終息性（家族性）乳児てんかんなども鑑別に挙がるため，発作時脳波や発作間欠期の脳波異常が出現するまでは，保護者に過度の心配をさせないように慎重に説明をする必要がある．また，他の発達性てんかん性脳症を来たすてんかんとは，発作型の経過や臨床症状の特徴などから鑑別できることもあるが，脳波所見だけでは鑑別は難しい．

5　脳波の診断的意義

　てんかん診断として，発作時脳波が記録できれば早期診断につながる可能性があること，また発作間欠期脳波でも，びまん性の徐波やバーストサプレッションパターンなどがあれば発達性てんかん性脳症の診断を強く示唆するためとなるため，遺伝子検査などを早期に検討できる．ただし，どの遺伝子異常かは脳波だけでは診断できない．

●文献

1) Zuberi SM, et al.：ILAE classification and definition of epilepsy syndromes with onset in neonates and infants. Position statement by the ILAE Task Force on Nosology and Definitions. Epilepsia 2022；63：1349-1397.
2) Kobayashi Y, et al.：Clinical manifestations and epilepsy treatment in Japanese patients with pathogenic CDKL5 variants. Brain & Development 2021；43：505-514.

（森岡景子，髙橋幸利）

第2部　各　論

C 発達性てんかん性脳症または進行性神経学的退行を伴う症候群
①新生児・乳児期発病

PCDH19 群発てんかん

1　臨床特徴まとめ

» **病因**：X 染色体長腕 Xq22.1 に存在する protocadherin19（*PCDH19*）遺伝子の異常による．女性のみが発症し，保因男性は基本的に無症状である[1]．

» **好発年齢**：乳児期から幼児期早期に発症する．

» **発作の特徴**：1 回の発作持続時間は数 10 秒程度で短いが時間単位で群発することを特徴とする．無熱性もあるが，しばしば発熱や感染を契機に発作群発を繰り返す．各群発は日から週単位持続する．発作は月単位で反復することが多いが，無発作期間が数か月続くこともある．発作型は焦点発作が主体で時に全身けいれんに進展する．重積発作はまれである．

» **画像**：非特異的な脳萎縮を認める事があるが，多くは正常である．

» **臨床経過と発作予後**：基本的に薬剤抵抗性で有効な治療法は確立していない．コルチコステロイドが発作群発抑制に有効であった症例が報告されている[2]．症例ごとに重症度の差が大きい．発作頻度は年齢とともに減少する傾向があり，少なくとも 4 分の 1 の症例が 10 歳台で寛解する[3]．

» **精神運動発達予後**：しばしば発症後に知的障害が進行する．自閉や多動傾向を伴う例も多い．

2　発作間欠期脳波

　生後 10 か月時に有熱時けいれん群発で発症した．けいれんは 1 分程度持続し 1 時間に 1 回出現し数日間持続した．以降 1 年に数回の有熱時のけいれん群発をくり返した．9 歳のけいれん群発時に入院した際の睡眠時発作間欠期脳波を示す（図 1）．

どう読む？ ➡ こう読む！（図1-B）

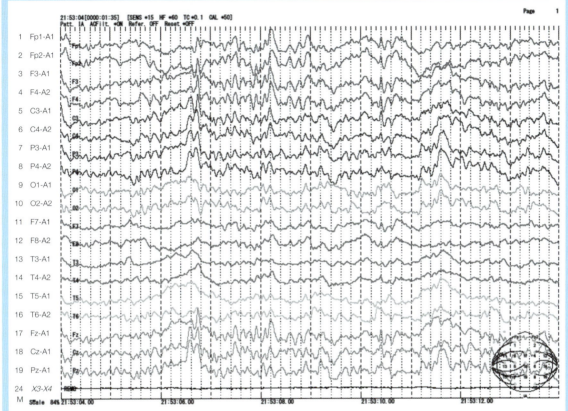

図1-A 発作間欠期脳波（どう読む？）
【ポイント】発作間欠期脳波異常は背景活動の徐波が主体で発作間欠期てんかん性異常波の出現は稀である．

臨床経過から積極的に本症を疑い診断に結び付けることは臨床上重要です．診断後は両親が保因者である可能性があるため適切な遺伝カウンセリングを実施することも重要です．

C 発達性てんかん性脳症または進行性神経学的退行を伴う症候群　①新生児・乳児期発病

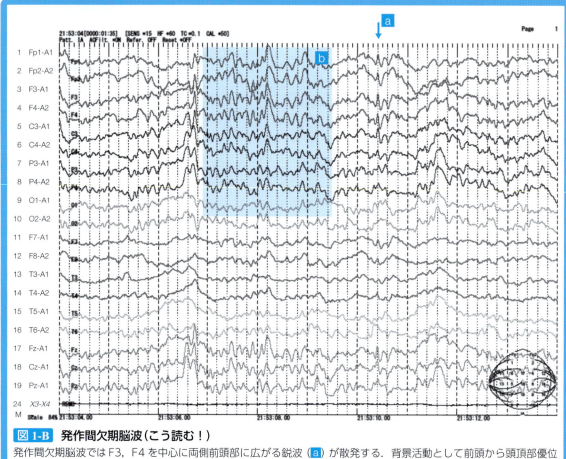

図1-B　発作間欠期脳波（こう読む！）
発作間欠期脳波ではF3, F4を中心に両側前頭部に広がる鋭波（a）が散発する．背景活動として前頭から頭頂部優位で両側広汎性に6〜7 HzのΘ波（b）の持続的な出現を認める．
*PCDH19*群発てんかん症例が発作群発している時期には，発作間欠期てんかん様発射が増加することが多い．

Pitfall

　鋭波と背景活動のΘ波はともにほとんど左右差のない脳波異常であり，遺伝子異常に伴う全般的な脳機能障害を反映しているものと推測される．ただ，前頭部のてんかん性異常波は左右同期して認める事も多いため，*PCDH19*群発てんかんではなく，前頭葉てんかんを示唆する脳波所見と間違われることもある．

3 発作時脳波

　発作群発時に入院した．本症例は睡眠時のみ発作が出現する．発作症状は，体幹，四肢に軽い強直が入ると同時にせき込む様な動作が認められ，その後四肢はやや右側上下肢優位に強直伸展位となる．発作時脳波を示す（図2）．

Pitfall

　池田らは発作時の運動症状が6つの相に分かれることを報告しており発作時ビデオ脳波で発作をとらえその特徴を確認することができれば診断につながる可能性がある[4]．

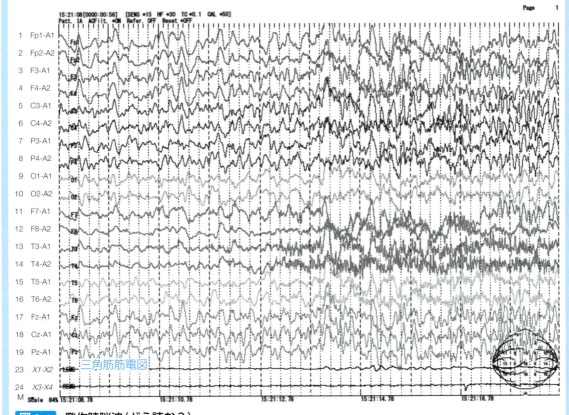

図 2-A　発作時脳波（どう読む？）
【ポイント】発作は焦点起始と考えられても，脳波上での焦点や側方性が不明瞭な場合が少なくない．

こう読む！

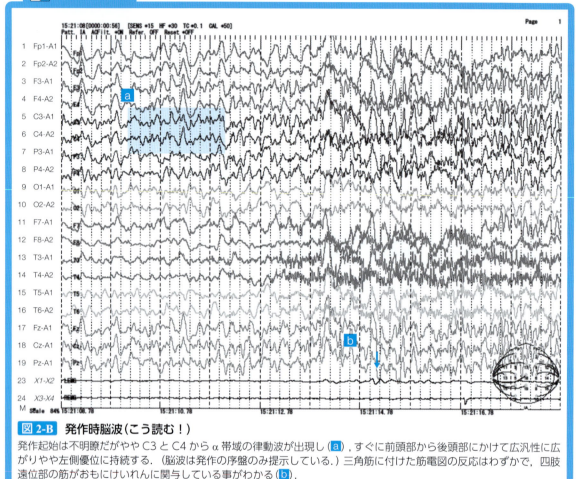

図 2-B 発作時脳波（こう読む！）
発作起始は不明瞭だがやや C3 と C4 から α 帯域の律動波が出現し（a），すぐに前頭部から後頭部にかけて広汎性に広がりやや左側優位に持続する．（脳波は発作の序盤のみ提示している．）三角筋に付けた筋電図の反応はわずかで，四肢遠位部の筋がおもにけいれんに関与している事がわかる（b）．

4 脳波と鑑別疾患

　繰り返す有熱時けいれんを主徴とするため Dravet 症候群が鑑別に上がるが，PCDH19 群発てんかんでは一側性けいれん重積発作や欠神・ミオクロニー発作はまれである．また，発症初期（未診断時）には急性脳炎・脳症との鑑別を要するが，本症では発作間欠期の意識レベルは保たれ，頭部 MRI や一般髄液検査所見の異常も通常は認めない．

5 脳波の診断的意義

　脳波異常は発作間欠期も発作時も非特異的とされ，PCDH19 群発てんかんの診断的意義は乏しい．意識減損のみの焦点発作を呈することもあり，発作時ビデオ脳波がそれらの鑑別に有用である．

●文献

1) Dibbens LM, et al.：X-linked protocadherin 19 mutations cause female-limited epilepsy and cognitive impairment. Nat Genet 2008；40：776-781.

2) Higurashi N, et al.：Immediate suppression of seizure clusters by corticosteroids in PCDH19 female epilepsy. Seizure 2015；27：1-5.

3) Zuberi SM：ILAE classification and definition of epilepsy syndromes with onset in neonates and infants：Position statement by the ILAE Task Force on Nosology and Definitions. Epilepsia 2022；63：1349-1397.

4) Ikeda H, et al.：Characteristic phasic evolution of convulsive seizure in PCDH19-related epilepsy. Epileptic Disord 2016；18：26-33.

（木水友一）

第2部　各　論

C 発達性てんかん性脳症または進行性神経学的退行を伴う症候群 ①新生児・乳児期発病

グルコーストランスポーター 1 欠損症（Glut1DS）

1 臨床特徴のまとめ

» **病因**：グルコーストランスポーター1（GLUT1）を介した脳組織への糖取り込み機能の低下による代謝性疾患である．多数に染色体 1p34.2 に位置する *SLC2A1* 遺伝子のヘテロ接合変異を認める[1~3]．

» **頻度**：過去の報告では 1.1~4.1 人/10 万出生とされている[2,3]．

» **臨床経過**：典型例では乳児期発症のてんかん発作，発達遅滞，異常眼球運動，失調様運動障害，後天性小頭症などがみられる[1,2]．

» **診断**：明確な診断基準はないが，空腹や運動時に症状が悪化し各種検査所見（表1）から総合的に判断する．疑われる症例の *SLC2A1* 遺伝子検査を検討する[1~4]．

» **治療**：抗てんかん発作薬では難治に経過，多くの症例でケトン食療法が有効[1~3]．

表1 Glut1DS の臨床検査の特徴

血糖値	正常
髄液検査	髄液糖 40 mg/dL 以下，髄液糖/血糖比 0.45 以下 髄液乳酸値　正常~低下
脳波	背景脳波の徐波化 食後またはグルコース静注での脳波改善
画像検査	頭部 CT，MRI で大脳萎縮，髄鞘化遅延などの非特異的所見 FDG-PET 検査では，大脳皮質，小脳，視床からの信号減少と線状体での見かけ上の増加という特異的パターンがみられることがある[5]．

〔小児慢性特定疾病情報センター：小児慢性特定疾病─診断の手引き─．診断と治療社 2016．診断の手引きより〕

2 発作間欠期脳波

症例：8か月男児．周産期異常なく，正常発達．生後6か月に2分間の強直間代性発作で発症．入眠中の脳波は異常認めず，自然終息性（家族性）乳児てんかんと考えCBZ開始．その後も月1〜2回の発作あり，毎回哺乳前に発作がみられるとのことでGlut1DSを疑い精査入院．入院での哺乳前後の脳波を示す(図1)．

髄液検査で髄液糖37 mg/dL（血糖105 mg/dL）であり，後日 *SLC2A1* 遺伝子異常確認．

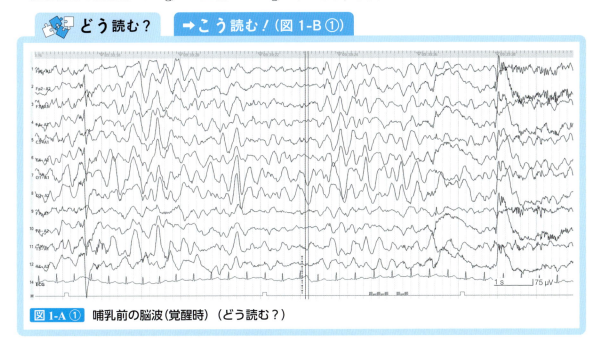

図1-A ① 哺乳前の脳波（覚醒時）（どう読む？）

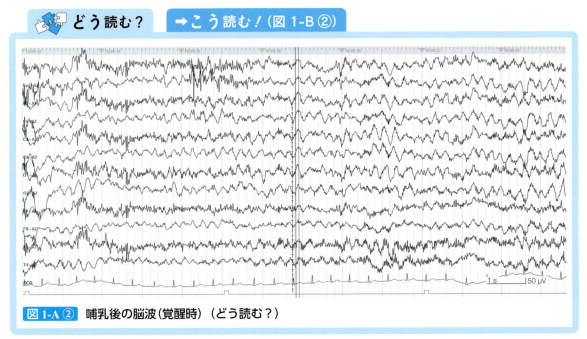

図1-A ② 哺乳後の脳波（覚醒時）（どう読む？）

c 発達性てんかん性脳症または進行性神経学的退行を伴う症候群　①新生児・乳児期発病

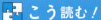 こう読む！

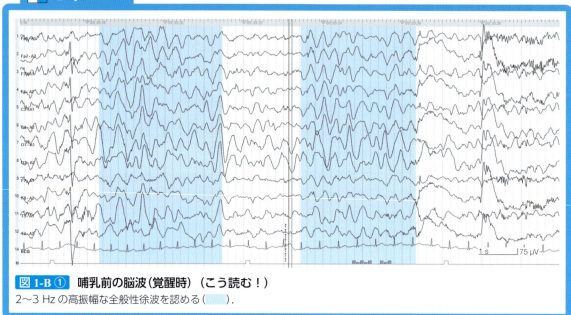

図1-B①　哺乳前の脳波（覚醒時）（こう読む！）
2～3 Hz の高振幅な全般性徐波を認める（　　）．

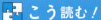 こう読む！

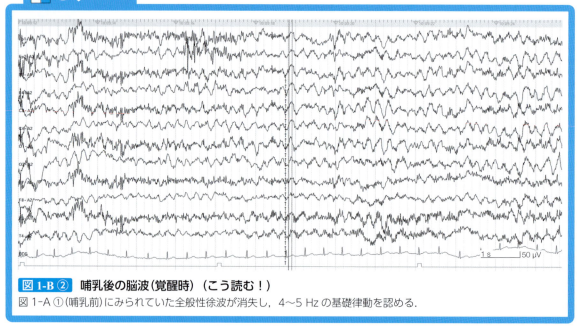

図1-B②　哺乳後の脳波（覚醒時）（こう読む！）
図1-A①（哺乳前）にみられていた全般性徐波が消失し，4～5 Hz の基礎律動を認める．

Pitfall

通常の外来脳波検査では食事との関係までの判断は困難．病歴から疑った場合は食前後での脳波の比較が重要であると考える．

3 発作時脳波（図2）

　2歳半男児．1歳時より発達遅滞のため，通院中．2歳ごろより首を前屈して1～2秒動きが止まるといった症状が起床時に多いとのことで脳波を施行．

　非定型欠神発作と判断し，治療介入．各種抗てんかん発作薬に効果乏しく，徐々に食前に症状目立つようになったため，髄液検査施行．髄液糖 32 mg/dL（血糖値 85 mg/dL）であり，Glut1DSと診断．後日 *SLC2A1* 遺伝子異常を確認．

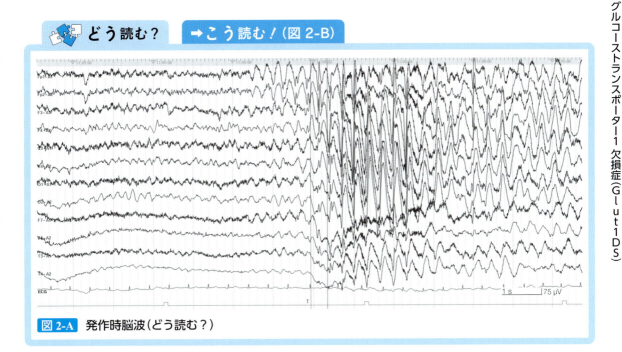

図2-A　発作時脳波（どう読む？）

　Glut1DSでは，乳児は焦点起始発作より全般起始発作のほうが高頻度である．全般発作では，ミオクロニー発作，ミオクロニー脱力発作，全般性強直間代発作，非定型欠伸発作などがよくみられる．4歳までに発症する欠伸発作を有する症例では，本症を鑑別する必要性がとくに高い[5]．

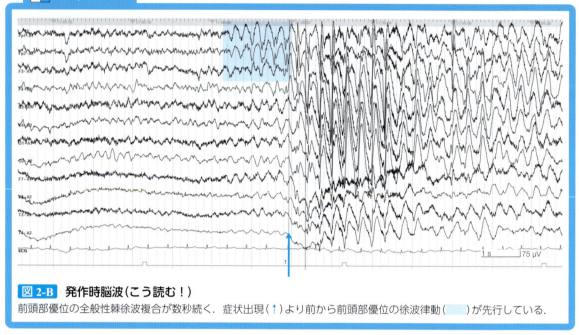

図 2-B 発作時脳波（こう読む！）
前頭部優位の全般性棘徐波複合が数秒続く．症状出現（↑）より前から前頭部優位の徐波律動（■■■）が先行している．

4 脳波と鑑別疾患

　スクリーニングの検査で脳波の異常が出なければ，自然終息性てんかんとの鑑別を要する．低年齢の欠神発作がみられる場合に小児欠神てんかんとの鑑別を要する．ただ，臨床経過から空腹時で症状の悪化がみられることが多く，積極的な問診が鑑別に有用であると考える[4]．また，くり返す低血糖発作（インスリノーマ）などでも食前後での症状，脳波の変化がみられることもあり（図3），低血糖を除外することは必須である．

　5歳女児．夕方に顔色不良，転倒をする頻度が高いため精査．スクリーニング脳波では異常ない（図3-B ②）ものの，食前の脳波で徐波が目立つ（図3-B ①）．血糖測定にて空腹時に 51 mg/dL．精査にて膵頭部のインスリノーマと診断．

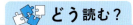 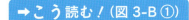

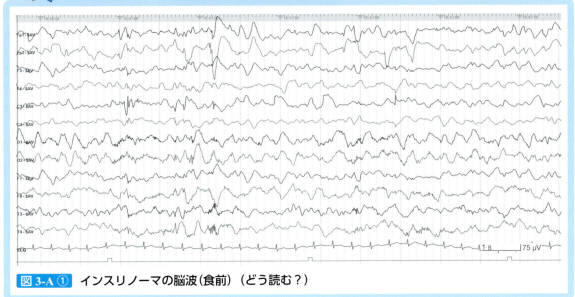

図 3-A ① インスリノーマの脳波（食前）（どう読む？）

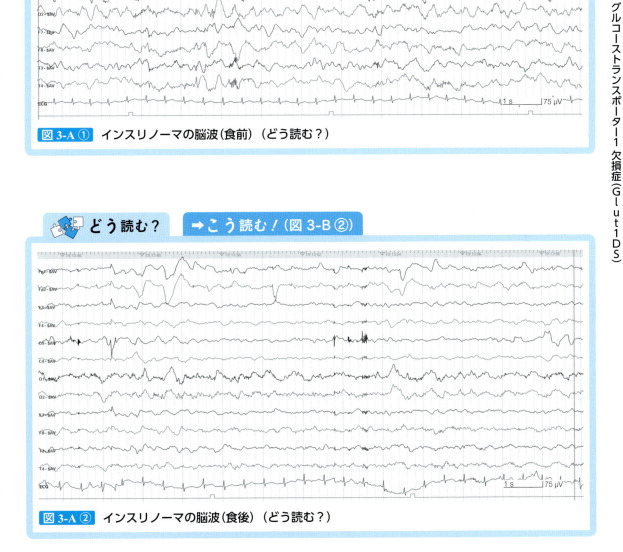

図 3-A ② インスリノーマの脳波（食後）（どう読む？）

C 発達性てんかん性脳症または進行性神経学的退行を伴う症候群 ①新生児・乳児期発病

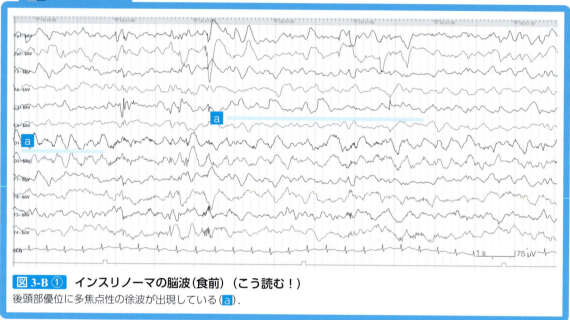

図 3-B ① インスリノーマの脳波（食前）（こう読む！）
後頭部優位に多焦点性の徐波が出現している（a）．

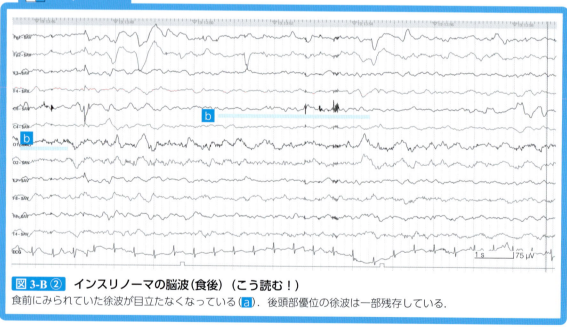

図 3-B ② インスリノーマの脳波（食後）（こう読む！）
食前にみられていた徐波が目立たなくなっている（a）．後頭部優位の徐波は一部残存している．

●文献

1) Klepper J, et.al.：GLUT1 Deficiency Syndrome（GLUT1DS）：State of the art in 2020 and recommendations of the international Glut1DS study group, Epilepsia Open 2020；5：354-365.

2) Symonds J, et al.：Incidence and phenotypes of childhood-onset genetic epilepsy：a prospective population-based national cohort. Brain 2019；142：2303-2318.

3) Giorgis V, et al.：Glut1 deficiency syndrome 2013：Current state of the art, Seizure 2013；22：803-811.

4) 橋本有観，他：当院で診断された GLUT1 欠損症の 3 例．市立豊中病院医学雑誌 2023；23：27-30.

5) Zuberi SM：ILAE classification and definition of epilepsy syndromes with onset in neonates and infants：Position statement by the ILAE Task Force on Nosology and Definitions. Epilepsia. 2022；63：1349-1397.

（渡辺陽和）

第2部 ▶ 各 論

C 発達性てんかん性脳症または進行性神経学的退行を伴う症候群 ①新生児・乳児期発病

Sturge-Weber 症候群(SWS)

1 臨床特徴のまとめ

» **主要徴候**：脳軟膜血管腫，顔面の三叉神経領域のポートワイン斑（毛細血管奇形），緑内障（牛眼）を3徴とする.

» **病因**：遺伝性はないが，9番染色体長腕上に存在する *GNAQ* 遺伝子が体細胞においてモザイク変異を起こし，静脈発生不全を引き起こすことが原因と考えられている[1].

» **疫学**：わが国での正確な患者数は不明であるが，年間 50,000〜100,000 出生に1人の発症率と推定されている.

» **発病発作型**：基本的に焦点てんかんの発作様式をとる．背景に静脈灌流障害による大脳皮質の限局性虚血が原因と考えられている[2]．生後6か月で 75〜85％の症例にてんかん発作がみられる[3].

» **画像**：おもに頭頂後頭葉に脳萎縮や石灰化を認める．石灰化を認めない場合は造影 MRI，特に造影後 FLAIR が病変の同定に有効である[4].

» **発作予後**：てんかん発作は適切な抗てんかん発作薬の投与により約 50％で抑制が可能である．薬剤抵抗性の例には軟膜血管腫部位を切除する外科治療が考慮される.

» **精神運動発達予後**：精神運動発達遅滞，自閉傾向，行動異常は約 80％にみられるが，有効な治療法は報告されておらず，教育機関や小児心理士との連携が必要となる.

2 発作間欠期脳波

　7歳男児．出生時より左顔面に血管腫あり．生後1か月に緑内障で手術を行った．てんかん発作初発は生後3か月で，動作停止後に右下肢が伸展し，両上肢を挙上する発作だった．以降，日単位で同様の発作を認めていた．精神発達遅滞も認めており，今後の加療目的に当院受診した.

　発作間欠期脳波を示す（図1）.

どう読む？　→こう読む！（図 1-B）

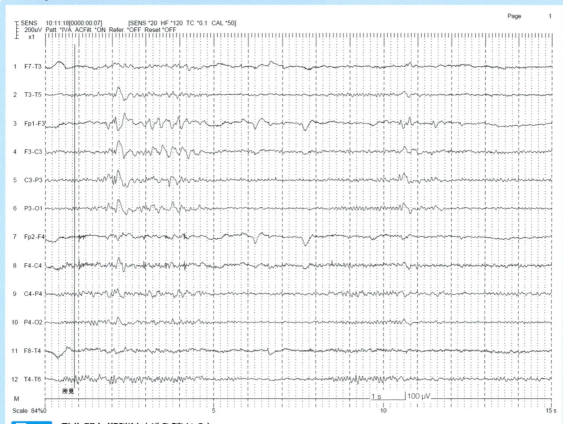

図 1-A　発作間欠期脳波（どう読む？）

【ポイント】まず，発作症候から焦点を推測することが脳波判読の重要な手掛かりとなる．発作症例では運動症状を呈していることから，運動野領域が発作に関与していることが推測できる．さらに，側方徴候として右下肢の伸展が挙げられ，総合的に左前頭葉近傍が疑わしいと予測できる．次に，発作間欠期の陰性の棘波や鋭波を探していく．双極誘導では Negative phase reversal として描出される．これらは，単発で生じることもあるが，周期的に生じる方がてんかん原性としてより疑わしい所見である．また，徐波活動もてんかん焦点近傍の機能障害を示唆する所見として重要である．

脳波所見は年齢とともに「徐波や振幅の変化」→「散発的な鋭波」→「頻回の棘波」へ変化することが報告されています．

C 発達性てんかん性脳症または進行性神経学的退行を伴う症候群　①新生児・乳児期発病

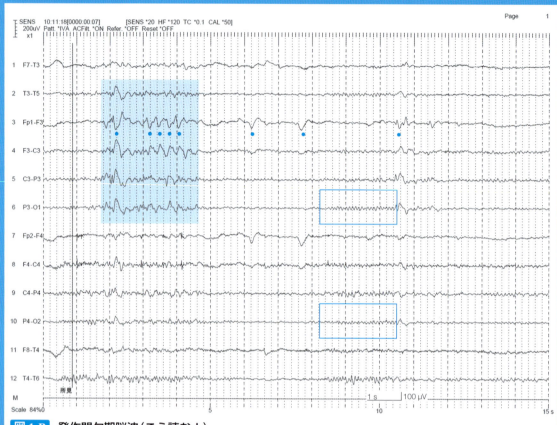

図 1-B　発作間欠期脳波（こう読む！）

発作間欠期脳波では左前頭部（F3）に陰性最大の IED（interictal epileptiform discharge）を認め，周期性に生じている（▭ および ●）．一般的に Sturge-Weber 症候群に合併するてんかん発作は焦点性であり，病変部近傍にてんかん様発射を認めることが多い．また，機能障害を反映して徐波律動を間欠的に認めることもある．ただ，病変が進行した慢性期には病変側の脳波が全般性に低電位となり，逆に対側にてんかん様発射が目立って見えることがあるので注意が必要である[5]．本症例では左右対称性に背景活動を認めていることから，慢性的な器質的変化は否定的であり，てんかん様発射は患側起始と考えられる（▭）．

3　発作時脳波

　発作時には右足を伸ばし，続いて両上肢を挙上する habitual seizure（いつもの発作）を認めていた．
　発作時脳波を示す（図 2）．

どう読む？ ➡ こう読む！（図2-B）

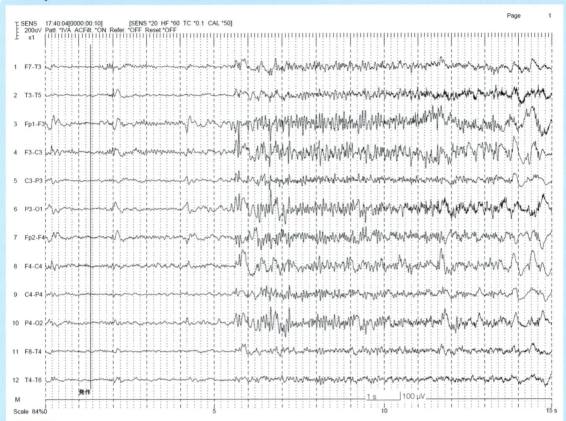

図2-A　発作時脳波（どう読む？）

【ポイント】発作時脳波の起始は発作間欠期脳波で陰性最大のIEDを認めた部位の近傍であることが多い．本症例ではF3に最大陰性のIEDを認めていたため，同部位に注目する．発作開始は背景活動の抑制などの変化に注目する．その後，発作起始部位を中心に低振幅速波から高振幅速波へと進展（evolution）し，周囲に波及する様子を捉えていく．

通常は焦点運動起始発作ですが，ミオクロニー発作，脱力発作，てんかん性スパズムも起こることがあります．

C　発達性てんかん性脳症または進行性神経学的退行を伴う症候群　①新生児・乳児期発病

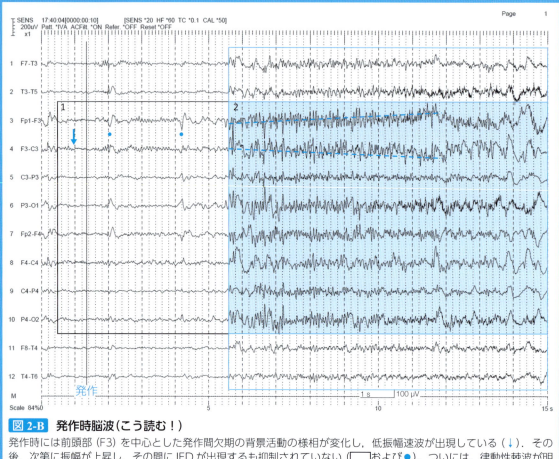

図 2-B　発作時脳波（こう読む！）
発作時には前頭部（F3）を中心とした発作間欠期の背景活動の様相が変化し，低振幅速波が出現している（↓）．その後，次第に振幅が上昇し，その間に IED が出現するも抑制されていない（□および●）．ついには，律動性棘波が明瞭化し，対側へ波及していく．発作経過とともに周波数を落としながら，前頭頭頂部優位に両側に広がっている（□）．このとき，側頭部への波及は比較的弱く，特に右側頭部後方への波及が最も弱いことがわかる（□）．また，高周波とは別に，基線の乱れ（DC shift）を F3 中心に認めている（---）．そのため，低周波に注目した脳波判読でも F3 起始として矛盾しないと考えられる．なお，TC を 0.1 秒と設定しているが，DC shift 判定の際には TC を 10 秒に設定する方が明瞭となる[6]．

4　脳波と鑑別疾患

　てんかんを合併しやすい神経皮膚症候群として結節性硬化症，伊藤白斑，線状脂腺母斑症候群などが鑑別にあげられる．結節性硬化症は West 症候群の主要原因疾患として有名であり，脳波でヒプスアリスミアとよばれる特徴的なてんかん性異常波を認める．伊藤白斑では一貫した特徴的な脳波異常は認めず，片側巨脳症，脳回形成異常，異所性灰白質などの脳構造異常を背景とした多彩な脳波異常を認める[7]．線状脂腺母斑症候群は脳波で覚醒・睡眠を問わずバーストサプレッションが出現する大田原症候群の原因となることもあり，West 症候群，Lennox-Gastaut 症候群に変容することもある[8]．

　多くの神経皮膚症候群が常染色体優性遺伝を示すのに対し，Sturge-Weber 症候群では遺伝性を

示した例の報告はないため，家族歴の聴取が参考となる．本症の95%で皮膚病変を認めることから体表観察は診断に重要である．皮膚病変を認めない例では，頭痛症状から片頭痛と誤診される場合もあるので注意する．その他身体所見として緑内障（牛眼）も併発することから，眼球所見や視野・視力検査も重要である．また，多くの例では，知的発達や運動発達の遅れ，麻痺などを伴うため，診察時の神経学的陽性所見に加え，発達心理検査を行うことが診断の手掛かりとなる．

5 脳波の診断的意義

　顔面血管腫を認めない症例でけいれんを生じた場合，脳波の異常所見がSturge-Weber症候群に診断に役立つ．逆に，単純性顔面母斑のみで脳波異常がないことが証明できればSturge-Weber症候群の除外につながる．Sturge-Weber症候群では一般的に患側の脳波異常を認めるが，慢性化した場合はむしろ対側に脳波異常が目立つこともあることから，慢性化の度合いを測る参考所見ともなり得る．また，長時間ビデオ脳波（終夜脳波）を行うことでこれまでに気づかれなかった夜間の発作や，臨床症状を伴わない脳波のみの発作（潜在発作；subclinical seizure）をとらえ，早期治療につながることが期待できる．

● 文献

1) Shirley MD, et al.：Sturge-Weber syndrome and port-wine stains caused by somatic mutation in GNAQ. N Engl J Med 2013；368：1971-1979.
2) Comi AM：Pathology of sturge-Weber syndrome. J child Neurol 2003；18：509-16
3) Zuberi SM：ILAE classification and definition of epilepsy syndromes with onset in neonates and infants：Position statement by the ILAE Task Force on Nosology and Definitions. Epilepsia 2022；63：1349-1397.
4) Griffiths PD：et al.：Contrast-enhanced fluid-attenuated inversion recovery imaging for leptomeningeal disease in children. AJNR Am J Neuroradiol；2003；24：719-723.
5) 土屋節子，ほか：Sturge-Weber症候群に関する一寄与，脳と発達 1976；8：98-108.
6) 金澤恭子，池田昭夫：発作時DC電位の実際の記録・解析．臨床神経生理学 2015；43：489-496.
7) Pavone P, et al.：Hypomelanosis of Ito：a round on the frequency and type of epileptic complications. Neurol Sci 2015；36：1173-1180.
8) Eisen DB, Michael DJ：Sebaceous lesions and their associated syndromes：part II. J Am Acad Dermatol 2009；61：563-578；quiz 579-580.

（小川博司）

第2部 ▶ 各　論

C　発達性てんかん性脳症または進行性神経学的退行を伴う症候群
①新生児・乳児期発病

視床下部過誤腫による笑い発作

1　臨床特徴のまとめ

» **病因**：先天性の非腫瘍性病変である視床下部過誤腫がてんかん原性を有する.
» **好発年齢**：視床下部過誤腫の笑い発作は通常乳児期に発症する.
» **発病発作型**：笑い発作で発症する例が典型的である. 笑い発作は突発的に生じる強制的な笑いで, 通常愉快やおかしさといった感情（mirth）を伴わない. まれに視床下部過誤腫を有していても笑い発作以外の発作型のみを示す例もある[1].
» **画像**：MRIではT1強調画像でやや低信号, T2強調画像/FLAIR画像ではやや高信号を示し, 内部は均一であることが多い. MRIでの造影効果は認めない[2].
» **臨床経過**：笑い発作で発症した後に, 焦点意識減損発作や様々な発作型を伴うようになる. 次第に認知機能の退行, 精神障害が顕著となる場合がある. 思春期早発症を合併する症例もある.
» **発作予後**：てんかん発作の50〜100％が薬物抵抗性を示す[3]. 定位温熱凝固術による発作抑制率は笑い発作86％, 他の発作型78.9％であった[4].
» **精神運動発達予後**：小児例の60〜80％に, 憤怒, 反抗挑戦性障害, ADHD, 不安障害, 気分障害などの精神・行動障害を合併する[5][6]. また精神遅滞, 遂行機能障害, 言語性記憶障害など様々な認知機能障害を呈する[7]. 精神・行動障害および認知機能障害のいずれも定位温熱凝固術後に改善例を認める[4][8].

2　発作間欠期脳波

　9歳男児. 幼少時よりよく笑う子という印象をもたれていたが, 3歳時より状況と関係なく笑うため, 精神的な症状と診断されていた. 7歳時より意識減損し一点を凝視し動作が停止するてんかん発作が出現したが, この症状もてんかんとは認識されていなかった. 9歳時当院初診. 初診時の覚醒時発作間欠期脳波（図1-A, -C）および頭部MRI画像（図1-B）を示す.

第 2 部 各 論

🧩 どう読む？　➡ こう読む！（図1-C）

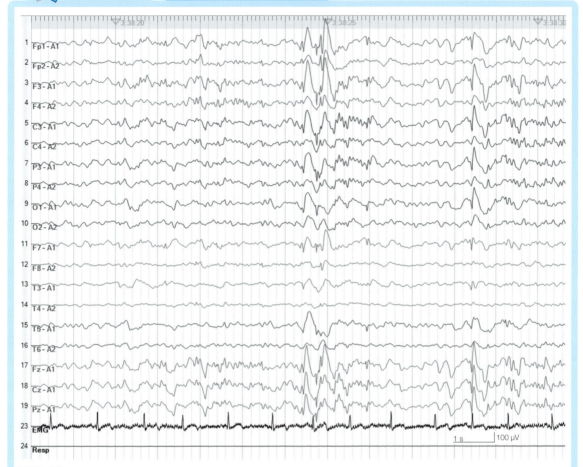

第2部 各論　視床下部過誤腫による笑い発作

| 図 1-A | 発作間欠期脳波（どう読む？） |

【ポイント】笑い発作は視床下部過誤腫以外に，前頭葉てんかんや側頭葉てんかんでも生じうる．そのため特に前頭葉や側頭葉領域に所見がないか検索する．

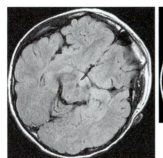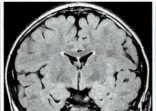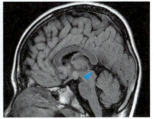

| 図 1-B | 頭部 MRI（FLAIR 強調画像） |
矢状断で最も明瞭に描出される（▲）．

C 発達性てんかん性脳症または進行性神経学的退行を伴う症候群　①新生児・乳児期発病

こう読む！

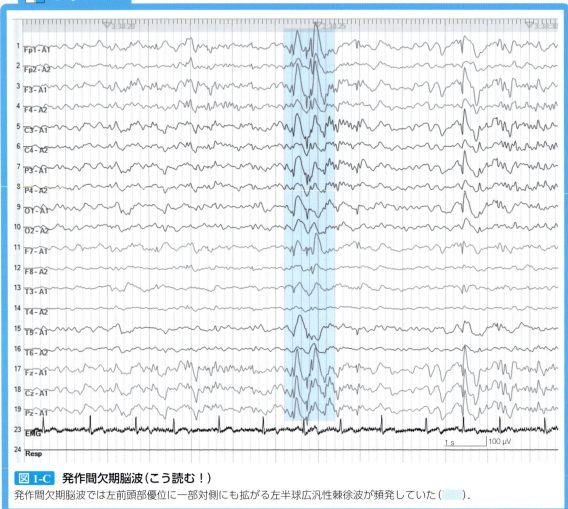

図1-C　発作間欠期脳波（こう読む！）
発作間欠期脳波では左前頭部優位に一部対側にも拡がる左半球広汎性棘徐波が頻発していた（　　）．

脳波の特徴
視床下部過誤腫のてんかんに典型的な所見というものはなく，症例によって側頭部や前頭部を中心とする焦点性や多焦点性あるいは広汎性といった，様々な発作間欠期脳波所見を示す[9]．

Pitfall ▶ 視床下部過誤腫の MRI
視床下部過誤腫のサイズが小さい場合には MRI で描出されにくい．そのため視床下部過誤腫を疑った場合には軸位断，冠状断，矢状断の3方向で撮影する．本項で提示した症例は当院受診まで矢状断を撮影されておらず見過ごされた可能性がある．可能なら3テスラでの high-resolution 3D MRI を実施し，薄いスライス厚で評価する．

3 発作時脳波（図2）

　笑い発作の発作時脳波を示す．特に面白い内容ではない TV を見ている最中に，発作は笑顔で始まり次第に声を上げて笑い始め，数十秒持続した後に突然真顔に戻り発作は終了した．発作中の記憶は保たれており，愉快やおかしさといった感情は伴わなかった．

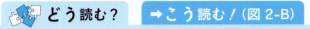

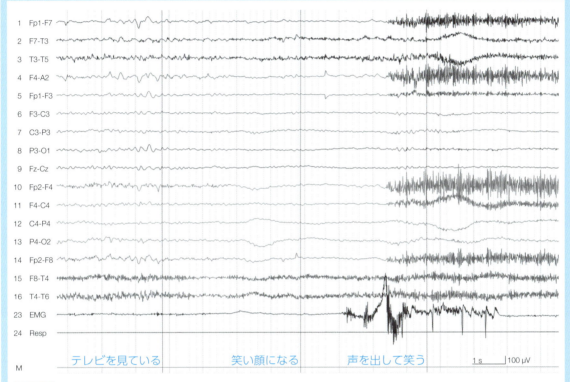

図 2-A 発作時脳波（どう読む？）
【ポイント】発作時脳波の評価に際して，突発波の有無以外に背景波の変化にも注目する．

脳波の特徴

　視床下部過誤腫の笑い発作の大半は，脳波変化は伴わないか，背景脳波の低振幅化を認めるのみである[9]．発作時に脳波変化を伴わないことで非てんかんと判断しないことが重要である．

Pitfall ▶ 笑い発作と愉悦感情
　視床下部過誤腫の笑い発作には一般的に愉快やおかしさといった感情は伴わないが，一部の笑い発作では感情を伴う例もあるため，笑い発作における感情の有無で視床下部過誤腫の存在を否定しないよう注意する．

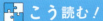

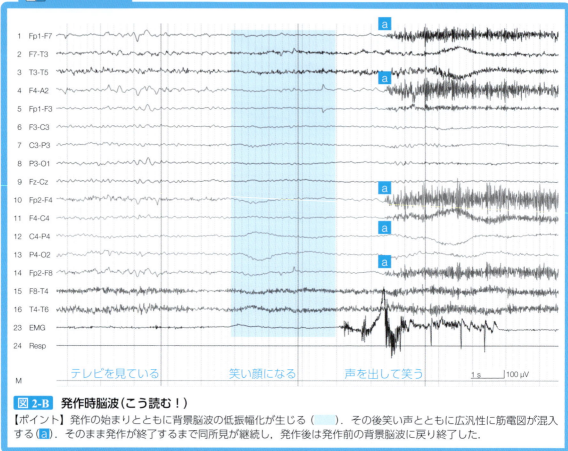

図 2-B 発作時脳波（こう読む！）

【ポイント】発作の始まりとともに背景脳波の低振幅化が生じる（　　）．その後笑い声とともに広汎性に筋電図が混入する（a）．そのまま発作が終了するまで同所見が継続し，発作後は発作前の背景脳波に戻り終了した．

4 脳波の診断的意義

　笑い発作を示すてんかんは視床下部過誤腫に起因するもののほかに，側頭葉てんかんや前頭葉てんかんが挙げられる．鑑別には発作間欠期脳波所見に加え，ビデオ脳波同時記録による発作時脳波所見やMRI所見を必要とする．

5 脳波と鑑別疾患

　視床下部過誤腫の笑い発作は状況と関係なく笑うという症状の性質上，精神疾患が疑われる場合が多いため，発作間欠期の脳波異常の有無はてんかんとの鑑別上重要である．MRIによる視床下部過誤腫の検索に加え，長時間ビデオ脳波同時記録での症状出現時の脳波所見により詳細なてんかん診断を実施する．

●文献

1）Cohen NT, et al.：Hypothalamic Hamartomas：Evolving Understanding and Management.Neurology 2021；97：864-873.

2）Freeman J, et al.：MR Imaging and Spectroscopic Study of Epileptogenic Hypothalamic Hamartomas：Analysis of 72 Cases. AJNR Am J Neuroradiol 2004；25：450-462.

3）Striano S, et al.：The clinical spectrum and natural history of gelastic epilepsy-hypothalamic hamartoma syndrome. Seizure 2005；14：232-239.

4）Sonoda M, et al.：Predictors of cognitive function in patients with hypothalamic hamartoma following stereotactic radiofrequency thermocoagulation surgery. Epilepsia 2017；58：1556-1565.

5）Corbet Burcher G, et al.：Neuropsychiatric profile of paediatric hypothalamic hamartoma：systematic review and case series. Dev Med child Neurol 2019；61：1377-1385.

6）Veendrick-Meekes MJ, et al.：Neuropsychiatric aspects of patients with hypothalamic hamartomas. EpilepsyBehav 2007；11：218-221.

7）Wagner K, et al.：Cognition in epilepsy patients with hypothalamic hamartomas. Epilepsia 2017；58：85-93.

8）Kameyama S, et al.：MRI-guided stereotactic radiofrequency thermocoagulation for 100 hypothalamic hamartomas. J Neurosurg 2016；124：1503-1512.

9）Stiriano S, Striano P：Clinical features and evolution of the gelastic seizures hypothalamic hamartoma syndrome. Epilepsia 2017；58：12-15.

（大谷英之）

第2部　各　論

C 発達性てんかん性脳症または進行性神経学的退行を伴う症候群 ②小児期発症

ミオクロニー脱力発作を伴うてんかん（EMAtS）

1 臨床特徴のまとめ

　ミオクロニー脱力発作を伴うてんかん (epilepsy with myoclonic-atonic seizures：EMAtS) は Doose 症候群として知られている.

» **病因**：遺伝的素因が想定され，脆弱性を有する多因子遺伝が想定されている[1]. 代謝性や変性疾患，脳の器質的異常は認めない.

» **好発年齢**：6か月〜8歳（ピークは2〜6歳）で男女比2：1で男児に多い[2].

» **発病発作型**：ミオクロニー発作・ミオクロニー脱力発作はほぼ全例でみられる. これらによる頭部前屈や転倒が起こる. 強直間代発作（60〜70%），欠神発作（50%）などもみられる.

» **画像**：異常がないことが多い.

» **臨床経過**：典型的には強直間代発作が先行し，数か月〜数年後にミオクロニー発作，ミオクロニー脱力発作が出現する. 発作頻度は次第に減少する傾向があり，50〜89%は3年以内に発作収束するが難治に経過することがある.

» **発作予後**：治療はVPAが第一選択，VPAとLTGの併用が次の選択肢とされる. LTGはミオクロニー発作が悪化することがある. 効果が不十分な場合はESM，CZPなどを併用する. CBZ，PHT，VGBは発作が悪化することがあるといわれている. 予後は様々で，強直間代発作を伴う，発作時間が長い，頻発・群発などが予後不良因子である.

» **精神運動発達予後**：典型的には発症前の発達は正常である（90%）. 発症後は，正常47%，一時期知的障害12%，長期知的障害41%である[3].

2 発作間欠期脳波

　1歳10か月頃から首を急に前屈させる発作が出現した. 発作は坐位，立位に関係なく出現し，発作により転倒し頭部を打撲する頻度が徐々に増え，1日10回程になった. 発症5か月後にてんかん発作の疑いで当科紹介され精査入院となった. 入院時の覚醒時・睡眠時発作間欠期脳波を示す（図1）.

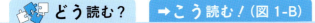

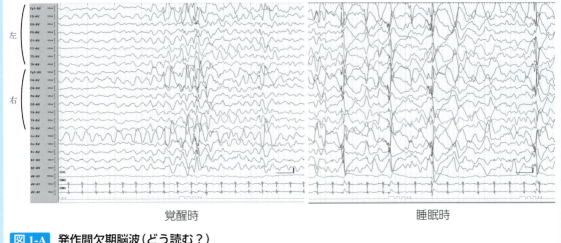

図 1-A 発作間欠期脳波（どう読む？）
【ポイント】発症後より，脳波の背景活動の徐波化がみられる．

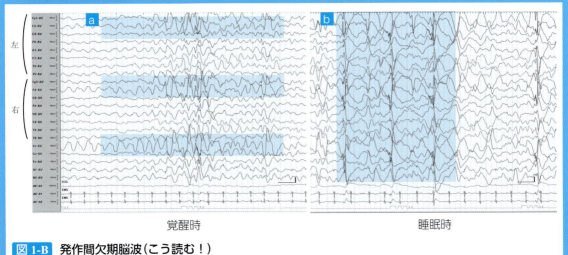

図 1-B 発作間欠期脳波（こう読む！）
前頭部・中心部優位の全般性の高振幅な徐波（a）が目立つ．睡眠時には両側前頭部・中心部に全般性に広がる棘徐波・多棘徐波とその後数秒間続く 1.5 Hz 程度の徐波・棘徐波が散発〜多発（b）する．
正常な spindle，vertex sharp transients は観察されなかった．

脳波の特徴

背景活動は両側前頭部・中心部〜全般性に広がる 2〜6 Hz 棘徐波・多棘徐波の異常波が出現し，特に睡眠時には頻度多く出現する．

> **Pitfall**
> 覚醒時の背景活動でα波が欠如し全般性の高振幅な徐波や棘徐波の背景活動が特徴的であり，また睡眠時には全般性棘徐波・多棘徐波が頻度を増し時に持続して認めるため，覚醒時・睡眠時両方の脳波が取れるように調整したい．

3 発作時脳波

長時間ビデオ脳波検査で発作を補足した．覚醒時のミオクロニー脱力発作の発作時脳波を示す．患者は座位の状態で遊び中，急に頭部前屈し前に倒れた後数秒固まり，その後ゆっくり体を起こす．朝の寝起きの際には短時間でくり返しみられた（図2）．

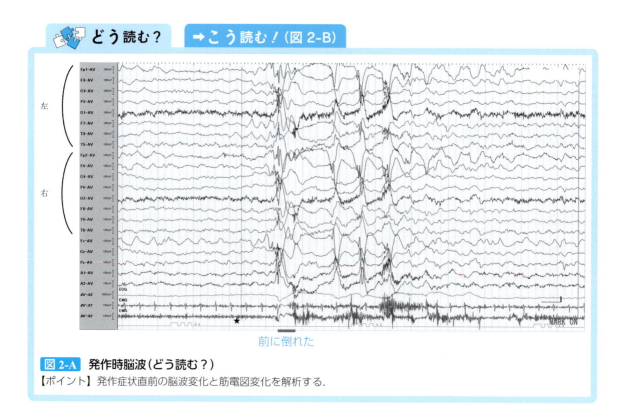

図 2-A 発作時脳波（どう読む？）
【ポイント】発作症状直前の脳波変化と筋電図変化を解析する．

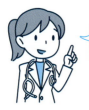

脳波と筋電図の同時記録が診断には必要．
脳波変化→筋電図変化が特徴的．

こう読む！

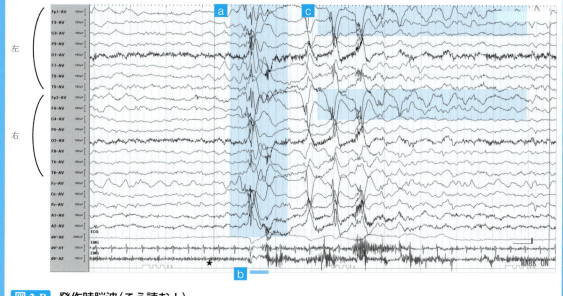

図 2-B　発作時脳波（こう読む！）
前頭部・中心部領域優位に全般性棘徐波（a）を認め，同時に筋電図の消失（atonic）（b）を認めた．その後に 1〜1.5 Hz の徐波・棘徐波複合が数秒間律動的（c）に認めた．

🧠 ミオクロニー脱力発作の脳波の特徴

　2〜4 Hz の全般性多棘徐波が単発もしくは連発して出現する．筋電図はミオクロニー放電の後に筋電図消失を認めるのが特徴であり，脱力発作の所見である．

Pitfall ⚠ ▶ 筋電図に注目すべし

　ミオクロニー脱力発作は，脳波所見だけでなく筋電図の消失が大事である．表面筋電図は，両上肢だけでなく，後頸部など体幹の脱力がわかりやすい部位で測定すると診断に有用である．

4　脳波と鑑別疾患

　睡眠時棘徐波活性化を示す発達性てんかん性脳症は覚醒時脱力を示すことがあるが，徐波睡眠時の特徴性な脳波所見を認めることで鑑別できる．Lennox-Gastaut 症候群は，強直発作が主体であり，全般性速波律動が特徴的である．その他，Dravet 症候群は有熱時けいれん重積や片側性けいれんなどの発作症状が特徴的であり，乳児ミオクロニーてんかんや進行性ミオクローヌスてんかんは発症年齢や臨床経過で鑑別できる．グルコーストランスポーター1型欠損症は，臨床経過と血液・髄液検査を行うことで鑑別できる．

5 脳波の診断的意義

　ミオクロニー脱力発作による転倒や全身性の強直間代発作を起こす，まれな症候群である．発作時脳波(特に筋電図)が特徴的であり，診断に有用である．発作による外傷や発達予後に影響することから，早期診断・治療が求められる．

● 文献

1) Oguni H：Epilepsy with myoclonic-atonic seizures, also known as Doose syndrome：Modification of the diagnostic criteria.European Journal of Paediatric Neurology 2022；36：37-50.
2) Zuberi SM, ILAE classification and definition of epilepsy syndromes with onset in neonates and infants：Position statement by the ILAE Task Force on Nosology and Definitions. Epilepsia 2022；63：1349-1397.
3) Nickels K et al.：Epilepsy with myoclonic-atonic seizures（Doose syndrome）：Clarification of diagnosis and treatment options through a large retrospective multicenter cohort. Epilepsia 2021；62：120-127.

（最上友紀子）

第2部 各 論

C 発達性てんかん性脳症または進行性神経学的退行を伴う症候群
②小児期発症

Lennox-Gastaut 症候群（LGS）

1 臨床特徴のまとめ[1)2)]

» **病因**：皮質形成異常，周産期障害，脳血管障害，感染症，代謝異常症，遺伝子異常，染色体異常など，多彩である．

» **好発年齢**：1〜8歳，ピークは3〜5歳であり，10歳以降の発症はまれである．

» **発作型**：全般性強直発作を中核とし，非定型欠神発作，ミオクロニー発作，脱力発作等の多彩な発作型を有している．転倒を伴うことも多く，発作型診断が困難であり，転倒発作（drop seizure）と表現することもある．非定型欠神発作による非けいれん性てんかん重積状態を呈することも多く，思春期以降には強直発作重積状態を呈することがある．

» **画像**：特徴的な画像所見はない．しかし，病因となる皮質形成異常等の構造異常，脳感染症や虚血等による脳損傷等が確認できる．

» **臨床経過**：発作は難治に経過し，10〜20年の経過で1年以上発作が抑制されたのは，7.8％のみであったとの報告がある．90〜98％が知的障害を有する．

» **発作予後**：66〜95％で発作は抑制されず日単位の発作が残存する．非定型欠神発作，ミオクロニー発作は，薬剤反応性が比較的よいが，強直発作は，薬剤抵抗性で，多くの成人例で睡眠中の強直発作が残存する．

» **精神運動発達予後**：発症時に30〜50％を有しているが，85〜92％で進行性の知的障害を認め，44〜50％が重度知的障害を合併する．成人例で，自立して生活できている人は少ない．死亡率は5〜10％で，多くは強直発作の重積に起因する．

C 発達性てんかん性脳症または進行性神経学的退行を伴う症候群　②小児期発症

2 発作間欠期脳波

1）全般性遅棘徐波複合（slow spike and wave complex）（図1）

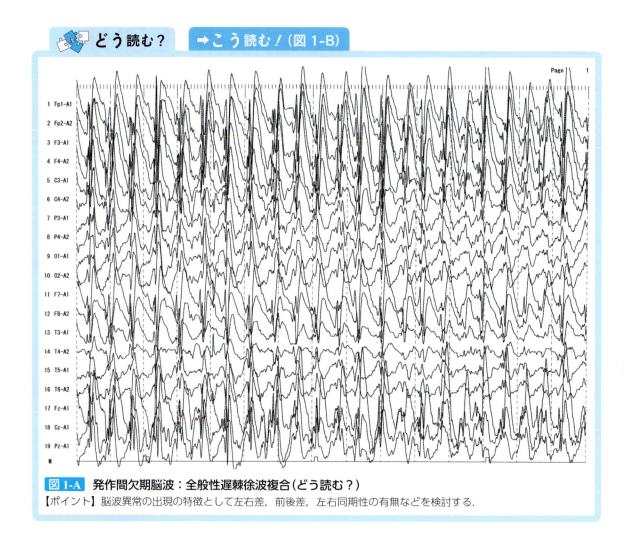

図 1-A　発作間欠期脳波：全般性遅棘徐波複合（どう読む？）
【ポイント】脳波異常の出現の特徴として左右差，前後差，左右同期性の有無などを検討する．

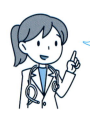

全般性遅棘徐波複合は，一般的に前頭部で優位であり，後頭部はまれです．単発のこともありますが，多くは群発あるいは連続性に出現します．眠気が出ると出現頻度が増します．同一記録でも周波数，左右差等が変化することがあります．

こう読む！

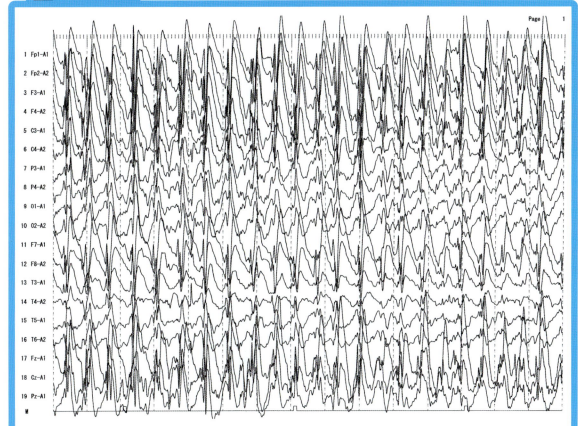

図 1-B　発作間欠期脳波：全般性遅棘徐波複合（こう読む！）

前頭部で最大振幅を有する 1.5〜2.5 Hz の全般性遅棘徐波複合を認める．全般性遅棘徐波複合は，棘波（<70 ms）または鋭波（70〜200 ms）とそれに続く 350〜400 msec の大徐波からなり[3)4)]，周波数は一定ではなく 1.5〜2.5 Hz の間で変動し，偽律動性（pseudorhythmic）といわれる．
典型的には両側同期性であるが，非対称性のこともある．覚醒時から出現し，傾眠，ノンレム睡眠で賦活されるが，過呼吸では賦活されない．

Lennox-Gastaut 症候群（LGS）

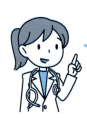

LGS の脳波経過：
全般性遅棘徐波複合は，経過中に振幅が低下し，前頭部に限局するなど改善することが多いです．Yagi は，LGS の 11 年間の脳波経過を 5 型に分類しました．具体的な分類は次ページを参照．

C 発達性てんかん性脳症または進行性神経学的退行を伴う症候群 ②小児期発症

2）全般性突発性速波活動（generalized paroxysmal fast activity）（図2）

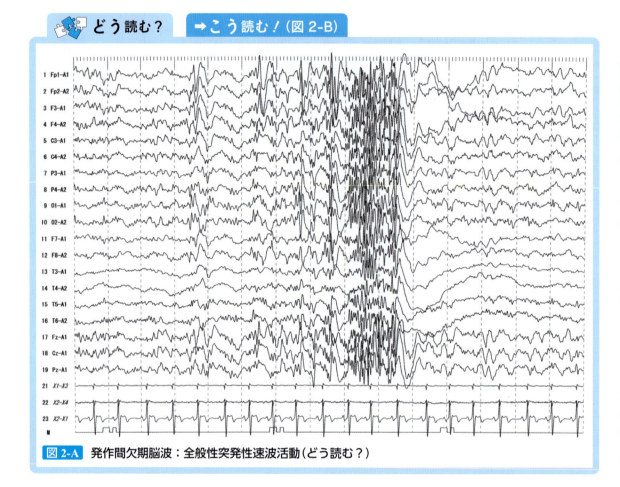

図2-A 発作間欠期脳波：全般性突発性速波活動（どう読む？）

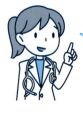

Yagiによる5型の分類内容は以下の通り．
1. 全般性遅棘徐波複合と全般性突発性速波活動が持続し発作も残存する最重度群（25％）
2. 遅棘徐波複合は消失し，速波活動のみ残存（22％）
3. 遅棘徐波複合・速波活動は消失し，睡眠中の多遅棘徐波複合が残存（42％）
4. 覚醒・睡眠のてんかん性突発波が消失し，発作も抑制される群（5％）
5. 一定期間局在性棘波を認めた群（17％）

こう読む！

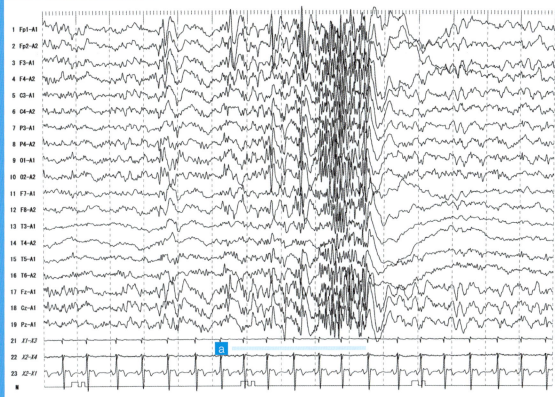

図 2-B 発作間欠期脳波：全般性突発性速波活動（こう読む！）

ノンレム睡眠では，10～12 Hz，50～100 μV で，0.5 秒～数秒間持続する全般性突発性速波活動（a）を認め，LGS の最も典型的な脳波所見である．睡眠時には，頻回なてんかん性突発波出現のために，睡眠紡錘波等の生理的突発変化は欠如することが多い．

Pitfall

幼児早期には上記のような典型的な所見を認めないことがあるので，Lennox-Gastaut 症候群（LGS）に典型的な発作を有する症例では，注意を払って脳波検査をくり返す必要がある．

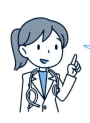

ベンゾジアゼピン（BZP）と LGS：
LGS では，BZD 系薬剤が有効なことが多いですが，全般性突発性速波活動が増悪したり，induced micro seizures として睡眠中の強直発作が増悪することがあるので注意が必要です．

3 発作時脳波

1）強直発作（図3, 4）

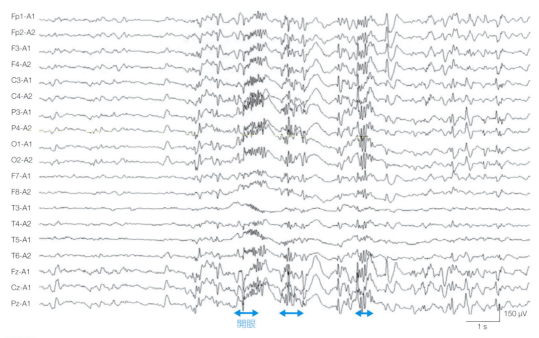

図3 発作時脳波（全般性強直発作①）

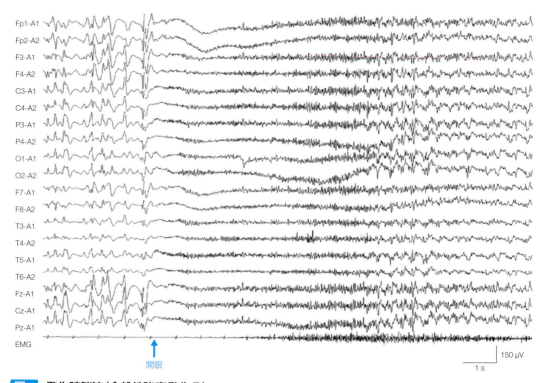

図4 発作時脳波（全般性強直発作②）

脳波の特徴

強直発作の発作時脳波は，二種類に分けられる．一つは，前頭部優位な 10〜20 Hz の全般性突発性速波活動（generalized paroxysmal fast activity，図 3）である．10〜12 Hz，50〜100 μV で，0.5 秒〜数秒間持続する広汎性速波律動を認め，これに一致して開眼，呼吸変化のみの微細な強直発作を認めることがある．もう一つは，漸増律動（recruiting rhythm：低振幅速波が，振幅を増し周波数を減じる，図 4）．背景脳波活動が抑制され，20 Hz，10 μV の速波が出現し振幅を漸増していく（recruiting rhythm）．このとき，開眼とともに上下肢を伸展強直させる．ほかは，脱同期して平坦化（desynchronization）である．いずれも，発作後に全般性遅棘徐波が続く．

2）非定型欠神発作（図 5）

非定型欠神発作の発作時脳波は，1.5〜2 Hz の全般性遅棘徐波複合である．

5 歳児にピアノを弾いているときに上肢がピクっとすることに気づいた．徐々に頻度が増し，脳波検査を行いてんかんと診断され VPA を投与された．ボーっとして反応がなくなる非定型欠神，全身硬直して転倒する強直発作が出現した．抗てんかん発作薬の調整を行うも発作が抑制されないため，6 歳 4 か月時に入院した．

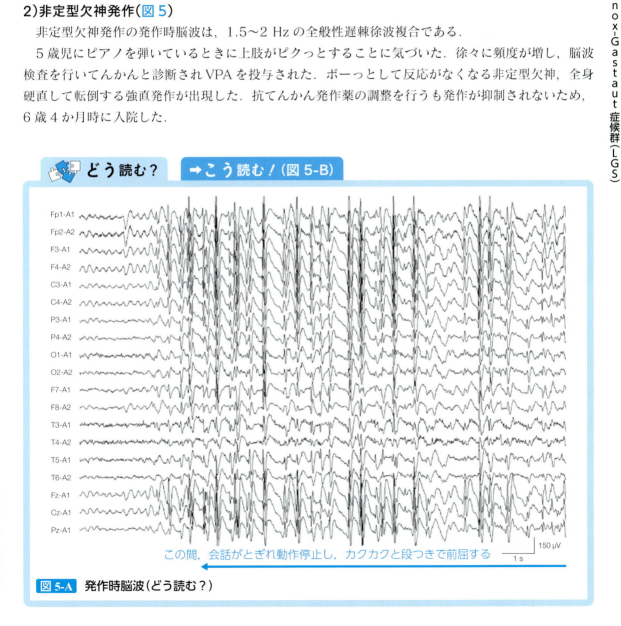

図 5-A　発作時脳波（どう読む？）

C 発達性てんかん性脳症または進行性神経学的退行を伴う症候群 ②小児期発症

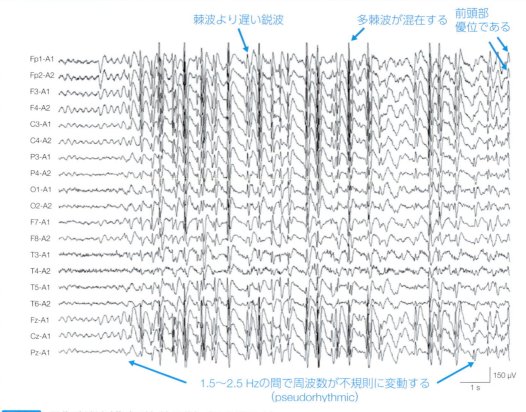

図 5-B 発作時脳波（非定型欠伸発作）（こう読む！）
前頭部で最大振幅を有する 1.5〜2 Hz の全般性遅棘徐波複合が 1.5〜2.5 Hz の間で変動しながら出現している．

Pitfall

全般性遅棘徐波複合が出現するときに，非定型欠神発作中であるのか，発作間欠期であるのかを区別する必要がある．最も簡便な方法は，声掛けして反応をみることである．可能であれば，本を読ませる，規則正しくマーカーを押させるなどを行いながら脳波記録を行い，判別する．

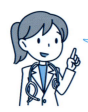

非定型欠神発作は，眼瞼や口周囲のミオクローヌスや前屈等の姿勢の変化を伴うことが多いです．意識消失というより意識の混濁を呈することが多く，活動を持続できます．認知機能の低下，行動障害と判断されることもあります．

4 脳波と鑑別疾患

複数の発作型（特に転倒発作）を有し，広汎性遅棘徐波複合を呈するてんかん症候群との鑑別が必要となる[3]．

1）ミオクロニー脱力発作を伴うてんかん（EMAtS）

予後不良な EMAtS は最も鑑別が難しい．熱性けいれんやてんかんの家族歴，発病まで正常発達であること，焦点発作および焦点性脳波所見を認めないことなどが鑑別点となる．

2）小児非定型焦点てんかん（Atypical Benign Focal Epilepsy of Childhood）

非定型欠神発作，ミオクロニー発作，脱力発作を有するが，全般性強直発作がない．全般性棘徐波複合を認めるが，全般性突発性速波活動がないことで鑑別する．

3）睡眠時棘徐波活性化を示すてんかん（EE-SWAS）

欠神発作，転倒発作はあるが，全般性強直発作および脳波では全般性突発性速波活動はみられない．

5 脳波の診断的意義

LGS では，脳波は診断基準の一つであり，重要な検査である．1.5～2.5Hz 全般性遅棘徐波複合および，睡眠時の全般性速律動を呈することが必須である．脳波と筋電図，呼吸系，心電図を同時に記録するが，可能であれば，ビデオ脳波同時記録を行うことにより，非定型欠神発作，軽微な強直発作などの確認が可能となる．

●文献

1) Crespel A：Lennox-Gastaut Syndrome. In Bureau M, Genton P, Dravet C, et al（eds）：Epileptic Syndromes on Infancy-Childhood and Adolescence, 6TH ed, John Libbey Eurotext, Montrouge, pp189-218 2019

2) Arzimanogllou A, French J, Bloome WT, et al：Lennox-Gasutaut syndrome：a consensus approach on diagnosis, assessment, management, and trial methodology. Lancet Neurol 8：82-93, 2009

3) Bourgeois BF, Douglass LM, Sankar R：Lennox-Gastaut syndrome：a consensus approach to dif-ferential diagnosis. Epilepsia **55**（Suppl 4）：4-9, 2014

4) Specchio N, International League Against Epilepsy classification and definition of epilepsy syndromes with onset in childhood：Position paper by the ILAE Task Force on Nosology and Definitions. Epilepsia. 2022；63：1398-1442.

（久保田裕子）

第2部 各 論

C 発達性てんかん性脳症または進行性神経学的退行を伴う症候群
②小児期発症

睡眠時棘徐波活性化を示す発達性てんかん性脳症（DEE-SWAS）

1 臨床特徴のまとめ

　これまで epileptic encephalopathy with continuous spike-and-wave in sleep（EE-CSWS）and atypical benign partial epilepsy（ABPE：pseudo-Lennox syndrome）とよばれていた病態は，2022 年の用語変更により，developmental and/or epileptic encephalopathy with spike-and-wave activation in sleep（睡眠時棘徐波活性化を示す発達性てんかん性脳症あるいはてんかん性脳炎，DEE-SWAS or EE-SWAS）と変更になった[1]．DEE-SWAS および EE-SWAS は睡眠中の顕著な棘徐波活性化を伴い，認知，言語，行動，運動の退行が生じることを特徴とする．特に疾病期間に発達遅滞を示す群を特に DEE-SWAS，示さない群を EE-SWAS とされた．小児期において DEE-SWAS および EE-SWAS を来す疾患の中では，かつての ABPE，現在の atypical self-limited epilepsy with centro-temporal spikes（ASeLECTS）が多く存在する．

» **好発年齢**：発作発現は 2～12 歳でピークは 4～5 歳である．
» **発作型**：発作型は原因疾患に依存していて，特定の発作型がある訳ではなく，一部の症例ではてんかん発作を来さないこともある．
» **診断基準**：睡眠時脳波検査にて，ノンレム睡眠期に緩徐（1.5～2.5 Hz）な棘徐波異常を認め，睡眠時に顕著に活性化される．棘徐波の活性化の時期に認知，行動，あるいは運動の退行または停滞が出現する．EE-SWAS は発症前の発達が正常で，DEE-SWASA は既存の神経発達症を有する症例に棘徐波の活性化が起こったものを指す．
» **臨床経過**：思春期にてんかん発作は寛解する．成年期には睡眠時の棘徐波の活性化も消退する．
» **精神運動発達予後**：認知行動面は睡眠時の棘徐波活性化の消失とともに改善するが，多くの症例で障害が残る．

2 症例

　現在 15 歳 1 か月の女児．
　4 歳 6 か月より早朝の意識減損発作，嘔吐を伴い，10 分程度持続するものであった．当初は日単位で持続した．これ以外に，睡眠時に右手のピクつきが存在していた．この頃より，覚醒時に疎通性が悪く，応答ができなくなる症状が連日出現していた．1 歳くらいの精神遅滞を呈していた．緘黙症

状が顕著で受け答えが十分に出来なかった．当初 CBZ が処方されていたが，LEV を加えた．覚醒時，睡眠時の脳波を示す．

3 発作間欠期脳波

発作間欠期脳波（睡眠時）（図 1～5）．

どう読む？　→**こう読む！（図 1-B）**

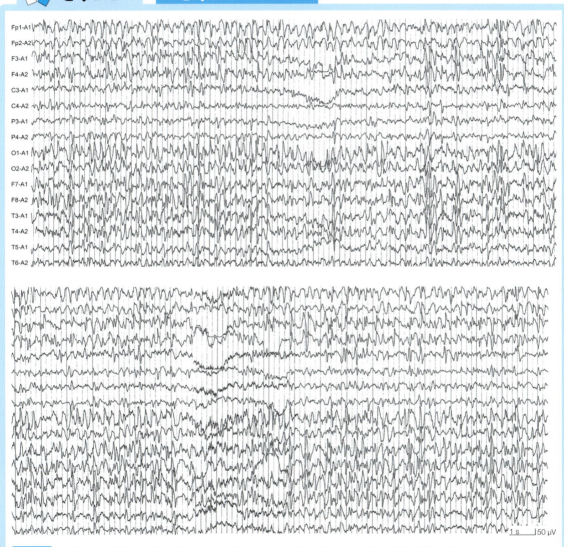

図 1-A 発作間欠期脳波（睡眠時）①（どう読む？）（上段の脳波に下段の脳波が続く）
【ポイント】睡眠 stage の推移で，脳波の波形，特に棘波の連続性が変わるかどうか？ 棘・徐波複合の連続がどの程度の割合で出現しているのか．85％以上あるか？ 棘・徐波複合の出現において，特に波高の高い電極があるか？

C 発達性てんかん性脳症または進行性神経学的退行を伴う症候群　②小児期発症

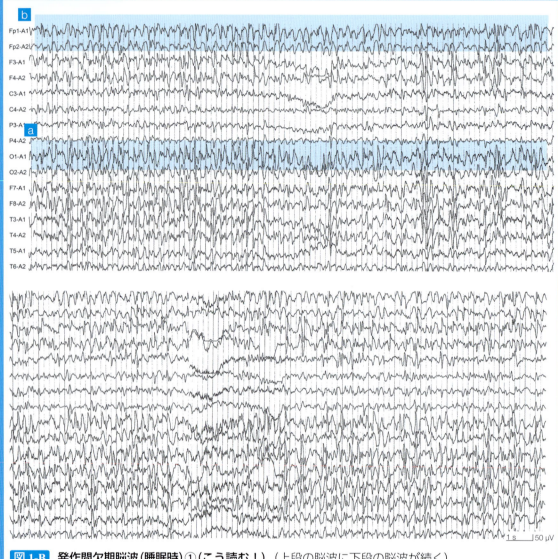

図 1-B　発作間欠期脳波（睡眠時）①（こう読む！）（上段の脳波に下段の脳波が続く）
両側広汎性の棘徐波複合がほぼ連続して出現していた．ノンレム睡眠期にはこのような棘徐波複合が途切れることなく出現していた．95％の頻度で棘・徐波複合は出現していた．
棘波の波高は，両側後頭部（O1，O2）（a）と両側前頭極部（Fp1，Fp2）（b）において他の部位より高かった．

9歳1か月時．発作症状は顕在化していなかった．しかし緘黙症状は持続しており，精神遅滞の程度は増していた．LEVで加療を継続していた．

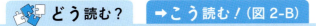

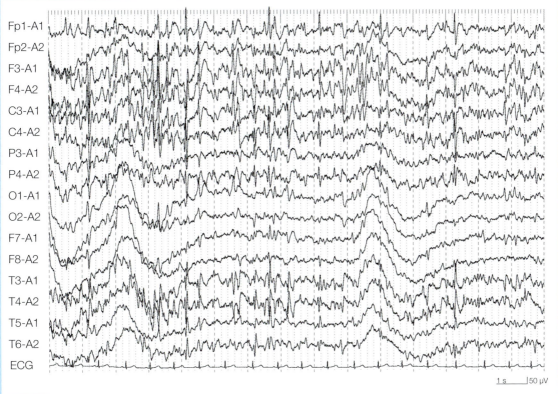

図 2-A　発作間欠期脳波（睡眠時）②（どう読む？）
【ポイント】前回に比して，ノンレム睡眠期に出現する棘徐波複合の連続性に変化はあるのか？ 棘・徐波複合の波高はどの部位で高いのか？ 左右差はあるか？前回と変化があるのか？

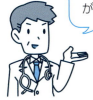

脳波所見は連続して出現しているため，電気的には発作時と捉えられるが，意識減損等はなく通常の生活ができています．日常生活制限は必ずしも必要がないことが多いのです．

C 発達性てんかん性脳症または進行性神経学的退行を伴う症候群　②小児期発症

こう読む！

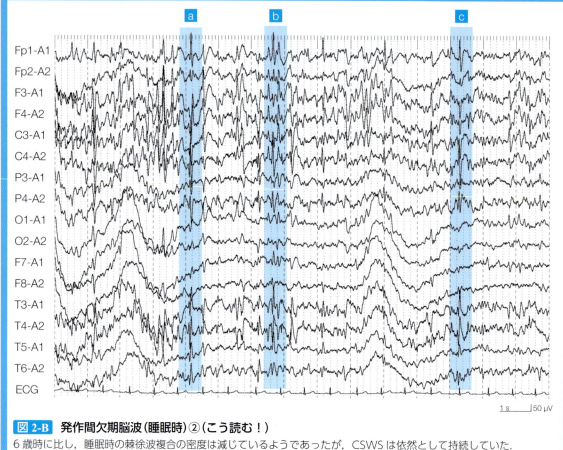

図 2-B　発作間欠期脳波（睡眠時）②（こう読む！）
6歳時に比し，睡眠時の棘徐波複合の密度は減じているようであったが，CSWSは依然として持続していた．
a c ：左後頭部（O1）と左前頭極部（Fp1）の振幅が高い部分があった．後頭部より出現する波の双極子を見ている所見であった．b ：左中心部（C3），中側頭部（T3）に波高の高い部分もあった．

> このような連続的な棘徐波複合を見ると，保護者，主治医共に心配にはなると思いますが，ASeLECTSであれば，将来的には改善することが多いことを強調し，その思いを共有したいですね．

8歳6か月時．発作症状は顕在化せず経過していた．特別支援学級に通学していた．緘黙症状は持続していた．

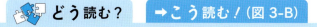

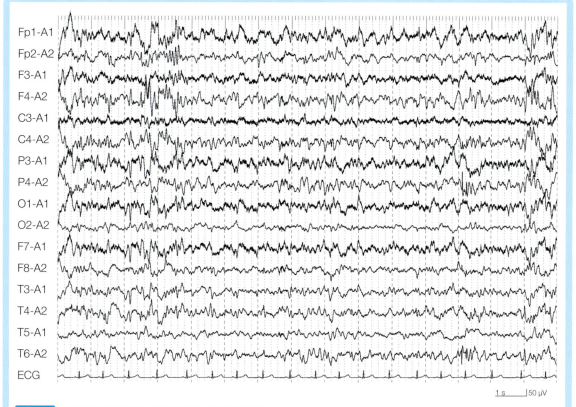

図 3-A　発作間欠期脳波（睡眠時）③（どう読む？）
【ポイント】前回に比して，ノンレム睡眠期に出現する棘・徐波複合の出現頻度に変化はあるのか？ 棘・徐波複合の波高はどの部位で高いのか？ 左右差はあるか？ 前回と変化があるのか？

C 発達性てんかん性脳症または進行性神経学的退行を伴う症候群　②小児期発症

こう読む！

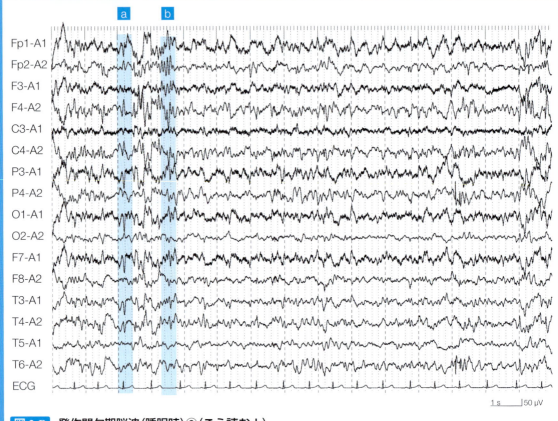

図 3-B　発作間欠期脳波（睡眠時）③（こう読む！）
b：左後頭部（O1）とそれに随伴する左前頭極部（Fp1）の双極子は見出されているが，a：右中心部（C4）にも棘波が認められた．両側広汎性に拡延する所見はなくなり，右半球に留まる所見となった．

> CSWS が生じているときには，抗てんかん発作薬の選択には注意が必要です．CBZ などの Na チャンネルブロッカーは脳波所見を悪化させ，発作症状を惹起することがありますので，ESM への切替など，大胆な治療変更が必要になります．

11歳6か月時．発作症状は顕在化せず経過していた．LEVの減量を開始した．

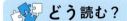

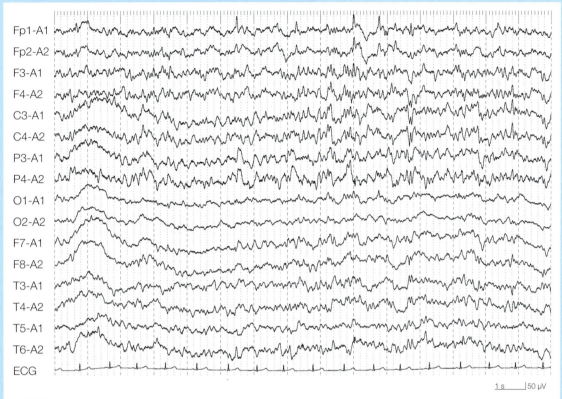

図 4-A　発作間欠期脳波（睡眠時）④（どう読む？）
【ポイント】前回に比して，ノンレム睡眠期に出現する棘・徐波複合の出現頻度に変化はあるのか？　棘・徐波複合の波高はどの部位で高いのか？　左右差はあるか？　前回と変化があるのか？

C 発達性てんかん性脳症または進行性神経学的退行を伴う症候群　②小児期発症

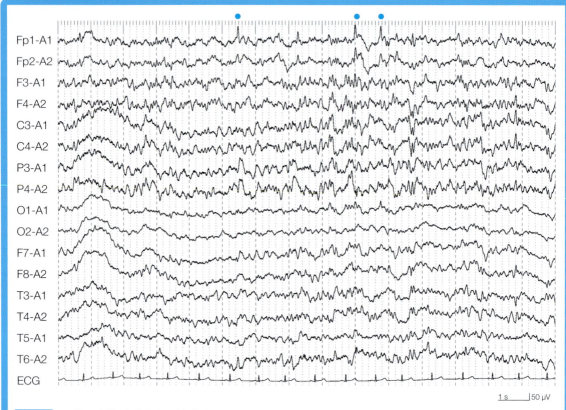

図 4-B 発作間欠期脳波（睡眠時）④（こう読む！）
左後頭部（O1）の棘波は不明瞭になったが，左前頭極部（Fp1）の双極子のみが顕在化していた（●）．後頭部のてんかん性焦点は，大脳間裂に存在しているのか頭皮上脳波ではとらえることができなかった．

経年的に脳波所見は改善していき，棘徐波複合の連続性が次第に軽減していきます．また，周波数が一定しなくなっていき，波高が下がっていきます．

13歳6か月時，発作症状は消失しており，LEVは中止された．緘黙症状は若干改善し，コミュニケーションが少しずつ取れるようになってきた．

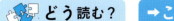

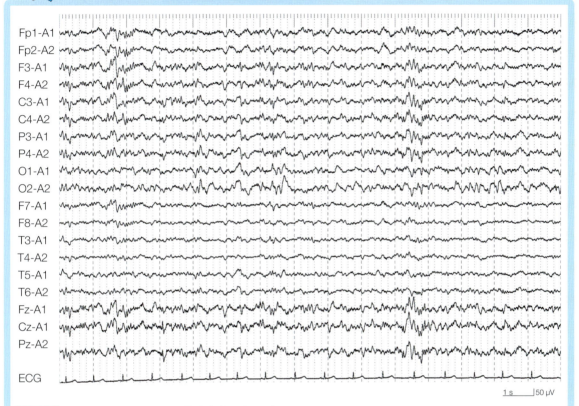

図 5-A 発作間欠期脳波（睡眠時）⑤（どう読む？）
【ポイント】前回に比して，ノンレム睡眠期に出現する棘・徐波複合の出現頻度に変化はあるのか？ 棘・徐波複合の波高はどの部位で高いのか？ 左右差はあるか？ 前回と変化があるのか？

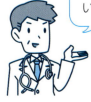

脳波所見の改善とともに，認知機能の回復が見られていくことが多いです．砂場の上を走っていたところが，段々地面を走る様になる様な印象です．徐々に回復に向かっていることを強調してほしいですね．

C 発達性てんかん性脳症または進行性神経学的退行を伴う症候群　②小児期発症

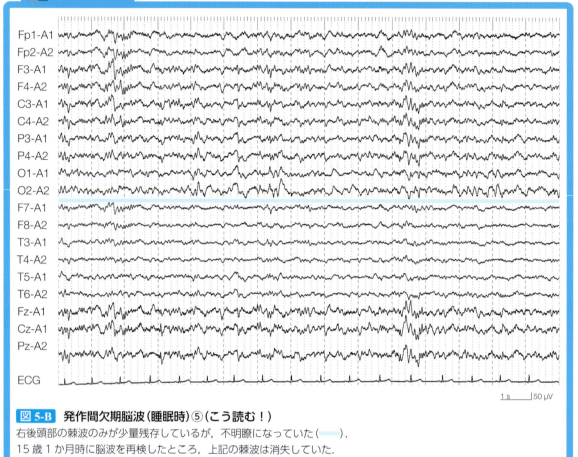

図 5-B　発作間欠期脳波（睡眠時）⑤（こう読む！）
右後頭部の棘波のみが少量残存しているが，不明瞭になっていた（━━）．
15 歳 1 か月時に脳波を再検したところ，上記の棘波は消失していた．

3　発作時脳波

6 歳 10 か月時の発作時脳波（覚醒時）（図 6）．

Pitfall

この症例の脳波所見は一時期両側広汎性の棘徐波複合となり，局在ははっきりしなかったが，経時的変化を見ると，SeLEAS の電流源の局在と同部位であった．SeLEAS が何らかの経緯で atypical-evolution をしていることが示唆された．

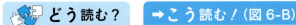

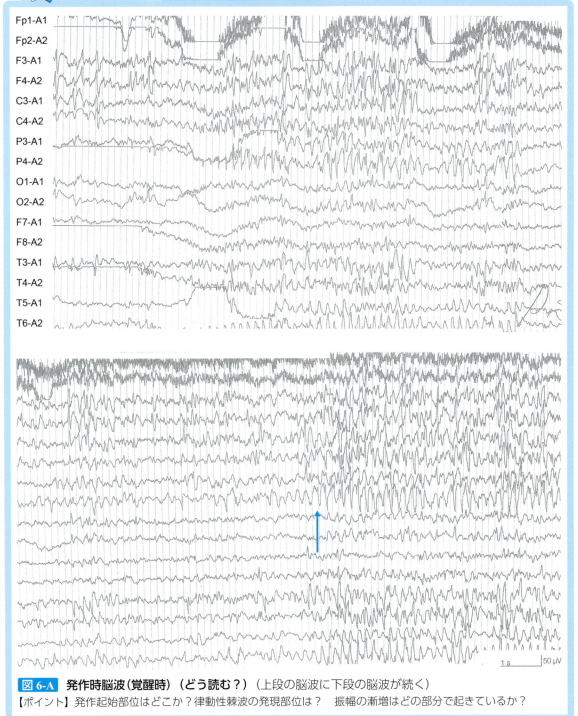

図 6-A 発作時脳波（覚醒時）（どう読む？）（上段の脳波に下段の脳波が続く）
【ポイント】発作起始部位はどこか？律動性棘波の発現部位は？　振幅の漸増はどの部分で起きているか？

C 発達性てんかん性脳症または進行性神経学的退行を伴う症候群　②小児期発症

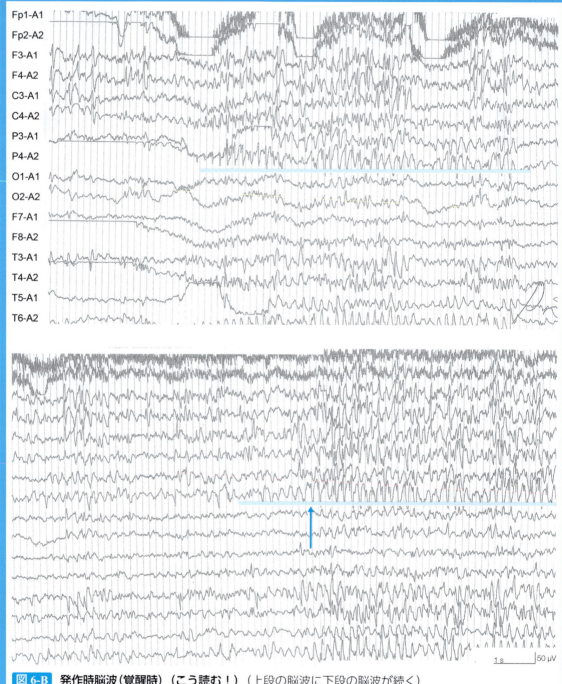

図 6-B 発作時脳波（覚醒時）（こう読む！）（上段の脳波に下段の脳波が続く）

・脳波では，右頭頂部（P4）優位で，その部位より拡延している律動性棘波の繰り返しが出現していた（＿＿）．
・光刺激を施行し，一度律動性棘波は消失するが，その後，右頭頂部（P4）より起始する律動性棘波が再び出現してきた（↑）．その後は，ほぼ連続出現していた．この間，意識減損が生じているようであるが，緘黙症状があり，判然としなかった．

4 脳波と鑑別疾患

Landau-Kleffner 症候群は，睡眠時棘徐波活性化（SWAS）を示し，獲得性後天性失語をもつ症候群で，脳波所見は似る．失語症状の存在において鑑別する．

Lennox-Gastaut 症候群においても，睡眠期に棘徐波複合が連続して出現することがある．しかし，全般性強直発作を主たる発作症状としてもつので，全般性突発性速波活動[1]が必ず出現している．基本的に，EE-SWAS では全般性強直発作はもたないと規定している．

5 脳波の診断的意義

DEE-SWAS および EE-SWAS の診断において，脳波所見は必須である．特に，Lennox-Gastaut 症候群における全般性突発性速波活動が生じている場合は明確に DEE-SWAS および EE-SWAS を除外できる．DEE-SWAS の治療は，強直発作に対する治療ではなく，欠神発作の治療（VPA，ESM，LEV など）に類似するので，治療方針の決定において大きな示唆を与えうる．

6 まとめ

SWAS は病態の診断名であるので，SWAS を来す疾患は様々考えられる．周期的に棘徐波複合が生じる上で，Lennox-Gastaut 症候群に生じる棘徐波複合や，PLEDS などの周期性発射との異同を考慮しなくてはならないが，特に徐波睡眠期に連続する棘徐波複合が出現し，その頻度，すなわち spike and wave index（SWI）が 85％以上の場合を CSWS と規定していた．小児期おいて DEE-SWAS および EE-SWAS を来す疾患の中では，かつての ABPE，現在の atypical self-limited epilepsy with centrotemporal spikes（ASeLECTS）が多く存在する．

発作発現は 2〜12 歳でピークは 4〜5 歳である．

ASeLECTS は 1981 年に Aicardi が記載した ABPE と同じ概念であり，SWAS を持ち，①発作型として覚醒時の失立発作を持ち，局所性運動発作，非定型欠神発作，二次性全般化発作を合併する，②脳波で，中心・中側頭部優位の棘波から，両側広汎性棘・徐波複合が出現し，睡眠時には連続出現する，③精神運動発達遅滞がない，または軽微である，との症候を示すものを指す[2]．

ASeLECTS の多くは，小児期の自然終息性てんかんを構成する SeLECTS，self-limited epilepsy with autonomic seizures（SeLEAS）からの変容，すなわち atypical evolution によって出現していることが多い．Shiraishi らの報告によると，脳磁図を用いた ASeLECTS における電流源出現様態を追跡すると，SeLECTS，SeLEAS によって生じる電流源からの拡延がその実態であると報告している．発作症状は通常思春期までに寛解する[3]．

●文献

1) Specchio N, et al.：International League Against Epilepsy classification and definition of epilepsy syndromes with onset in childhood：Position paper by the ILAE Task Force on Nosology and Definitions. Epilepsia 2022；63：1398-1442.

2) Patry G, et al.：Subclinical "electrical status epilepticus" induced by sleep in children. A clinical and electroencephalographic study of six cases. Arch Neurol 1971；24：242-252.

3) Shiraishi H, et al.：Magnetoencephalography localizing spike sources of atypical benign partial epilepsy. Brain Dev 2014；36：21-27.

（白石秀明）

第2部　各論

C 発達性てんかん性脳症または進行性神経学的退行を伴う症候群
③発症時期が一定でない疾患

Rasmussen 症候群（RS）

1 臨床特徴のまとめ

» **病因**：細胞傷害性 T 細胞が主体となった自己免疫炎症によるとされている[1]．
» **好発年齢**：発病は小児期（平均年齢 8.4 歳）に多いが，青年〜成人期にもみられる．
» **発病発作型**：初発てんかん発作は様々な症状の焦点起始発作が起こりうるが，けいれん性の発作が半数を占めている．
» **画像**：初期には FLAIR 画像で高信号病変を認めることが多く，全経過では萎縮性病変も 80％以上に出現する[2]．
» **臨床経過**：てんかん発作頻度が増加，単肢麻痺 - 片麻痺と運動機能障害が進行し，知的退行も出現する．
» **発作予後**：半球離断術の発作抑制率は 71％で，メチルプレドニゾロンパルス治療の 50％ responder rate は 81％である[1]．
» **精神運動発達予後**：運動機能障害を 59％，認知機能障害を 72％，精神障害を 12％の症例に認める．

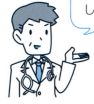

Rasmussen 症候群と Rasmussen 脳炎について
ILAE の 2022 年のてんかん症候群分類では，Rasmussen 症候群を Rasmussen 脳炎にかわって用いることを希望しています．日本における小児慢性特定疾病や指定難病の病名も Rasmussen 脳炎となっていますが，今後変更されるかもしれません．

C　発達性てんかん性脳症または進行性神経学的退行を伴う症候群　③発症時期が一定でない疾患

2 発作間欠期脳波(図1)

　8歳6か月に感冒罹患，数日後から右へ向反するてんかん発作が群発するようになり，VPA開始，8歳7か月当院初診，右口角の不全麻痺とMRI病変を認めた．インフルエンザワクチン接種し，発作増悪，入院した．入院時の覚醒時発作間欠時脳波を示す(図1)．

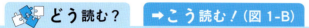

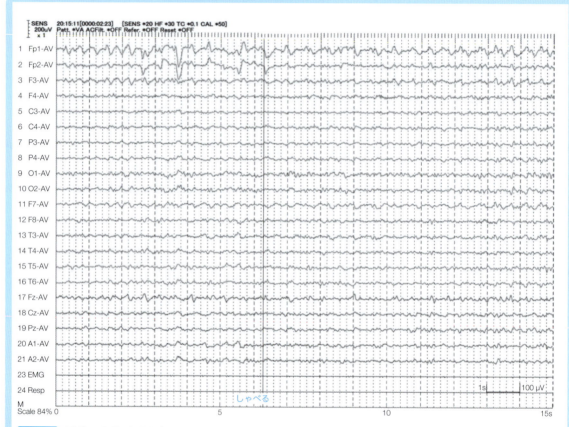

図1-A　発作間欠期脳波（どう読む？）
【ポイント】覚醒時か睡眠時の記録か？　右半球と左半球の記録は相似しているか？　前頭部と後頭部で調和がとれているか？

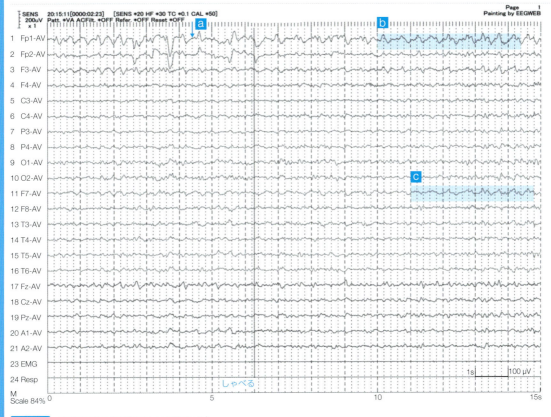

図 1-B　発作間欠期脳波（こう読む！）
発作間欠期脳波ではFp1に鋭波 a を認め，Fp1やF7領域 b，c に局在性の徐波を認める．Fp1領域の機能障害が示唆され，Rasmussen症候群では炎症病変が存在することが推定される（図2）．

🧠 脳波の特徴

　Rasmussen症候群では，焦点性あるいは一側性の徐波を特徴として，棘波や鋭波といった，てんかん性異常波も出現するようになる．

Pitfall ▶ 覚醒時脳波が大切

　発作間欠期脳波の特徴である焦点性あるいは一側性の徐波は，なるべく長い時間の覚醒時安静脳波をとることで見つかる．傾眠時では睡眠に伴う徐波が出現し，覚醒時焦点性徐波と間違われることがある．小児では薬物で睡眠させてから記録する施設も多いかもしれないが，覚醒時脳波からの記録開始が推奨される．

C 発達性てんかん性脳症または進行性神経学的退行を伴う症候群　③発症時期が一定でない疾患

3 発作時脳波（図2）

　インフルエンザワクチン接種し発作増悪，入院．覚醒時のFAS発作時脳波を示す．患者は発作を自覚し左をみたが，約2秒後には視線は正中に戻った．

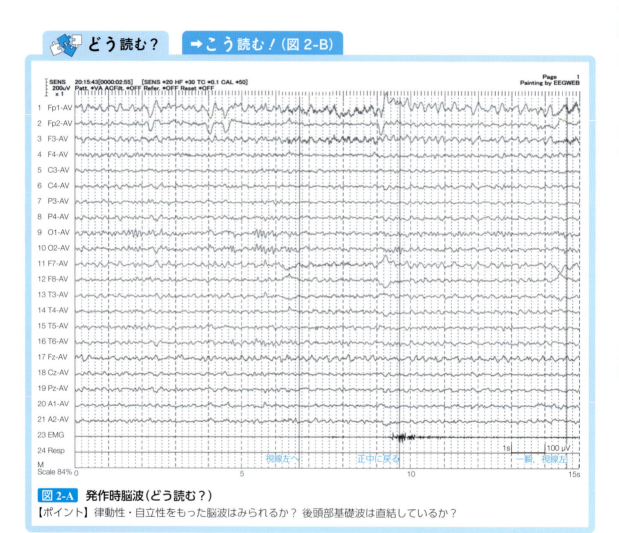

図 2-A　発作時脳波（どう読む？）
【ポイント】律動性・自立性をもった脳波はみられるか？　後頭部基礎波は直結しているか？

Pitfall ▶ 前頭極の脳波と眼球アーチファクト
　両側前頭極（Fp1とFp2）では眼球の動きによるアーチファクトが見られやすい．焦点性徐波と鑑別が重要であるが，通常は1〜2 Hz程度の周波数である．

こう読む！

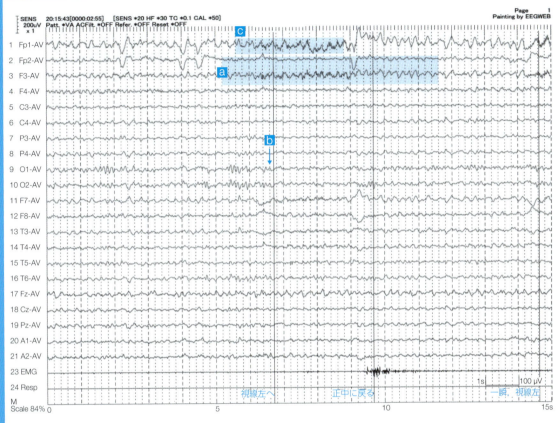

図 2-B 発作時脳波（こう読む！）
発作の始まりとともに Fp1 のみならず F3 にも律動性のある θ 帯域のてんかん発射が広がり a，両側後頭部の覚醒時の α 帯域の基礎波活動が減弱する b．左へ視線を向けたことに伴う筋電図が Fp1 と F3 領域のてんかん発射に重畳している c．

脳波の特徴

焦点発作の発作時脳波は，様々な部位から様々な形態で起こりうる．また持続性部分てんかん（epilepsia partialis continua）の発作時脳波では，発作発射を認めないことが多く，心因性非てんかん発作と誤診しないことが重要である．

4 脳波と鑑別疾患

焦点性あるいは一側性の徐波を呈する疾患には，限局性皮質異形成によるてんかん，片側巨脳症，片側けいれん片麻痺てんかん症候群，腫瘍などによるてんかん，ミトコンドリア脳筋症によるてんかん，血管炎や傍腫瘍性脳炎などによるてんかんがあり，MRI などによる鑑別を慎重に進め，それらが除外できると Rasmussen 症候群の診断に至る．

5 脳波の診断的意義（図1，2）

　臨床発作症状，発作間欠期脳波と発作時脳波のみでは Rasmussen 症候群は診断できないが，発病から比較的早い段階で発作間欠期の局在性徐波活動がみられる症例では，MRI や髄液検査を早期に行い，炎症性の病変の有無を確認し，炎症病因が疑われる場合には抗てんかん発作薬以外の免疫修飾治療の適応を検討する必要がある[1]．

● 文献

1) 日本てんかん学会（編）：てんかん症候群 診断と治療の手引き，ラスムッセン脳炎（ラスムッセン症候群），メディカルレビュー2023.
2) Yamazaki E, et al.：Temporal changes in brain MRI findings in Rasmussen syndrome, Epileptic Disorders 2011：13：229-239.

（高橋幸利）

第2部 ▶ 各　論

C 発達性てんかん性脳症または進行性神経学的退行を伴う症候群
③発症時期が一定でない疾患

進行性ミオクローヌスてんかん (PME)

1 臨床特徴のまとめ

» **臨床症状**：①不随意運動（ミオクローヌスなど），②てんかん発作，③小脳症状，④進行性の認知機能障害を主徴とする[1].

» **病因**：これまでに複数の疾患が報告されており（表1），異常蛋白の神経細胞内（核・ライソソームなど）の蓄積等による神経細胞変性による.

» **好発年齢**：疾患や遺伝子変異により異なる．若年発症であるほど進行が速い.

» **発病発作型**：焦点起始発作，ミオクロニー発作，全般性強直間代発作など様々な発作症状を呈しうる．光過敏性を示すことが多い.

» **画像**：MRIでは非特異的な脳委縮のみを示すことが多い．特に初期には巨大体性感覚誘発反応をしめすことがある.

» **臨床経過**：症状は進行性に経過し神経機能退行をしめす．多くは最終的には寝たきりとなる.

» **発作予後**：薬剤抵抗性であり，外科的治療の適応も限られるため難治に経過する.

» **精神運動発達予後**：発症後退行を示し，最終的に重度の認知機能障害に至る.

表1　PMEをきたす原因疾患

疾患	原因遺伝子	遺伝形式
Unverricht-Lundborg 病	*EPM1*	常染色体潜性
Lafora 病	*EPM2A/EPM2B*	常染色体潜性
良性成人型家族性ミオクローヌスてんかん	不明	常染色体顕性
歯状核赤核淡蒼球ルイ体萎縮症	*ATN1*	常染色体顕性（表現促進現象）
赤色ぼろ線維・ミオクローヌスてんかん症候群	mtDNA 8344 変異など	おもに母系遺伝
神経セロイドリポフスチン症	*CLN1/CLN2/CLN3/CLN5* など	常染色体潜性

2 発作間欠期脳波

3歳より言葉の遅れに気づかれた．6歳時3語文可能，独歩可能であったが，11歳時には単語のみ，失調が強く歩行困難となった．6歳ころより全般性強直間代発作，10歳ころよりミオクローヌスが出現した．遺伝学的検査にて歯状核赤核淡蒼球ルイ体萎縮症（dentatorubral-pallidoluysian atrophy：DRPLA）と診断された．12歳時の覚醒時発作間欠期脳波を示す（図1）．

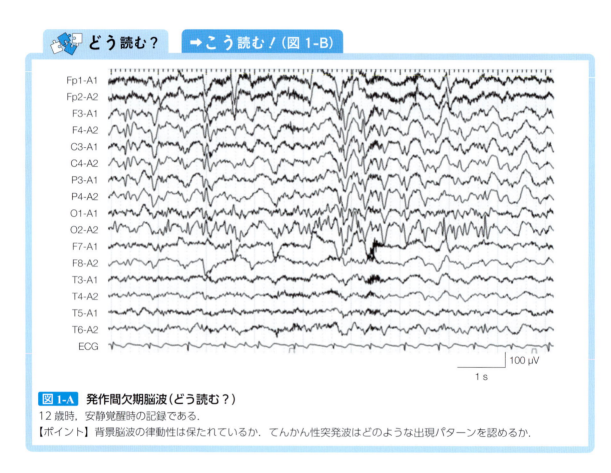

図1-A 発作間欠期脳波（どう読む？）
12歳時，安静覚醒時の記録である．
【ポイント】背景脳波の律動性は保たれているか．てんかん性突発波はどのような出現パターンを認めるか．

こう読む！

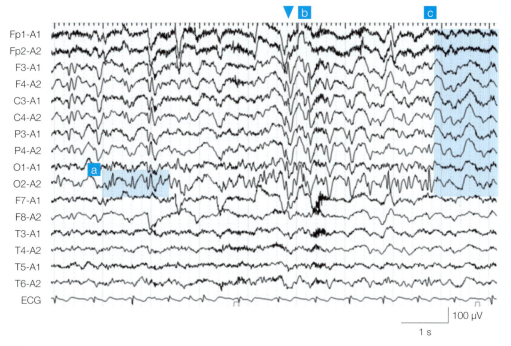

図 1-B　発作間欠期脳波（こう読む！）
O2 優位の棘波（a）あるいは全般性に拡がった鋭波（b）を認める．背景脳波は全体に徐波化し，後頭部優位の律動は消失している（c）．

脳波の特徴

進行性ミオクローヌスてんかん（progressive myoclonus epilepsy：PME）では，全般性棘波あるいは鋭波にくわえ後頭部優位の棘波，光突発反応を認めることが多い．背景脳波は認知機能障害の進行に沿って徐波化し，正常な睡眠コンポーネントも失われていく．

RME の脳波記録では，光刺激にて発作が誘発され，時に重積にいたることもあるため，疑われる症例では，あらかじめその情報を伝えておくことが推奨されます．

C 発達性てんかん性脳症または進行性神経学的退行を伴う症候群　③発症時期が一定でない疾患

3 発作時脳波

どう読む？　→**こう読む！（図 2-B）**

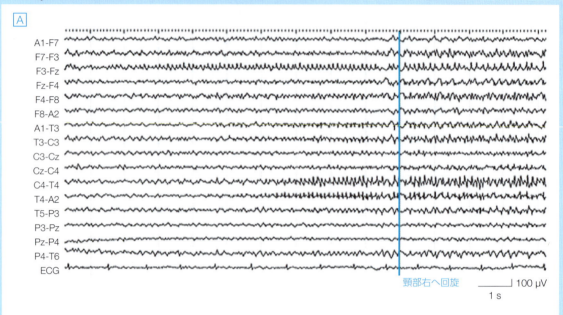

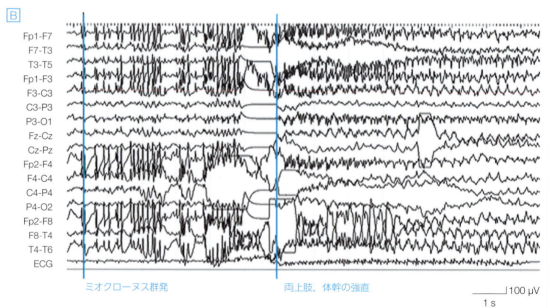

図 2-A　発作時脳波（どう読む？）

A：DRPLA 患者の焦点性意識減損発作の脳波所見を示す．睡眠中開眼し，眼球右方偏位，頸部をゆっくりと右に回旋させるものであった．

B：光刺激によって誘発された全般強直間代発作の脳波所見をしめす．不規則かつ連続的な両上肢のミオクローヌスが出現し，それに引き続いて両上肢，体幹の強直に至る発作であった．

こう読む！

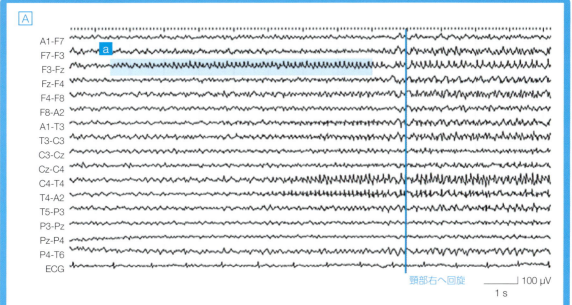

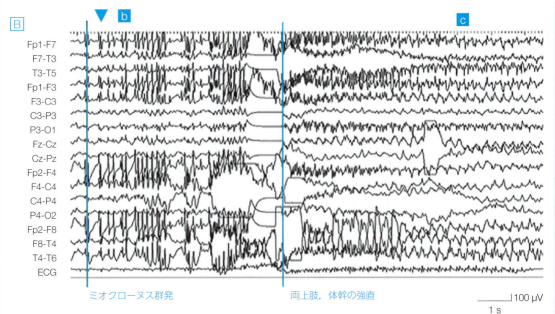

図 2-B　発作時脳波（こう読む！）
A：発症症状起始に先行しF3優位に律動性のあるθ帯域のてんかん発射が出現し（a），のちに右側にも拡延し発作に至る．
B：ミオクローヌスによる筋電図が強直発作に先行して記録されている．脳波対応ははっきりしない．全般強直発作に移行する際に脳波は低電位化し，その後全般性の徐波律動に移行していく．

> C 発達性てんかん性脳症または進行性神経学的退行を伴う症候群 ③発症時期が一定でない疾患

> 🧠 **脳波の特徴**
>
> 　全般性棘波あるいは鋭波に加え，光突発反応や後頭部優位の棘波を認めること，発達退行に対応した背景脳波の徐波化を認める点に特徴がある．連続するミオクローヌスから全般強直間代に移行する発作は比較的 PME に特徴的である．

4　脳波と鑑別診断

　ミオクローヌスをきたし，光過敏性を有する全般てんかんとして，病初期には若年性ミオクロニーてんかんが鑑別にあがる．知的退行，運動機能障害を合併する点に違いがあり，進行すれば PME の診断に至ることはそれほど難しくはない．

5　脳波の診断的意義

　PME は多彩な原因疾患を背景としながら共通する表現型をとることにその特徴がある．最終的な診断は遺伝学的検査となるが，そこに至る表現型の把握に脳波の果たす役割は大きい．また，病期の進行とともに背景脳波を中心に脳波所見も変化していくため，進行の程度を評価するために有用である．

> **Pitfall** ⚠
>
> 　PME の発作症状は多彩である．全般強直間代発作，ミオクロニー発作，非定型欠神発作など全般発作に加え，焦点性意識減損発作もしばしば認められる[2]．起始は同一の患者でも一定しないことが多い．ミオクロニー発作と不随意運動としてのミオクローヌスは混在する場合があり，その区別はしばしば困難である．一つの発作にとらわれ過ぎず，病歴も含めて広く評価することが診断に重要である．

●**文献**

1) Orsini A, et al.：The best evidence for progressive myoclonic epilepsy：A pathway to precision therapy, Seizure 2019；71：247-257.

2) Egawa K. et al.：Electroclinical features of epilepsy in patients with juvenile type dentatorubral-pallidoluysian atrophy 2008；49：2041-2049.

（江川　潔）

第3部

付　録

第3部 付録

A

発作時脳波焦点と MRI 所見

1 はじめに

　てんかん診療における MRI の意義は，外科治療に関連するものが多く，てんかん発作の原因（てんかん焦点）の検索，外科治療の適応判断，術前シミュレーション，術中ナビゲーション，術後フォローなどにおいて有用な画像情報が入手できることがある．特に重要であるのは症候性部分てんかん患者において，画像検査で検出された病変と他の臨床情報との局在相関が得られれば，病変やその周辺領域にてんかん原性領域が存在する可能性が高いことである．てんかんの画像診断はてんかん外科とともに発展してきたといえる．

　薬剤抵抗性のてんかんにおいて，手術適応のある症例はすなわち，術後に発作消失が期待できる症例である．海馬硬化を伴う内側側頭葉てんかんでは，手術により約 8 割の症例で発作が消失する．また，MRI で器質病変（脳腫瘍や限局性皮質異形成など）が認められた症例でも，手術により約 7 割の症例で発作が消失する．一方，明らかな MRI 異常を認めない（MRI 陰性）症例では術後の発作消失率は 5 割未満に留まる．MRI で認められるてんかん性病変は多岐に渡るが，ここでは手術が有効な難治性てんかんの代表として，海馬硬化と限局性皮質異形成 focal cortical dysplasia：FCD における MRI 所見の特徴について述べる．

2 海馬硬化

　海馬硬化は病理組織学的には海馬の錐体細胞や歯状回顆粒細胞の脱落およびグリオーシスを特徴とする．MRI の特徴的な所見として海馬の萎縮，T2 や FLAIR にて海馬の高信号を認める．特に FLAIR 像は脳脊髄液が低信号に描出されるため，脳室内に存在する海馬の高信号の比較において有用であり，海馬硬化の判定に推奨される．ただし，大脳辺縁系（扁桃体，海馬，帯状回など）は年齢や性差に関係なく，生来高信号であり，左右差はみられないので，海馬硬化の高信号は冠状断で同時に写っている帯状回の信号強度と比較すると判定しやすい．MRI の読影時には，画像のウインドウ条件を調整することで硬化側の海馬の高信号を際立たせることが可能であり，有用である．

　海馬硬化所見は海馬の長軸に沿った水平断に加え，これに垂直な冠状断で左右を比較することが重要である．このとき，左右対称な位置での比較を行うため頭部が傾いて左右でズレがないように撮影時の位置決めを行う．一方で海馬硬化側の側頭葉の萎縮や側頭極の皮髄境界不鮮明なども認めること

が多い．また海馬硬化側の脳弓が萎縮している所見に遭遇することもまれではない．このような副次的な変化の評価も冠状断が有用である（図1）．

海馬萎縮の判定では海馬硬化側の側脳室下角は拡大して描出されるので，これが先に目がつくことが多い．てんかん原性をもたない海馬溝遺残や脈絡裂嚢胞などの所見にも注意しながら，最終的には海馬そのものの体積の左右差を比べる．T2やFLAIRでは海馬硬化側が高信号のために膨張して見えることもあるため，ウインドウ条件を調整した後は特に注意が必要である．できればT1でも左右の海馬体積を見比べることが望ましい．基本的に視察で海馬萎縮の判定は可能で，volumetryは必須ではない．海馬硬化は萎縮のみ，あるいは高信号のみ認める場合もある．問題となるのはいずれも軽度の場合であり，その際は海馬萎縮以外の副次的な変化にも目を配ることで診断精度を上げるべきである．

海馬硬化を伴う内側側頭葉てんかんでは，症例によっては頭皮脳波にて海馬硬化側の対側起始の発作波が出現するような頭皮脳波所見と画像上の海馬硬化側の不一致を認めることがある．

静岡てんかん・神経医療センターでは同様の症例に頭皮脳波と頭蓋内脳波の同時記録を行った．その結果，発作開始時に海馬硬化側の側頭葉前部や側頭葉底部において，対側よりも振幅が小さい，あるいは限局した発作活動を認め，これが対側へ波及することを確認した．この現象が頭皮脳波における誤った側方化いわゆるfalse lateralizationにつながると考えている．

A 発作時脳波焦点とMRI所見

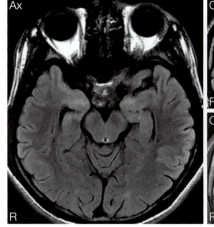
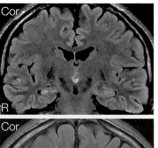
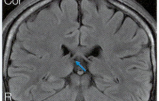
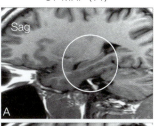
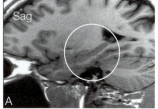

図1 海馬硬化側の対側起始の発作波を認めた内側側頭葉てんかんの手術例

→：右脳弓の萎縮．
28歳男性．2歳時に有熱時に全身けいれん重積の既往あり．19歳時，初発．前兆なく意識減損とともに動作停止する発作が月単位で持続．発作間欠期脳波は左蝶形骨誘導に最大電位を有する棘波・鋭波を認めた．発作時脳波は左側頭部にθ帯域の律動波が出現．対側への明らかな波及なし．MRIで右海馬萎縮，同側の脳弓の萎縮，側頭極の皮髄境界不鮮明を認めた．FDG-PETでも右側頭葉の内側および側頭葉前部は低代謝であった．ワダテストの結果は，言語優位側は左で，記憶に関してはリハーサル18/18（100％），右注入時18/18（100％），左注入時6/19（31.6％）であった．頭皮脳波所見と海馬硬化側の不一致がみられたが，false lateralizationと判断．頭蓋内脳波検査を行わず，海馬硬化側の右選択的扁桃体海馬切除術を施行．術後8年が経過し，発作は完全に消失している．

図1の症例のようにMRIにて一側の海馬硬化と診断でき，経過や発作症状，その他の検査所見が内側側頭葉てんかんとして矛盾なければ頭蓋内脳波は省略可能で，海馬硬化側の切除で良好な成績が得られると考える．

▶ 側頭極皮髄境界不鮮明（temporopolar blurring）所見の解釈

海馬硬化を伴う内側側頭葉てんかんでは海馬硬化側と同側の側頭極の皮髄境界がFLAIRやT2で不鮮明となることがある．この側頭極皮髄境界不鮮明（temporopolar blurring）に加えて白質の高信号，白質体積の減少などを認めることも多いが，これらはFCDに特徴的な画像所見でもある．典型的な海馬硬化を伴う内側側頭葉てんかんと思われても，遠隔地に局所的な他病変が併存する，いわゆるdual pathologyを念頭におくことは重要であるが，内側側頭葉てんかんにおいて多くの場合，このtemporopolar blurringは病理組織学的にはFCDを認めず，てんかん原性を有さない．したがって，選択的扁桃体海馬切除術施行後に同部は残存するが手術成績には影響しない[1]．temporopolar blurringは2歳頃までに生じた発作による髄鞘形成不全に由来すると考えられており[1]，発作頻度とは相関しないとされている[2]．

ただし，海馬硬化を伴わない側頭葉てんかんの症例で側頭葉極や底部の皮髄境界不鮮明を認めた場合はFCDを疑うべきである（図2）．FCDではFLAIRだけでなくT1でも皮質の肥厚を伴うことが多いので鑑別に有用とされている[3]．

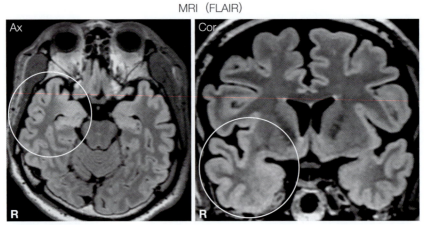

図2 側頭葉前部にFCD type I を認めた海馬硬化を伴わない側頭葉てんかんの症例

37歳男性．20歳時に全身けいれんで初発．熱性けいれんの既往なし．上腹部不快感に引き続き，あるいは突然，意識減損とともに動作停止，口部自動症が出現．発作の持続時間は1〜2分．発作は月単位で薬剤難治に経過．発作間欠期脳波では右蝶形骨誘導に最大電位を有する棘波を認めた．発作時脳波では早期に右蝶形骨誘導に最大電位を有するθ帯域の律動波を認め，振幅を増しながら，頻度を減じてδ律動へと移行した．対側への波及は目立たず，終始右優位．MRIでは海馬硬化所見をみとめず，右側頭極および底部の皮髄境界不鮮明を認めた．わずかだが右扁桃体の腫大も疑われた．またFDG-PETでは右側頭葉の内側および側頭葉前部は低代謝であった．頭蓋内脳波検査は行わず，右側頭葉前部切除術を施行．病理組織検査の結果はFCD type I であった．術後4年が経過し，発作は完全に消失している．

▶ まとめ

　海馬硬化を伴う内側側頭葉てんかんは，いったん寛解したのちに再発すると薬剤難治に経過することが多いが手術成績はいい．それにもかかわらず，発症から長年経過してようやく外科治療を検討するケースが後を絶たない．たとえ年単位でも意識減損を伴う発作があれば日常生活や就労，自動車運転などにおいて支障となる．内側側頭葉てんかんは，推定病因，臨床経過，発作症状，脳波所見，画像所見はおおむね共通しており，一つの症候群とみなされている．的確な MRI の読影を含め，診断のポイントを押さえることで，手術で治るチャンスを適切なタイミングで提供できるようになると考える．術前合同カンファレンスなどでの MRI 画像所見のプレゼンでは単に「海馬硬化があります」と結論を伝えるだけで済ませず，「なぜ海馬硬化と診断したか」を具体的な所見をもって説明すべきである．

3　限局性皮質異形成（FCD）

　FCD は胎生期に生じる皮質形成異常の一つであり，国際抗てんかん連盟（ILAE）の分類では，病理組織学的に type I と type II に大別される．type I は大脳皮質の層構造異常のみを認める．type II では層構造の異常に加えて dysmorphic neuron を認める．さらに type II には balloon cell を伴わない type IIa と balloon cell を伴う type IIb がある．

　FCD の画像診断がときに困難なのは必ずしも明瞭な MRI 所見を伴うとは限らない点である．FCD type I では，びまん性または限局性の大脳萎縮あるいは白質体積の低下でその存在を疑えることもあるが，MRI で明らかな異常を指摘するのは困難なことが多い．一方，FCD type II では，約 8 割に MRI 異常を認め，そのおもな特徴は，局所的な皮質の肥厚，T2 および FLAIR における皮質・皮質下の信号強度の増加，皮髄境界不鮮明，局所的な脳回の形態異常などである[4]．FCD type II は前頭葉に多いとされており，自験例でも上前頭溝付近に異常を伴うことが多いので重点的に読影することを推奨する．

　また，皮質下から同側の脳室まで向かう楔状の T2/FLAIR 高信号領域（transmantle sign）は FCD type I と type II の両方にみられる所見であるが，特に FCD type IIb を疑う根拠となる．

▶ Transmantle sign（TMS）の解釈

　TMS は病理組織学的に dysmorphic neuron を伴わずに，髄鞘化不全や balloon cell の増加を認めることが多いが，balloon cell にはてんかん原性はないとされている[5]．したがって，TMS など白質の FLAIR 高信号は皮質病変に気づく有力な手がかりとなり得るが，TMS 自体にてんかん原性はないので同部が残存しても手術成績には影響しない．拡大切除はむしろ白質の神経線維や髄質動脈を損傷したり，静脈梗塞のリスクを高める可能性があるため，特に FCD が運動野などの eloquent area やその近傍に存在する場合は，皮質病変のみの切除に留めるべきである[6]．TMS は皮質形成の過程において局所的に影響を受けたことを強く示唆しており，病変の局在性が高く，完全切除が見込めるため，TMS を認める症例は術後成績がよいとも考えられている[7]．

　静岡てんかん・神経医療センターで 2019 年 1 月から 2020 年 4 月までに切除外科を行った 82 例中，病理学的に FCD と診断された症例は 24 例，そのうち 1.5T-MRI の通常 slice（5 mm）では明らかな器質的病変が指摘されていなかった症例で 3T-MRI（FLAIR）の thin slice（0.9 mm）によって病変を指摘できた症例は 7 例（TMS が 4 例，temporopolar blurring が 3 例）であった．TMS が疑われた場合は，通常の 3 方向の撮影のみでは描出困難な場合もあり，疑われる画像病変に沿った再構成画像いわゆる MPR（multi-planar reconstruction）画像を作成することで，より明瞭となった病変を指摘し得た．いずれも病変を含む切除外科を施行し，発作は消失している（図3）．

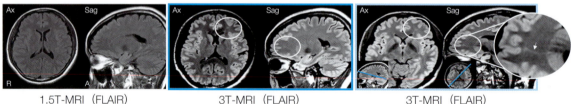

1.5T-MRI（FLAIR）　　　3T-MRI（FLAIR）　　　3T-MRI（FLAIR）
　　　　　　　　　　　　　　　　　　　　　　　　TMS に沿った MPR 画像
　　　　　　　　　　　　　　　　　　　　　　　　（─はスライス面）

図3　画像病変に沿った MPR 画像を作成することで，TMS がより明瞭となった症例

39 歳女性．14 歳時に全身けいれんにて初発．ゆっくりと右偏視・頭部向反しつつ発声したのち右上肢の挙上・間代から全身けいれんへと移行する発作が月単位で薬剤難治に経過．発作間欠期脳波では左前頭部に最大電位を有する棘波および多棘波を認め，発作時脳波では左前頭部に多棘波が出現し，半球性に波及しつつ，徐々に θ 波帯域の律動波を伴うようになり，次第に振幅を増しながら，頻度を減じて δ 帯域の律動波へと移行した．MRI では左前頭葉に TMS を疑う所見を認めた．FDG-PET では左上前頭回および中前頭回の低代謝を認めた．病変切除を施行．病理組織検査の結果は FCD type IIa であった．術後 4 年が経過し，発作は完全に消失している．

▶ Bottom-of-sulcus dysplasia (BOSD)

BOSD は，電気生理学的異常，MRI 異常，病理学的異常が単一の脳溝に限局する微細な病変で，脳溝底部で最大となり，先細りになって正常な脳回の頂点周囲（gyral crown）に至る FCD であり，画像診断の進歩とともに近年さらに注目されている[8]．FCD type II のてんかん原性は dysmorphic neuron に由来するものであり[5]，BOSD では MRI，FDG-PET の異常所見が最大となる脳溝底部に dysmorphic neuron が最も多く存在するとの報告もあり[9]，このことが BOSD の局所的なてんかん原性を裏付ける．よって，一部の患者では FDG-PET や皮質脳波で gyral crown やその周囲の皮質にも異常が認められるにもかかわらず，BOSD を認める脳溝の sulcal bank や深部病変に切除範囲を限定しても良好な発作転帰が得られる．

病変切除のみで発作抑制が期待できるため，画像診断において BOSD の存在に気づくことはその後の電極留置や切除範囲などのストラテジーにも影響するので非常に重要である．また，BOSD のように，非常に限局した低代謝領域を検出するのに FDG-PET と MRI の coregistration は，特に有用である（図 4）．

静岡てんかん・神経医療センターでは FCD type II が疑われる MRI 陽性例では MRI 病変の完全切除が主要な手術戦略となる[10]．その際，基本的に頭蓋内脳波と機能マッピングは不要と考える．

▶ まとめ

FCD によるてんかん発作は，概して薬剤難治性であるが，手術が有効な症例も多い．MRI が診断上極めて重要だが，その読影は必ずしも容易ではない．我々は「MRI 2 時間見たか？」を合言葉にしているが，それは MRI だけを見つめ続ける時間ではない．てんかん焦点検索では総合的な判断が必要となるが，発作症状や脳波所見から推定される場所に病変が存在すると強く疑って MRI を読影することが重要である．その際，FDG-PET での低代謝域や発作時 SPECT での脳血流上昇域なども非常に参考になる．それらの結果と MRI 画像を何度も行き来するうちに，FCD の微細な所見に気づくことができる．難治性てんかん患者において MRI だけを見て「明らかな異常所見なし」と簡単に言ってはならない．

4 おわりに

「MRI 陰性」と判断することは治療戦略や発作転帰に重大な意味をもつ一方で，その判断は臨床の現場で客観性や厳密性に欠けることも多い．今でも多くの MRI 陽性患者が誤って MRI 陰性とされている可能性がある．MRI 陰性例では，多くの場合，頭蓋内脳波が必要となる．わが国でも stereoelectroencephalography（SEEG）という新たな頭蓋内脳波の手法が多くのてんかんセンターで導入されるようになったが，重要なことは SEEG を用いてもてんかん原性領域が同定できず，その結果，切除外科に進めない症例に遭遇することは珍しくないことである[11]．このような治療上の行き詰まりに対する改善策のひとつが，神経画像診断のスキル向上であると思われる（図 5）．

MRI はあくまで，焦点診断における一手段であり，焦点の局在診断の精度向上のためには詳細な発作症状の聴取，脳波所見，脳磁図，機能画像（PET，SPECT）など様々なモダリティを用いて，焦点部位を推測することが重要である．その上で強調したいのは，MRI 病変を指摘できれば頭蓋内電

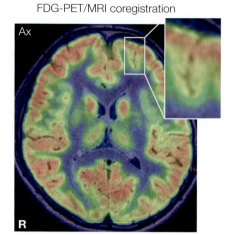

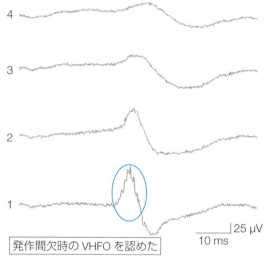
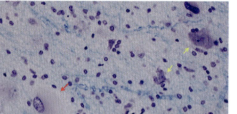

図4 病変切除で発作が消失した BOSD を有する左前頭葉てんかんの症例

A：14歳男性．初発年齢は4歳．頭部・体幹が左に回旋し，両手の身振り自動症を伴う日単位の発作が薬剤難治に経過．発作間欠期および発作時脳波より左前頭極部起始が疑われた．MRI では左上前頭溝の皮質の肥厚や TMS および FDG-PET で同脳溝の底部の糖代謝低下を認め，bottom-of-sulcus dysplasia（BOSD）が疑われた．確認目的に切除前に術中脳波を行った．病変部の深部電極から VHFO（very high frequency oscillation）が検出された．病変切除を施行．術後7年が経過し，発作は完全に消失している．

B：脳溝底部に最も近い電極においてのみ，棘波に重畳する形で周波数約 1500 Hz の VHFO が検出された．

極留置術を経由せずに一期的な病変切除を行うことで良好な発作転帰が期待できる症例が多く存在することである．MRI の詳細な読影は術後成績の向上のみならず患者への侵襲度や医療費の低減にも貢献するであろう．

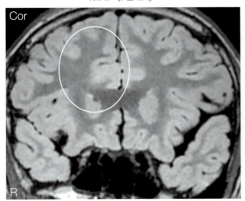
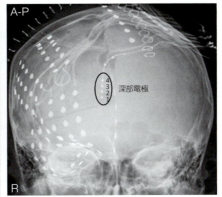
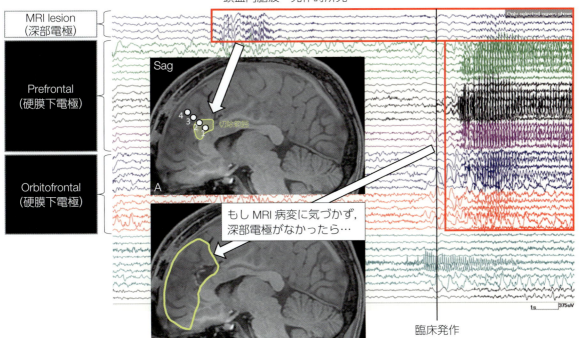

図5 硬膜下電極と深部電極の併用留置が限局切除を行う上で有用であったFCDを有する前頭葉てんかんの症例

14歳男性，5歳時に初発．胸がもやもやする前兆に引き続く過運動発作が日単位で薬剤難治に経過．発作間欠期脳波では右前頭極部（Fp2最大）に鋭波を認め，発作時には右前頭部（Fz，F4最大）に低振幅速波を認めた．当院に紹介された時点ではMRI陰性と判断されていた．MRIのFLAIRで右帯状溝周辺の皮髄境界不鮮明と白質に延びる高信号を認め，FDG-PETで同部位の代謝低下，さらに，発作時SPECTで同部位の血流上昇を認めた．仮説A（てんかん原性領域がMRI病変に限局して存在）か，仮説B（てんかん原性領域が前頭葉の広範な領域に及ぶ）のいずれが妥当かを判断することを主目的に頭蓋内脳波を施行した．MRI所見は非常にsubtleであったこともあり，術前計画でも同部位をてんかん原性領域として強く疑う根拠に乏しく，安全性も考慮して深部電極はMRI病変部に1本のみ留置し，あとは右前頭葉中心に硬膜下電極を留置した．発作時脳波で深部電極から始まる発作発射をとらえた．同部位からはVHFOなどの高周波律動も認められ，限局したてんかん原性であることが示唆されたため，仮説Aに矛盾しないと判断し，MRI病変に限局した切除を行った．病理組織検査の結果はFCD type IIaであった．術後3年が経過し，発作は完全に消失している．本症例では，仮にMRI陰性と判断して硬膜下電極のみの留置であった場合，prefrontalの広い範囲から発作波を認めたので，広範囲切除は避けられなかった．硬膜下であれ深部電極であれ，サンプリングには限界があり，頭蓋内脳波の結果のみで切除範囲を決めるのは困難である．MRI所見だけでなく，PET所見や高周波解析の結果なども参考にして最終的な切除範囲を決めるのが妥当と考える．

●文献

1）Schijns OE, et al. : Presence of temporal gray-white matter abnormalities does not influence epilepsy surgery outcome in temporal lobe epilepsy with hippocampal sclerosis. Neurosurgery 2011 ; 68 : 98-106.

2）Garbelli R, et al. : Blurring in patients with temporal lobe epilepsy : clinical, high-field imaging and ultrastructural study. Brain 2012 ; 135 : 2337-2349.

3）Clavijo Prado CA, et al. : Imaging characteristics of temporopolar blurring in the context of hippocampal sclerosis. Epileptic Disord 2022 ; 24 : 1-8.

4）Blümcke I, et al. : Towards a refined genotype-phenotype classification scheme for the international consensus classification of Focal Cortical Dysplasia. Brain Pathol 2021 ; 31 : e12956.

5）Abdijadid S, et al. : Basic mechanisms of epileptogenesis in pediatric cortical dysplasia. CNS Neurosci Ther 2015 ; 21 : 92-103.

6）Wagner J, et al. : Focal cortical dysplasia type IIb : completeness of cortical, not subcortical, resection is necessary for seizure freedom. Epilepsia 2011 ; 52 : 1418-1424.

7）Wang DD, et al. : Transmantle sign in focal cortical dysplasia : a unique radiological entity with excellent prognosis for seizure control. J Neurosurg. 2013 ; 118 : 337-344.

8）Besson P, et al. : Small focal cortical dysplasia lesions are located at the bottom of a deep sulcus. Brain 2008 ; 131 : 3246-3255.

9）Macdonald-Laurs E, et al. : Onestage, limited-resection epilepsy surgery for bottom-of-sulcus dysplasia. Neurology 2021 ; 97 : e178-e190.

10）Usui N, et al. : Localized focal cortical dysplasia type II : seizure freedom with lesionectomy guided by MRI and FDG-PET. J Neurosurg 2023 : 1-9.

11）Cardinale F, et al. : Stereoelectroencephalography : retrospective analysis of 742 procedures in a single centre. Brain 2019 ; 142 : 2688–2704.

（近藤聡彦）

第3部 付録

B

発作時脳波焦点と SPECT 所見

1 はじめに

　SPECT は感度や分解能，定量性，検索項目などの点で PET に及ばないものの，緊急時など用時対応が可能で，核種注入後，状態が安定した時点で測定ができる点が有用であるなど，特にてんかん発作時の脳血流の測定には欠かせない検査法である．さらに SPECT 画像所見の評価に際し，MRIとの重ね合わせによる解剖学的局在の精度が向上すると共に，統計学的解析法を用いて読影者に左右されない客観的評価を行うなど，これまで課題とされた空間分解能や局在診断の精度が改善している．

　てんかん原性焦点域の検出には，発作間欠期の低灌流域および発作時の高灌流に転じた領域をとらえる脳血流 SPECT が主体であるが，発作頻度に影響されずに中枢性ベンゾジアゼピン受容体濃度の低下域をとらえる SPECT (BZR SPECT) も加わり，てんかん焦点の検索に寄与している．

　以下に画像所見の判読時における留意点と SPECT 検査がてんかん焦点検出に有効であった代表的な症例を呈示する．

2 脳血流 SPECT

　脳血流 SPECT の画像評価に際して，発作間欠期の脳血流に影響を及ぼす要因として検査時年齢（特に発達期の小児期の経時的変化），減薬時など服薬状況，発作頻度（特に発作頻発時には間欠期でもてんかん焦点域の血流増加を認める，図1b，c，d），脳梗塞や器質性病変（図6c）とその永続的な神経症状の合併や精神症状による脳血流変化などを考慮する必要がある[1]．画像所見は視察的評価に加え客観的評価法として健康正常人のデータベースをもとにした統計学的解析法 (3D-SSP，eZIS) が用いられている．

　発作時に関連した要因としては，発作型，発作の頻度（単発，群発，重積）や持続時間，自発発作と誘発発作を念頭におく必要があるが，中でも核種の注入時期が大きく影響する．発作時の脳血流は脳波上の発作発射の広がりに対応して一連の連続的な変化を示すことから，核種注入で反映される画像所見が発作発射の広がりのどの時期に相当し発作発射の進展する方向を推察することが求められ，後に得られた頭蓋内脳波所見との対応を検証することも必要となる（図1g，h，i，図2）．発作時の脳血流増加域の客観的評価法として発作間欠期の脳血流との差をもとに Subtraction Ictal SPECT

Coregistered to MRI (SISCOM) を用いた解析が用いられる[2]。SISCOM の利点は，MRI 上表示により空間分解能と解剖学的な局在診断の精度が向上し，統計学的解析により読影者間の評価の差が解消され，再現性に優れ，標準脳変換の必要がなく変形の強い脳でも解析できることから，今般，広く使用されている（図 2a，b，図 3d，図 5c，図 6e，図 7e）．

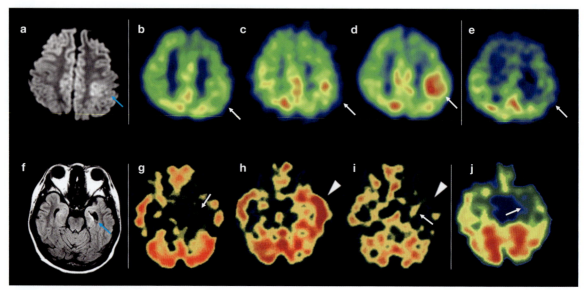

図1 発作頻度の変化に伴う SPECT 所見（上段：左前頭葉てんかん例）と発作時の脳血流の変化（下段：左内側側頭葉てんかん例）

上段は左前頭葉の皮質形成異常例で，発作頻度が高頻度の時期の MRI 拡散強調画像で深く入り組んだ脳回皮質の高信号（a. ➡）を認める．
発作頻度の変化に伴う脳血流 SPECT 所見は，発作が比較的抑制されている時期の発作間欠期では左前頭葉は軽度低灌流（b. ⇨）を示し，発作が頻発した時期の発作間欠期では軽度の高灌流（c. ⇨）を認め，発作時には著明な高灌流域（d. ⇨）を認める．これに対し BZR SPECT では発作頻度に左右されず左前頭葉の病巣に一致した低集積（e. ⇨）を認める．両側前頭葉前部の低集積は小児の発達段階の低集積を示す．
下段は MRI で左海馬硬化を認める（f. ➡）左内側側頭葉てんかん例の発作時に関連する脳血流の変化を示す．脳血流 SPECT 所見は発作間欠期では左内側の灌流低下（g. ⇨）が明らかで，発作時には左側頭葉内外側が著明な高灌流（h. ▷）に転じ，終焉時には外側の皮質の低灌流が顕著となる（i. ▷）が，内側の一部には高灌流域（i. ⇨）が残存している．BZR SPECT では左内側を主体に外側皮質を含む低集積（j. ⇨）を認める．

〔松田一己：脳波を読むための画像情報の活かし方．高橋幸利（編）アトラス　てんかんの発作間欠期・発作時脳波を読む．診断と治療社，初版　2007 年：178-184.
松田一己：てんかん外科適応症例の神経画像　大槻泰介，他（編）難治性てんかんの外科治療　プラクティカル・ガイドブック．診断と治療社，2007 年：112-119．より引用〕

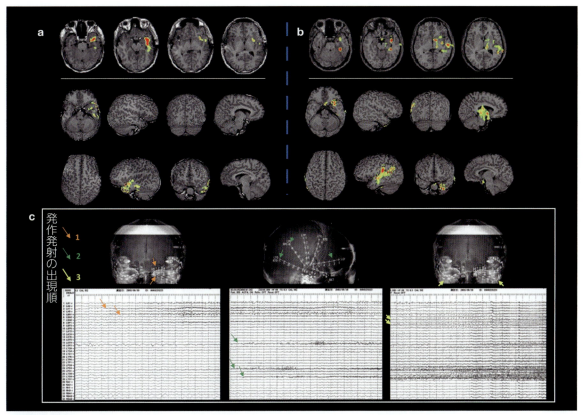

図2 発作時の核種注入時期による脳血流の変化と発作時頭蓋内脳波の発作発射の拡延

左内側側頭葉てんかん例で術前検索の過程で核種の注入時期の異なる2回の発作時脳血流SPECTが得られた．SISCOM解析により発作開始初期の注入（a）では左側頭葉内側を主体に底部，外側皮質前部の血流増加を認めたのに対し，やや遅れた注入（b）では側頭葉外側皮質後上方への広がりが顕著となり一部は視床を含む深部までの血流増加を認めた．その後，施行された同患者の頭蓋内脳波（c）で左内側構造に起始した発作発射が外側皮質，側頭葉底部に拡延する所見が確認され，脳血流のSISCOM所見を裏付けた．

〔松田一己：脳波を読むための画像情報の活かし方．髙橋幸利（編）アトラス　てんかんの発作間欠期・発作時脳波を読む．診断と治療社，初版　2007年：178-184.
松田一己：てんかん外科適応症例の神経画像　大槻泰介，他（編）難治性てんかんの外科治療　プラクティカル・ガイドブック．診断と治療社，2007年：112-119．より引用〕

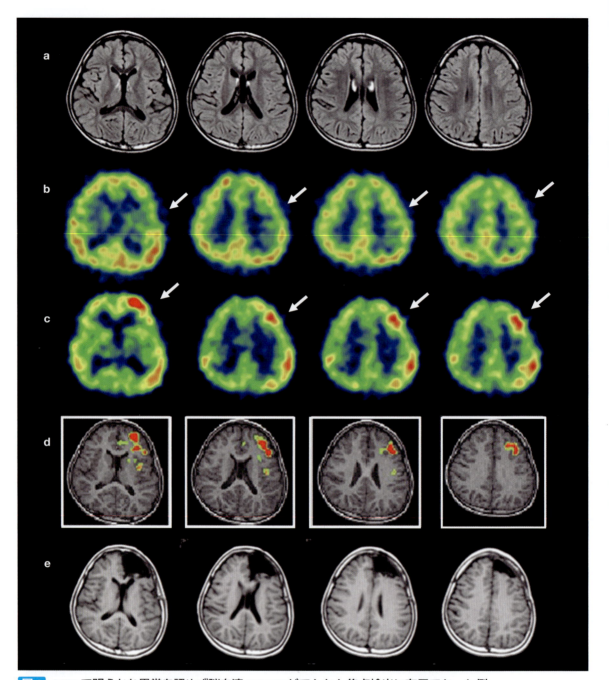

図3 MRIで明らかな異常を認めず脳血流SPECTがてんかん焦点検出に有用であった例

5歳4か月の非けいれん性発作で発症した28歳の前頭葉てんかん患者で，MRI（a）では明らかな異常を認めず，脳血流SPECTで発作間欠期に左前頭葉に低灌流域（b.⇗）を認め，発作時には同部位の前方に限局する高灌流域（c.⇗）が出現し，SISCOM解析で同部位に血流増加域（d）として確認された．この所見を基に頭蓋内脳波記録を経て，左前頭葉切除術（e）が施行され発作抑制に至った．

3 中枢性ベンゾジアゼピン受容体 SPECT（BZR SPECT）

　中枢性ベンゾジアゼピン BZR SPECT は中枢性ベンゾジアゼピン受容体である GABA-A 受容体の濃度分布を示し，抑制系の変化をより直接的に反映する指標として用いられ，てんかん焦点での抑制系の障害，その背景にある神経細胞密度の低下を反映して集積低下域を検出する（図 4b，c，図 5b）．感度では FDG PET や発作時脳血流 SPECT に及ばないものの焦点検出の特異性に優れており，てんかん患者の発作の状況で変動する血流や代謝の影響を受けにくく安定した所見が得られる利点がある（図 1e，j）[3]．ただしベンゾジアゼピン系薬剤の服用で本剤の結合率が低下するため注意を要する．

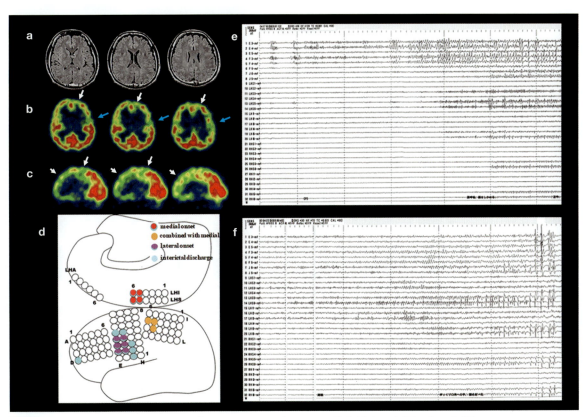

図 4　MRI で明らかな異常を認めず BZR SPECT がてんかん焦点検出に有用であった例
左前頭葉てんかん患者で MRI（a）および脳血流 SPECT では明らかな異常を認めず，BZR SPECT では，左前頭葉の外側に低集積域（b．➡）を認め，さらに内側にも低集積域（b，c．⇨）が確認された．頭蓋内脳波では左前頭葉の外側と内側に電極を留置して記録をした結果（d），前頭葉外側皮質起始の発作発射（e）と内側面の皮質起始の発作発射（f）が確認され，左前頭葉切除後，発作は抑制された．

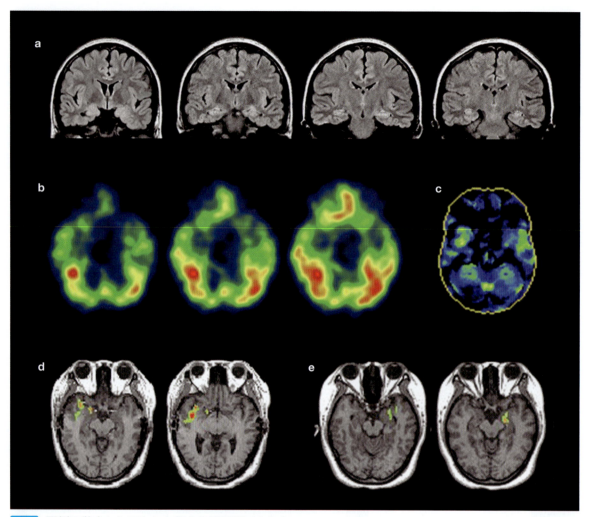

図5 両側の独立したてんかん焦点の側頭葉てんかん

9歳発病のFIASを有する側頭葉てんかん成人例で，MRIでは明らかな異常を認めず（a），BZR SPECTでは両側の側頭葉の集積低下（右は内側優位に，左は内・外側にわたる）を認めた（b，c：3D-SSP）．頭蓋外脳波では発作間欠期に左側頭部の鋭徐波を認めたが，最初に捕捉された発作は右側頭部起始の発作発射と発作時脳血流SPECTの血流増加を認め（d：SISCOM），間欠期脳波所見と一致せず，その後，捕捉された発作では左側頭部の発作発射起始と脳血流増加が確認され（e：SISCOM），頭蓋内脳波記録の結果，左右の独立した発作起始が捉えられ両側焦点性が明らかにされた．

4 てんかん焦点検索におけるSPECTの役割

　てんかん焦点検索においてMRIの器質性病変の存在が有力な情報となるが，MRI異常を認めない場合，脳血流SPECTによるてんかん焦点に関連する異常の検出が最も有効な情報となる．図3は頭皮脳波で右の前頭部，前側頭部に棘波や鋭波を認め，MRIでは明らかな異常がなく，脳血流SPECTで発作間欠期に右前頭葉に低灌流域を認め，発作時には同部位を主体に高灌流域に転じ，SISCOM解析で右前頭葉に限局した血流増加域が検出された．頭蓋内脳波記録を経て焦点側の右前頭葉切除術が施行され発作は抑制された．

　図4は同じくMRI異常を認めずBZR SPECTが有用であったてんかん例で，BZR SPECTで左

前頭葉の外側および内側に低集積域が確認され，頭蓋内脳波記録で左前頭葉外側と内側面に独立して発作起始を認め，BZR SPECT所見との対応が裏付けられた．

次に，多焦点の検索例として両側焦点の側頭葉てんかん例のSPECT所見を呈示する（図5）．本例はMRI異常を認めず，BZR SPECTでは両側の側頭葉の集積低下を認めた．頭蓋外脳波では発作間欠期に左側頭部の鋭徐波を認めたが，最初に捕捉された発作は右側頭部に発作発射の起始と発作時脳血流SPECTでの血流増加を認め，間欠期脳波所見と一致せず，その後に捕捉された発作では左側頭部の発作発射起始と脳血流増加が確認され，その後の頭蓋内脳波記録で左右の側頭葉に独立して起始する発作発射が記録され，両側焦点性であることが確認された．

これに対し，複数病変が存在する場合のてんかん焦点検出に有効な場合がある．図6は多数の結節を有する結節性硬化症のてんかん患者で，てんかん焦点と関連する結節を検索する目的で施行されたSPECT検査では，BZR SPECTと発作間欠時の脳血流SPECTでは多数の散在する結節の局在

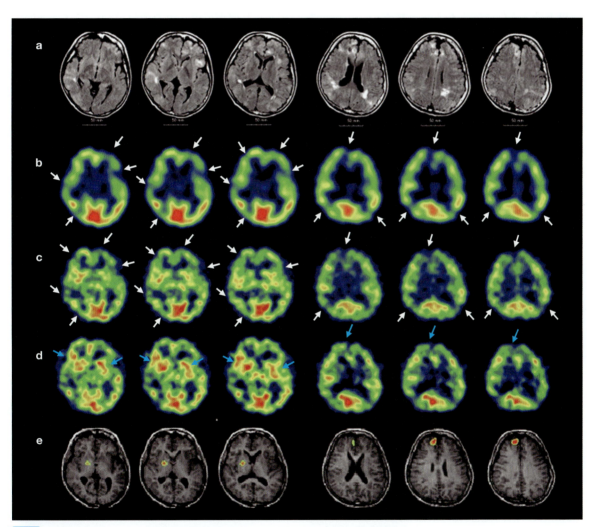

図6 多数の結節からなる結節性硬化症を有するてんかん症例の焦点検索
症例はMRIで大脳全体に散在する結節（a）が確認され，BZR SPECTではその局在にほぼ一致した集積低下（b．⇨）と発作間欠期脳血流の低下（c．⇨）を認めるのに対し，発作時脳血流SPECTでは右前頭葉，両側の基底核で血流増加（d．➡）に転じ，SISCOM解析では右前頭葉の結節部位に限局する血流増加と，発作の拡延による二次的な影響と思われる結節部位ではない右基底核の血流増加（e）が認められた．右前頭葉の結節部位を含む前頭葉切除により発作は抑制された．

にほぼ一致した集積低下を認め，てんかん焦点を決定する情報は得られなかったが，発作時脳血流SPECT の SISCOM 解析では右前頭葉の結節部位に限局する血流増加部位が確認され，てんかん焦点の有力な情報となった．本例は右前頭葉切除により発作は抑制された．

▶ 発作時脳血流とてんかん焦点側の不一致（例）

高度の大脳半球や海馬の萎縮を有する例では，発作時の脳血流増加域が非焦点側に認められることがあり，焦点診断を誤らないことが大切である．図 7 は右海馬の高度萎縮を示す内側側頭葉てんかん例で発作間欠期の脳波は左側頭部に棘徐波が頻発し，発作時の脳血流増加域も左側頭葉に認められ，あたかも左側頭葉焦点を示しているようだが，発作時脳波では焦点側からの発火にも係わらず発作発射が直ちに対側に拡延し優位に持続するため，これを反映して対側の脳血流増加域としてとらえられたものであった．本例では海馬萎縮側の右選択的扁桃体海馬切除で発作は抑制された．

以上のように，てんかん焦点検索の一手段である SPECT 検査で得られた所見については，その後の頭蓋内脳波所見，手術を含む治療成績の結果を踏まえ，その意義を検証することも重要である．

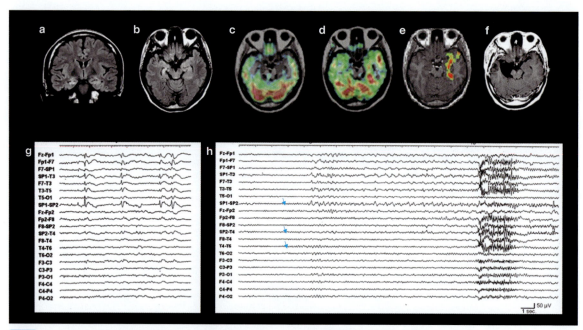

図7 発作時の脳血流増加域がてんかん焦点と異なった内側側頭葉てんかん例

本症例は熱性けいれん重積の既往をもつ内側側頭葉てんかん成人例で，MRI で右側頭葉の萎縮を認め，中でも右海馬の萎縮が顕著である（a，b）．脳波で発作間欠期に対側の左側頭部に棘徐波が頻発し（g），発作時脳血流 SPECT では左側頭葉の血流増加が顕著で（c：発作間欠時，d：発作時，e：SISCOM 解析），あたかも左側頭葉の焦点にみえる．ところが，発作時脳波では左側頭部起始の発作発射が直ちに対側に拡延しその後も優位に持続した（h．➡）ことから，右内側焦点と診断し，選択的扁桃体海馬切除術を行い（f）発作は抑制された．

5 おわりに

てんかん脳における血流や代謝は流動的に変化する中，SPECT は検査時点での限定的な変化をとらえているにすぎず，得られた画像所見の評価や意義付けについては，発作症状や脳波所見，複数の画像所見などの補助診断とともに総合的に検討し診断していくことが肝要である．

● 文献

1) 松田一己：てんかん（SPECT）．S10 巻　精神科臨床における画像診断，倉知正佳，松田博史（責編），中山書店，2000：344-361.

2) O'Brien TJ, et al.：Subtraction ictal SPECT co-registered to MRI improves clinical usefulness of SPECT in localizing the surgical seizure focus. Neurology 1988；50：445-454.

3) Tanaka F, et al.：Presurgical identification of epileptic foci with iodine-123 iomazenil SPECT；comparison with brain perfusion SPECT and FDG PET. Eur J Nucl Med 1977；24：27-34.

(松田一己)

第3部 付　録

C

発作時脳波焦点とPET所見

1 てんかん外科治療とFDG-PET

　てんかん外科治療において，Lüdersの提唱したてんかん原性領域の概念は依然として有用である．てんかん原性領域は，てんかん発作を惹起する領域であり，その除去または離断は発作からの解放にとって必要十分である，と定義される．てんかん原性領域と関連した領域として，irritative zone, seizure onset zone, functional deficit zone, epileptogenic lesion, ictal symptomatogenic zoneがある．種々の検索手段から得られたこれら5つの領域の情報からてんかん原性領域を推定する．

　Functional deficit zoneとは脳の機能の低下した領域である．多くの症例ではてんかん原性領域はfunctional deficit zoneの中に含まれるので，てんかん原性領域を推定するうえでfunctional deficit zoneの同定は重要である．脳細胞はブドウ糖を利用して活動しており，FDG-PETでは発作間欠期のブドウ糖低代謝の領域を検出することができ，このfunctional deficit zoneの検出に有用である．FDG-PETはSPECTに比べて空間分解能が高く，てんかん外科治療の術前評価において大きな威力を発揮する．

　FDG-PET検査の視察的解析では，通常，ブドウ糖代謝の高い領域を赤く，低い領域を青くカラー表示する．FDG-PET所見はMRIで検出される構造性の異常との関連で解析すべきであり，FDG-PETとMRIの重ね合わせ（coregistration）は大変有用かつ必須である．

　FDG-PETは発作間欠期のブドウ糖代謝を評価するものであり，撮像時に発作が起きていなかったかどうかは重要である．特に発作頻度の多い症例での所見を解釈する際にこの点に留意する必要がある．可能であれば脳波をモニターすることが望ましい．

　以下，内側側頭葉てんかん，および新皮質てんかんにおける発作時脳波焦点とPET所見（FDG-PET所見）の意義について述べる．

▶ 内側側頭葉てんかん

　内側側頭葉てんかんとは発作発射が側頭葉の内側構造から起始するものであり，2022年の国際抗てんかん連盟（ILAE）の分類と定義では，病因特異的なてんかん症候群として海馬硬化を伴う内側側頭葉てんかん，およびRasmussen症候群の2つが分類されている．薬剤治療抵抗性に経過することが多く，てんかん外科治療が奏効することが多い．側頭葉内側構造（海馬，海馬傍回，扁桃体）を摘出する選択的扁桃体海馬切除術あるいは側頭葉前部切除術により約8割の症例で発作が消失する．

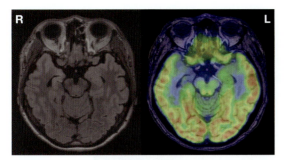

図1 PET 所見が側頭葉内側部に限局していた海馬硬化を伴う内側側頭葉てんかんの症例

手術時年齢54歳の女性．24歳時にてんかん発作を発症．前兆はない．口部自動症や手の自動症を伴う焦点意識減損発作が週単位で難治に経過した．発作間欠期脳波では両側側頭部に独立して棘波を認め，頻度は左側に多く認めた．発作時脳波では右側頭部にθ律動を認めた．MRI では右海馬硬化を認め（図の左），FDG-PET では右側頭葉の内側〜前方部に限局した低代謝域を認めた（図の右）．右選択的扁桃体海馬切除術により，術後1年が経過するが発作は完全に消失している．

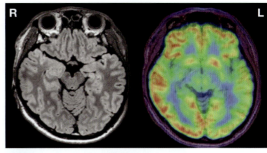

図2 PET 所見が側頭葉外にも及んでいた海馬硬化を伴う内側側頭葉てんかんの症例

手術時年齢29歳の男性．3歳時に熱性けいれんあり，10分以上続き意識障害は半日に及んだ．13歳時にてんかん発作を発症．のどが渇く感じ，上行性不快感に続いて意識減損，口部自動症を伴う焦点意識減損発作が月単位で難治に経過した．発作間欠期脳波では左側頭前部に棘波を認めた．発作時脳波では左側頭部に律動性の棘波が出現した後に同領域にθ律動を認めた．MRI では左海馬硬化を認め（図の左），FDG-PET では左側頭葉のみならず，左半球広範囲に及ぶ低代謝域を認めた（図の右）．左選択的扁桃体海馬切除術により，術後4年が経過するが発作は完全に消失している．

定位的頭蓋内脳波（stereotactic electroencephalography：SEEG）などを用いた研究からは，内側側頭葉てんかんにおいては，側頭葉内側構造にとどまらず，側頭極，側頭葉外側皮質，あるいは側頭葉外に及ぶてんかん原性の拡がりがありうることが示唆されている．

1）発作時脳波焦点

典型例では一側の側頭前部にθ帯域の律動波を認める．頭皮脳波で検出される発作波は，内側構造に起始した発作発射が近傍に波及したものをみていることに留意する必要がある．一部の症例では海馬硬化側の対側から頭皮脳波での発作発射が早期にとらえられることがある．また両側からの独立した発作発射起始がとらえられることもある．

2）PET所見

FDG-PET では発作間欠期に患側の内側側頭葉の代謝の低下を認め（図1，図の右），代謝低下域は側頭極や外側皮質の一部に及ぶこともある．側頭葉外の領域に低代謝域が及ぶこともある（図2）．同側の視床や基底核にも低代謝がみられることがある．このような代謝低下域の拡がりは，発作発射の拡延する領域を反映しているとも考えられている．側頭葉外の低代謝は術後の発作転帰不良と関連するとされる[1]が，個々の症例での転帰を予測するのは難しいように思われる（図2）．

手術における切除側の判断は，臨床発作症状，脳波所見，MRI 所見などをもとになされるが，FDG-PET も切除側の判断を後押しする所見を与える（図1，図2）．

▶新皮質てんかん

1）発作時脳波焦点

穹窿部に起始する発作の発作起始パターンとしては低振幅速波が典型的であるが，内側側頭葉てんかんに比べ，発作時脳波で局在性あるいは側方性所見が得られることは少ない．これには新皮質てんかんでは，側頭葉てんかんにおける海馬・扁桃体といった，「要」，といえる構造がなく，発作発射も内側側頭葉てんかんに比べて急速に拡延することが多いことが関連している．また，体動による筋電

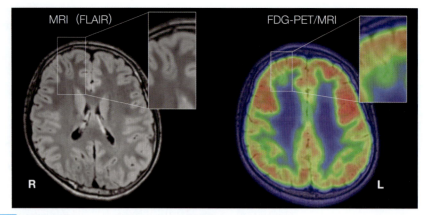

図3 脳溝底部のFCD II型を有した前頭葉てんかんの症例
15歳男児．5歳時にてんかん発作を発症，睡眠中の過運動発作が日単位で難治に経過した．発作間欠期脳波では右前頭部に棘波を頻回に認め，発作時脳波では右前頭部の速波を認めた．FDG-PETでは右前頭葉の脳溝底部に限局した低代謝域を認める（図の右）．MRIとの重ね合わせがこのような限局性の低代謝の検出に有用である．MRIでは同部位に軽度の皮質肥厚と脳室に伸びる高信号域（トランスマントルサイン）を認める（図の左）．病変切除術により，術後7年が経過するが発作は完全に消失している．

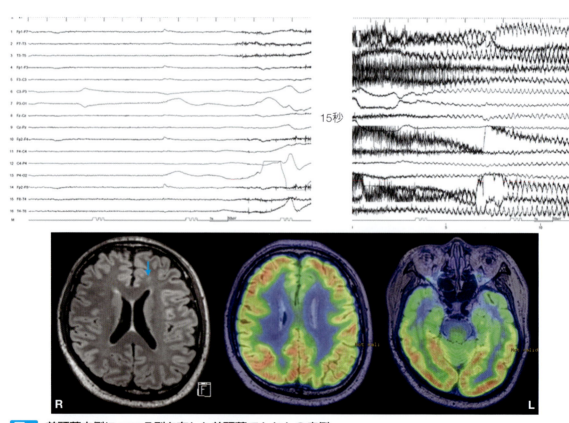

図4 前頭葉内側にFCD II型を有した前頭葉てんかんの症例
50歳男性．4歳時にてんかん発作を発症，睡眠中に開眼，口への字となり発声，両上肢を強直し，発作後に朦朧状態を呈する焦点意識減損発作が週単位で難治に経過した．発作間欠期脳波では両側側頭部に独立して棘波を認め，それより頻度は少ないが前頭部正中部にも棘波を認めた．発作時脳波では，臨床症状出現から遅れて両側側頭部優位に律動波が出現した（脳波図）．MRIでは左前頭葉内側部にトランスマントルサイン（↓）がみられFCD II型が示唆された（下段図の左）．FDG-PETでは同部位（下段図の中央）および両側の側頭葉の低代謝域を認めた（下段図の右）．病変切除術により，術後5年が経過するが発作は完全に消失している．病理はFCD IIb型であった．

図アーチファクトなどにより判読が難しいことも少なくない．デジタル脳波計のモンタージュやフィルター設定を変えるなどして判読し，所見を見出す努力が大切である．

2）PET 所見

　薬剤治療抵抗性の新皮質てんかんの病因として，限局性皮質異形成（FCD：focal cortical dysplasia）は重要である．特に限局性のFCDⅡ型では，FDG-PETは限局性の低代謝域を示し，病変の検出に大きな威力を発揮する．FCDのⅡ型はMRIで検出されることが多いが，所見は微細なことが少なくなく，見逃されていることも多い．FDG-PETをMRIに重ね合わせるPET-MRI co-registrationを必ず行うべきである．これによって微細な低代謝域が検出され，MRIを見直すことで微細な病変の検出につながることがある．特に脳溝底部のFCD（bottom of sulcus dysplasia）の検出に有用である（図3）．後述するようにMRI陰性のFCDの検出にも有用である．

　症例によっては切除すべき症例を超えて低代謝域が広がっていることがある（図4）．これは発作発射の拡延する領域を反映している可能性がある．

　FCDⅠ型においては，FDG-PETは必ずしも有用な情報を提供しない（図5）．

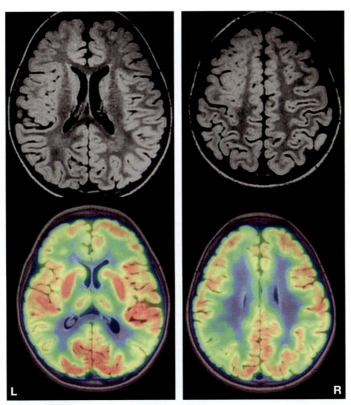

図5 前頭葉のFCDⅠ型を有した乳児てんかん性スパズム症候群の症例

4歳男児．6か月時にてんかん性スパズムで発症し，日単位で難治に経過した．発作間欠期の脳波では右前頭部に棘波を認めた．発作時脳波では右側優位の速波を認めた．MRIでは中心前回を含む右前頭葉に皮髄境界不鮮明と白質の軽度高信号を認めFCDが示唆された（上段）．FDG-PETでは低代謝域は右前頭葉のみならず両側の頭頂葉にも及んでいた（下段）．最終的に中心前回を含む右前頭葉切除を行い，術後3年が経過するが発作は完全に消失している．病理診断はFCDⅠ型であった．

▶ MRI 陰性症例における FDG-PET の意義

MRI 陰性症例で FDG-PET の有用性が特に高いのは 1) MRI 陰性の側頭葉てんかん 2) MRI 陰性の FCD II 型，である[2]．

1) MRI 陰性の側頭葉てんかん

LoPinto-Khoury らは，MRI で異常がなく，PET で一側の側頭葉の低代謝域を認めた側頭葉てんかん症例の術後発作転帰を調べた．なお，術前の非侵襲的検索結果が不一致であった症例は除外した．頭蓋内脳波を行ったかどうかにかかわらず，内側側頭葉硬化を認めた側頭葉てんかんと変わらない良好な術後発作転帰が得られたという[3]．MRI 陰性，PET 陽性の側頭葉てんかんは側頭葉前部切除術のよい適応であり，非侵襲的検索所見が一致していれば頭蓋内脳波もおそらく必要ないと考えられる (図 6)．

2) MRI 陰性の FCD

MRI 陰性の FCD では FDG-PET が非常に有用である．FDG-PET での限局性低代謝域が FCD の局在，発作起始域を示唆することが報告されている[4]．このような症例では，頭蓋内脳波を経て手術を行うことで良好な発作転帰が得られる可能性が高い (図 7)．

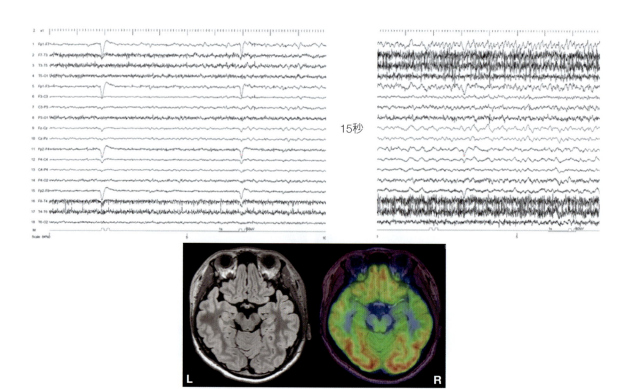

図 6 MRI 異常はないが PET で一側側頭葉の低代謝がみられた側頭葉てんかんの症例
21 歳女性，11 歳時にてんかん発作を発症．変な感じの前兆に続いて，あるいは前兆なく意識を減損，右口角優位に笑ったような表情を呈し，ふっふっと発声する焦点意識減損発作が週 1〜3 回の頻度で難治に経過した．発作間欠期脳波では左側頭部に鋭波を認めた．発作時脳波では左側頭部に徐波が出現し，いったん消失した後，再度左側頭部に律動性のシータ波が出現した (脳波図)．MRI では明らかな異常を認めなかったが (下段の図左)，FDG-PET では左側頭葉の内側および外側に低代謝域を認めた (下段の図右)．左の側頭葉前部切除術を行い，術後 2 年が経過するが発作は完全に消失している．病理診断は FCD I 型であった．

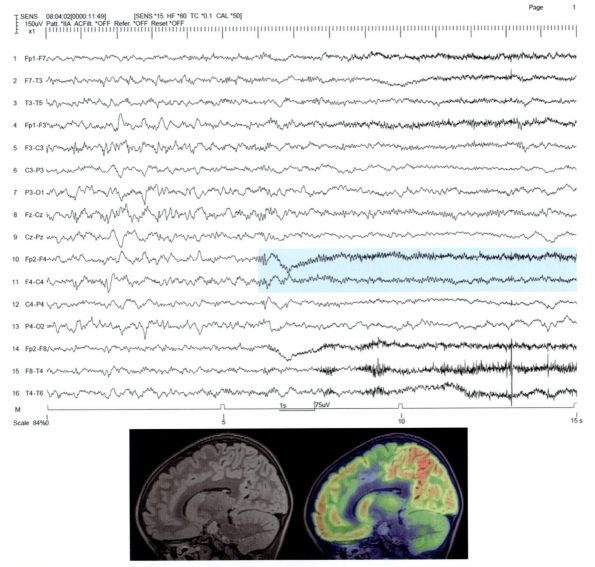

図7 前頭葉内側にFCDⅡ型を有したMRI陰性の前頭葉てんかんの症例

9歳女児．3歳時にてんかん発作を発症．左偏視，両上肢を左優位に強直伸展し，口角は左側へひきつる焦点意識減損発作が日単位の頻度で難治に経過した．発作間欠期には明らかなてんかん様発射を認めなかった．発作時脳波では右前頭部に律動波を認めた（脳波図（　　））．MRIでは明らかな異常を認めなかったが（左），FDG-PETでは前頭葉内側に限局性の低代謝域を認めた（右）．慢性頭蓋内脳波記録を行い，FDG-PETでの低代謝域からの発作発射起始が確認され，同部位の切除により，術後3年が経過するが発作は完全に消失している．病理はFCDⅡa型であった．

2　まとめ

FDG-PETは，発作時脳波や発作時SPECTなどの検査と異なり，発作起始域を直接検出するためのものではなく，発作間欠期の低代謝域を検出することを目的としている．しかしながら，切除すべきてんかん原性領域は通常低代謝を呈することが多いため，てんかん原性領域の局在推定に有用である．

てんかん外科の術前評価においては，病歴，発作症状，脳波，神経画像，神経心理学的所見などを総合して推論を行うことが重要であり，FDG-PETのみで手術適応や切除範囲を決定することはできない．最も大切なことは，PETでの低代謝域の局在が発作症状・脳波と整合性があるかどうかである．FDG-PETの感度は高く，側頭葉てんかんでは60〜90%，側頭葉外てんかんでは30〜60%の感度で焦点描出ができるという報告[5]がある一方で，PETが多脳葉の異常を示したり，てんかん原性領域とは異なった局在を示す割合は50%にものぼるとされる[2]．他の検査所見も踏まえた文脈の中でFDG-PET所見を解釈することが大切である．

内側側頭葉てんかんにおいては海馬硬化側の側頭葉の内側〜前部外側の低代謝がみられ側方性診断に寄与する．側頭葉外にも低代謝域が広がっていることがあり，これは発作の拡延パタンを反映している可能性がある．

新皮質てんかん，特にFCDII型，海綿状血管腫，あるいは脳腫瘍に起因する症例では，MRI病変部位に限局した低代謝域を示すことが多い．また一見MRI陰性と考えられた症例でもFDG-PETで微細な所見が検出され，MRI病変の検出につながることがある．

MRI陰性のFCDII型において，FDG-PETが限局性の低代謝域を示すことがある．また，MRI陰性の側頭葉てんかんで，FDG-PETが一側側頭葉の低代謝域を示す症例があり，他の非侵襲的検索と矛盾なければ手術適応となりうる．

てんかんの切除手術にあたってはブドウ糖代謝の保たれた領域を温存するのが機能転帰の観点から望ましい．FDG-PETは適切な切除範囲の設定にあたっても重要な検査である．

これらのことから，PETはてんかん外科の術前評価において必須の検査と考えられる．

●文献

1) Chassoux F, et al.：18F-FDG-PET patterns of surgical success and failure in mesial temporal lobe epilepsy, Neurology 2017；88：1045-1053.

2) Rheims S, et al.：Combination of PET and magnetoencephalography in the presurgical assessment of MRI-negative epilepsy, Frontiers in Neurology 2013；4：188.

3) LoPinto-Khoury C, et al.：Surgical outcome in PET-positive, MRI-negative patients with temporal lobe epilepsy, Epilepsia 2012；53：342-348.

4) Chassoux F, et al.：FDG-PET improves surgical outcome in negative MRI Taylor-type focal cortical dysplasias, Neurology 2010；75：2168-2175.

5) Rathore C, et al.：The utility of 18F-fluorodeoxyglucose PET（FDG PET）in epilepsy surgery, Epilepsy Research 2014；108：1306-1314.

（臼井直敬）

第3部　付　録

よりよい脳波記録のための検査テクニック

1　検査前の確認事項

▶①検査室の環境

検査室の電気的条件や脳波計によるアーチファクトが生じないか，記録環境は適切かどうかをチェックする．

【Point】
- 脳波計，ベッド，シールドマットにはアースをする．
- ベッドは，電機的雑音障害の混入を防ぐために，壁面から離して設置する．万一の救急処置が必要となった場合に，十分な空間がとれるよう配慮する．
- 脳波を映像と同時記録する場合には，カメラの設置状況や音声記録を確認する．脳波記録と映像の同時性が維持される必要がある．
- 検査室は，換気，空調が十分に行われるよう配慮する．部屋の相対湿度は50～60％が望ましい．

▶②患者の状態と症状の確認

1）患者の状態

患者やその家族に対しては，以下の点に留意して検査説明を行う．
- 入室前にトイレを済ませておくことが望ましい．
- 検査時に空腹であることを避ける．
- 脳波検査が苦痛や危険を伴うものではないことを説明し，検査時間や賦活の意義についておおよその説明をしておく．
- 睡眠時の脳波を記録する際は，眠気があるかどうかを確認し，必要に応じて，医師の指示のもと睡眠導入薬を使用する．
- 患者の様子や会話から，脳波検査に影響する要因がないか観察する．基礎疾患や妊娠の可能性，感覚過敏がある場合などを考慮する．

2）症状の確認
- てんかん発作は多種多様の発作型があり，起きる状況も様々である．1時間程度のルーチン脳波検査中に多くの発作時，発作間欠期の波を引き出すために，てんかんの病歴を検査前に把握することは，重要である．詳細な情報を得ることで，必要な脳波検査（賦活脳波など）を追加することができる．

電極装着をしながら，患者本人や家族から発作時の前兆の有無や内容，発作頻度，誘因，好発時間帯などがあれば話してもらい，検査者がてんかん発作の種類を想定しておくと，発作時や発作後の対応が適切にできる．また，発作の誘因を把握し，検査中にその状況を可能な範囲で再現することで，発作やてんかん波がとらえやすくなる．たとえば，（渦巻や縞といった）模様などで発作をきたす病歴があればパターン賦活を追加する．

これらの情報や検査経過，検査後の患者状態などは記録しておくことで次回以降の検査に役立つ．

2 電極の装着

電極は，銀・塩化銀の皿状電極を使用することが望ましく，電極装着は10-20電極法によって装着する．

【Point】
・髪をしっかり2本の指で分けて固定し，頭皮を露出させる（図1）[1]．
・酒精綿で頭皮を拭いた後，ペーストを指先で直径1 cm程度にこすりつけるように塗る．
・装着した電極の上から紙テープ（3 cm×3 cm程度）を貼り付けると，検査中に患者が動いても外れにくい（図2）[1]．

【Point】—小児の電極装着—

検査を嫌がる子どもや体動が激しい患者に覚醒時から電極を装着する場合には，おもちゃで遊ばせる，好きな動画を見せる，など，患者本人の気をそらすことでスムーズな電極装着が可能になる．

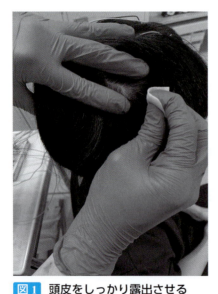

図1 頭皮をしっかり露出させる
〔井上有史ほか：臨床検査技師のためのてんかんデジタル脳波検査ガイドブック．ふじさん・てんかん脳波ハンズオンセミナー事務局（編），2021．32-33 より引用〕

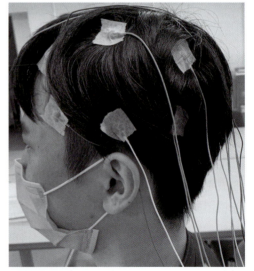

図2 電極の上に紙テープで固定する
〔井上有史ほか：臨床検査技師のためのてんかんデジタル脳波検査ガイドブック．ふじさん・てんかん脳波ハンズオンセミナー事務局（編），2021．32-33 より引用〕

・小児患者は，後頭部が検査技師に見えるように向かい合わせで抱っこしてもらうか，バギー，または椅子に体を固定させる．装着した電極を外されることを防ぐために，親には，患者の手を握る，頭を軽く固定するなどしてもらう．
・電極を順番につけていくと，体動による発汗などで電極が外れていってしまうため，先にすべての電極位置を決めておく．
・電極装着は，比較的拒否感が少ない後頭部から行い，顔周りや前頭部は最後に装着する．
・電極装着後は，伸縮包帯を頭全体に巻いて固定するとよい．包帯の上からサージカルテープで固定することも有効である．

　電極装着後に検査者や親の手が離れると，一瞬の隙をついて電極を抜去される場合は少なくない．患者が興奮している場合には，落ち着くまで装着した場所や態勢のままで検査を開始してもよい．ベッドへ移動して検査を行う場合は，親に患者の手を握っているよう指示し，電極を抜去されることを防ぐ．

　電極装着後はインピーダンスチェックを行う．10 kΩ以下が理想的な数値である．電極ごとに大きなばらつきがないか確認する．
　側頭葉に焦点を疑う場合には，T1・T2電極を追加することで異常波がとらえやすくなることがある．また，脳波電極の他に，筋電図電極や心電図電極，エアーフローセンサを追加することで，アーチファクトやてんかん発作との鑑別，無呼吸症候群や循環器疾患などの判明に役立つ．

3　検査時の実際

　安静時の脳波活動，賦活時，睡眠時の順に脳波を記録することが一般的である．
　脳波検査で日常的に行われる賦活法は，安静覚醒閉眼状態では明らかでない異常波の検出や，生理的変化の観察を目的とする．

▶ アーチファクトの除去

　検査中は，脳波以外の信号（アーチファクト）がなるべく混入しないよう気を付ける．
　アーチファクトと考えられる場合には，改善の工夫をし，判読者にわかるよう記録波形に記載する．以下に患者に由来するアーチファクトと改善方法についてまとめる（表1）．

表1　アーチファクトと改善方法

アーチファクト	改善方法
心電図	頭を左側に向ける，誘導を変更する
脈波	電極位置を少しずらす
呼吸	枕の位置をずらす，リード線を胸部に置かない
発汗	室温を調整する，衣服や靴下を脱ぐ
眼瞼，眼球の動き	緊張をほぐすよう声かけ，タオルやガーゼを目の上にあてる
筋電図	口をあけてもらう，体位を変更する

▶ 賦活脳波検査

1）閃光刺激

　ストロボスコープから光を照射し，その時の脳波の反応性，突発性異常波の誘発，光感受性などの観察を目的とする．患者が覚醒している時に行う．

　ストロボスコープを眼前 30 cm 位に固定し，患者の全視野を照射する．この際，ミオクロニー発作など，光刺激で賦活されやすい症例では，両手は布団からだし，手の動きが見えるようにしておくとよい．最も突発性異常波が賦活されやすい 15 Hz–18 Hz を中心に，10–30 Hz の範囲の光刺激を行う．光刺激によって棘徐波などの突発波が出現する光突発反応（photoparoxymal response：PPR，図 3)[1] が陽性であれば，直ちにその刺激は中止する．光突発反応のほかに，光刺激時に顔面や頭部，頸部の筋収縮によるアーチファクトがみられる場合がある．これを，光筋原性反応（photomyogenic response：PMR，図 4)[1] という．

2）過呼吸

　突発性，非突発性異常波の誘発，賦活終了後の回復状態および再徐波化の有無の観察を目的とする．

　閉眼状態において 20～25 回/分の割合で 3 分間以上行うことが望ましく，終了後は 2 分間そのまま記録する．賦活中に，検査者は患者の状態を見ながら，声掛けをする．

　過呼吸中にてんかん性の波形が頻繁に記録された場合や，患者に明らかな疲労がみられる場合は途中で中止する．

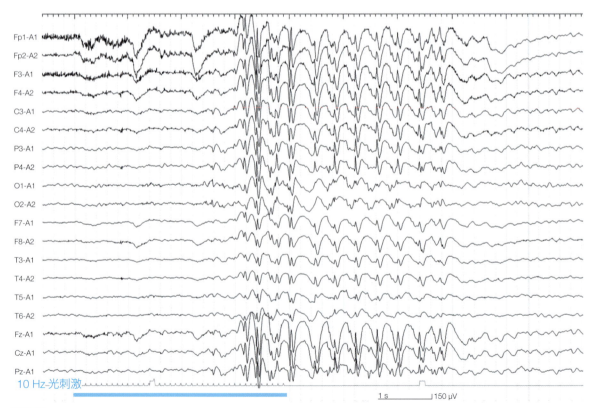

図3　光突発反応（PPR）

〔井上有史ほか：臨床検査技師のためのてんかんデジタル脳波検査ガイドブック．ふじさん・てんかん脳波ハンズオンセミナー事務局（編），2021．93 より引用〕

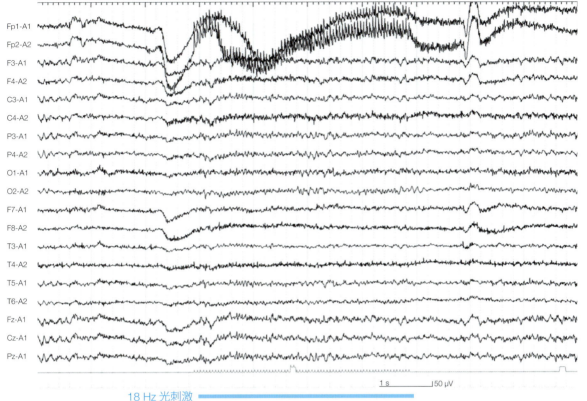

図4 光筋原性反応（PMR）
両側前頭部（Fp1，Fp2）に 18 Hz の PMR を認める．
〔井上有史ほか：臨床検査技師のためのてんかんデジタル脳波検査ガイドブック．ふじさん・てんかん脳波ハンズオンセミナー事務局（編），2021．69〕

　重篤な心疾患，急性期の脳血管障害，呼吸器疾患，モヤモヤ病の既往がある患者や covid-19 などの上気道感染治療中の患者には過呼吸を実施しない．高齢者への適応については，医師の指示を仰ぎ，施行する場合は無理のない範囲で行う．

　リズムに合わせて呼吸できない場合には，風車を吹いてもらうとよい．また，欠神発作などの過呼吸賦活で発作が誘発されやすい症例では，同様に風車をふいてもらい，過呼吸動作が停止する，顔の表情がうつろになるなど，発作が起こったことを他覚的にわかりやすくすることで，発作時の対応を迅速に行うことができる．欠神発作時には絵カード〈図5〉を見せ，呼称できるか確認する，検査者が物の名前をいい，それを記憶できているか確認するなどして，発作の有無，程度，持続時間を判断する．

　過呼吸による非突発性徐波の出現あるいは増強を build-up という．3〜5 歳の小児では，70％以上で著明な build-up がみられる．過呼吸終了後 30 秒以内には元の波形に戻るのが普通である．一旦消失した後に，徐波が再出現する場合（re-build-up）にはもやもや病を疑う．

3）睡眠

　睡眠記録は，てんかんの診断が疑われる場合には重要である．正常睡眠脳波にみられる波形の有無と左右差，年齢発達，突発性異常波の誘発などを目的とする．

　眠りに入る入眠期から，睡眠 stage 1〜2 の軽睡眠の記録時にてんかん性異常波は出現しやすいといわれているため，できるだけ覚醒時から連続して睡眠記録できるとよい．

D

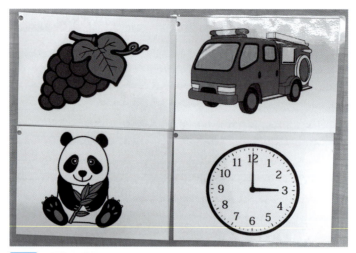

図5 当院で使用している絵カード

　また，患者には寝やすい体勢をとるよう声掛けをすると，体の力が抜けて眠りやすくなる．部屋は眠るために暗くすることが望ましいが，発作が生じた場合に映像にて臨床症状を確認するため，患者の顔が判別できる程度の暗さにとどめる．もし暗い部屋でないと患者が眠れない場合には，寝入るまで部屋は暗くし，睡眠中に明るさを調整するとよい．

　できるだけ自然睡眠が望ましいが，眠れない場合には睡眠導入薬を服用することもある．

　睡眠導入薬を使用する場合は，患者にSpO_2センサーを装着し，検査後にめまいやふらつきなどの副作用がないか，しっかり覚醒しているかを確認する．重度の障害のある小児では呼吸抑制に注意する．

　睡眠記録を得るために，患者に対して，前日の睡眠時間を短縮する，睡眠を妨げるような飲み物は避けるなどの指導を前もってするとよい．

▶てんかん発作が起こった際の対応

　てんかん発作が起こった際は，患者の安全の確保，発作の様子を観察・記録することが大切である．

1）患者の安全の確保

　発作症状によって，ベッドからの転落やベッド柵に手や足が挟まってしまう，などが起こりうる．そのため，事前に発作症状を把握し，リスク評価を行うことが望ましい．意識があるのかないのか，発作後にもうろうとして動き回るのか寝てしまうのかなどの情報を事前に把握しておく．

2）発作の様子を観察・記録する

　発作時にはカメラに患者の症状がよく映るよう調整し，検査者が検査室に入室して意識確認を行う．カメラを遮らないようベッドサイドに立ち，全身が映るように掛物はとる．マスクを着用していたら下に下げ，接続コネクタが接続されているかを再度確認する．発作時に意識があったかどうか，麻痺があるかどうかはその場で対応しなければ判断することが難しい．名前を聞く，絵カードを見せて記憶してもらう，簡単な質問などを繰り返し，意識が回復するタイミングがいつであるかを判断する．また，両手をあげてもらうなどして指示理解の有無，運動麻痺の確認を行う．患者への呼びかけをしながら，顔面や眼球の向き，両上下肢の動きや強直の具合などを観察する．患者の状態を声に出し実況中継をして，映像に残すことも有効な手段である．発作後は，手足に麻痺がないか，外傷がないか，失語がないかなどを確認する．発作中に呼びかけた質問や記憶課題に関して，覚えているかどうかを確認し，記録する．発作時や発作後の対応シートを施設ごとに作成しておくとよい（図6, 7）．

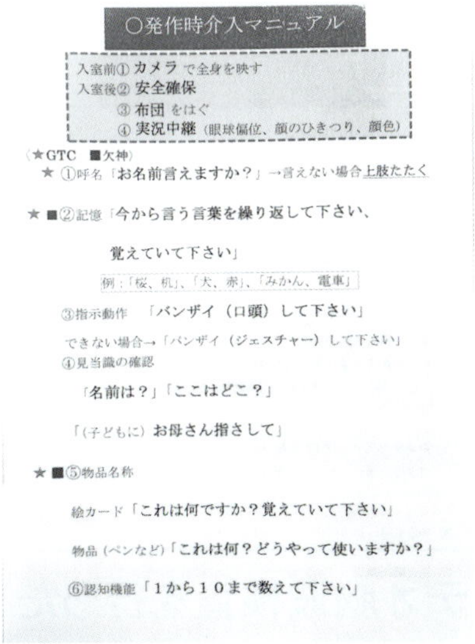

第3部 付 録

図6 当院で使用している発作時対応シート

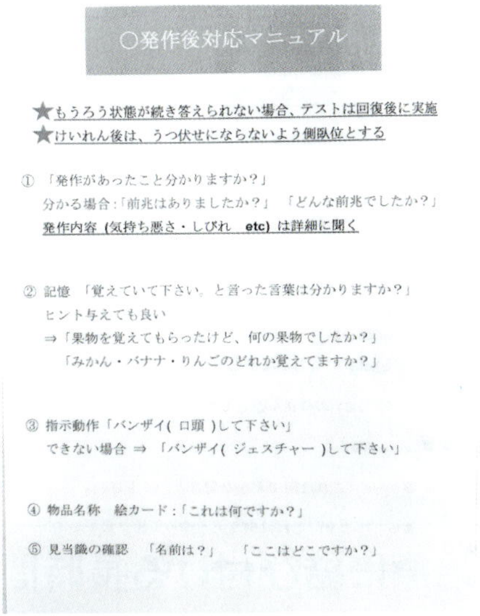

図7 当院で使用している発作後対応シート

　また，患者が発作の前兆を自覚できる場合には，検査者に知らせることのできるマーカーを事前に渡しておき，押してもらうことで，迅速に発作対応ができる.

　発作が多発している場合，長く続く場合，いつも起こる発作と異なる発作が起こった場合には，医師に連絡する.

4 記録中の記載

　脳波記録中は，次の事項をデータとして記入することが大切である.
・睡眠導入薬の使用の有無
・患者の状態(体動はあるか，検査時の体勢など)
・賦活の内容，その時の患者の状態
・混入したアーチファクトの内容，改善方法
・突発性，非突発性異常波の有無
・てんかん発作が記録された場合の患者状態と対処方法

　以上のように，検査中の患者の状態や記録時に起こったイベントなどは詳細に記載し，判読者に伝えることが大切である.

● 文献
1) 井上有史, ほか：臨床検査技師のためのてんかんデジタル脳波検査ガイドブック. ふじさん・てんかん脳波ハンズオンセミナー事務局(編), 2021.
2) 高橋剛夫：脳波賦活法. 日本臨床神経生理学会 (編)：モノグラフ　臨床脳波を基礎から学ぶ人のために, 第2版. 診断と治療社, 2019：56-63.
3) 改訂臨床脳波検査基準. 臨床神経生理学 2002；31：222-242.

(鈴木菜摘)

第3部　付　録

E

長時間ビデオ脳波検査に耐えられる 電極装着法（当院で行われている装着の一例）

1　診断治療に結び付ける長時間ビデオ脳波検査を行うための準備

» 電極が外れにくい包帯固定を工夫をする
» 検査前に患者情報を得て装着と発作症状の動画記録に活用する
» 発作症状が確認できる動画記録を行う
» 検査中の注意事項をわかりやすく説明する
» 検査に関連する部門と連携を密にして患者情報を共有する
» 技師がてんかんの発作症状と発作波を知る

2　検査困難な患者への対応

▶ 検査前

・聴取で患者情報を得る
　➡日常の発汗の程度・趣味趣向・寝ぐずりの有無（乳児，幼児）・発作症状と発作頻度等
　　　↓
・患者情報を参考に病棟の環境に慣らしリラックスさせる
　➡装着場所と装着時間の工夫
　　　↓
・経過観察を行う
　➡患者が落ち着いたタイミングで装着

▶ 検査中

・電極の外れなど，アーチファクトを軽減させるための注意事項が守れているか
　➡守れない注意事項は看護部門と情報共有を行う
　➡再度わかりやすい説明を試みる

3 脳波電極を装着する際に使用する用具

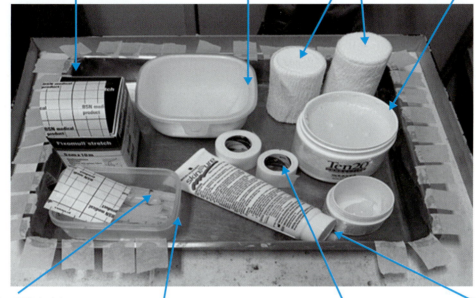

①筋電図用包帯固定用フィクソムルテープ
②アルコールまたはクロルヘキシジン
③包帯（幅7 cm/9 cm）
④ペースト（Ten 20）
⑤電極リード線を束ねるコイルチューブ
⑥小型電極箱カバー
⑦サージカルテープ
⑧皮膚前処理剤スキンピュア

①フィクソムルテープ：両肩の筋電図電極固定用・包帯固定用に使用
②消毒綿：基本的にアルコール綿を使用
　　　　　アルコール禁忌の場合はクロルヘキシジンを使用
③包帯：幅9 cmと7.5 cmの2種類を頭の大きさに応じて使用
④ペースト：長時間脳波記録ではten 20を使用
　　　　　　肌が過敏な場合はエレフィクスを使用
⑤電極リード線を束ねるコイルチューブ：特に幼児では電極リード線の隙間に指が入りやすく
　　　　　　　　　　　　　　　　　　　リード線が引かれて外れることを防止するため
⑥小型電極箱カバー：電極リード線の断線防止のため
⑦サージカルテープ：約2 cm幅に切り頭皮の電極固定に使用
⑧スキンピュア：皮膚のインピーダンスを下げるための研磨剤(肌が過敏なケースは使用不可)

4 脳波電極を装着する

1) 患者を椅子やベッドに座らせて装着する

多動傾向を有する患者の場合：落ち着かせてから装着することを心がける．落ち着かない場合は，座位保持椅子で体を固定し装着を行うこともある．

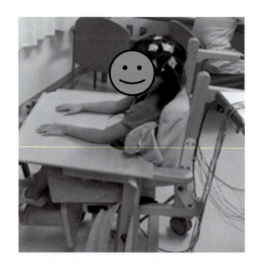

2) 消毒綿にスキンピュアを付け清拭しペーストで目印をつける

この作業を貼るすべての電極に行う．

検査に非協力的な小児全般は消毒綿で強く拭かずスキンピュアを有効活用する．

3) 電極に付けるペーストの量は下図のように検査時間に応じて変更する

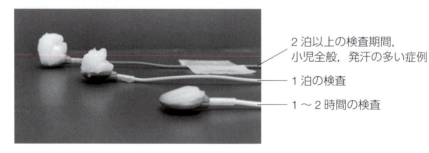

― 2泊以上の検査期間，小児全般，発汗の多い症例
― 1泊の検査
― 1〜2時間の検査

4) サージカルテープを2cm幅に切り，各電極に貼る

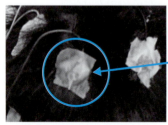
P3P4PZ電極は逆さに貼り電極リード線は後ろ側に流す

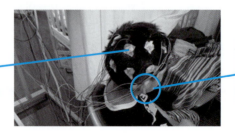

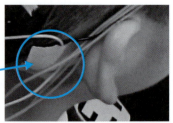
耳朶電極（A1A2）は耳の後ろ側髪の毛の生えていない箇所に貼る

5) 両肩に筋電図電極をフィクソムルテープを使って貼る（当院は筋電図を同時記録している）

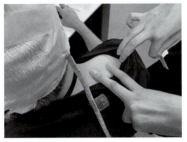
成人は僧帽筋
小児は三角筋

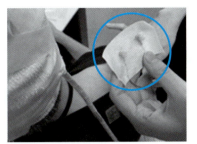
電極2個分間を開けフィクソムルテープに筋電図用電極を付け肩に貼る

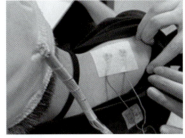

6) すべての電極を貼り終わったら抵抗（インピーダンス）が 10 kΩ 以下であることを確認

数値が高い箇所は 2) に戻って再度清拭し 10 kΩ 以下にする．

（抵抗が下がりにくいケースは 20 kΩ 未満でも可）

5　包帯固定を工夫する：基本的な巻き方

▶ 基本的な巻き方（耳は隠し顎下に包帯を巻く方法）

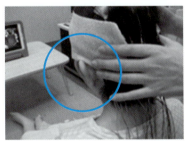
最初は耳を出すように巻き，耳周辺の髪を包帯に収める

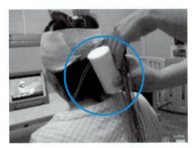
両肩（筋電図）と頭の電極リード線を纏めて包帯を巻く

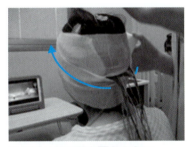
この辺りから耳を覆うように後〜側頭〜前頭部に包帯を巻く

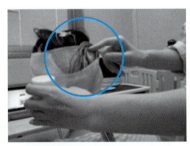
小型電極箱または電極リード線を引かれた時に電極が抜けないようにゆとりをつくる

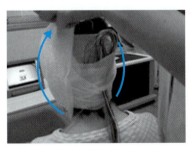
顎の下に2回包帯を通す

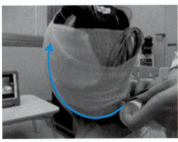
首の後ろから側頭部〜前頭部へ横方向に巻いていく

巻き終えたらサージカルテープで包帯を固定

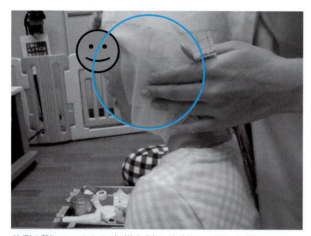

体動が強い，または包帯を触る患者は，頬と包帯を
フィクソムルテープで固定する

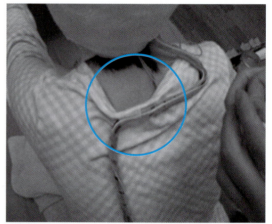

電極リード線を引かれた時に電極が抜けないよう
服の襟や肩にリード線を固定する

6 包帯固定を工夫する：特殊例の対応

▶ 反りまたは顔振りが多い患者・乳幼児患者等の巻き方

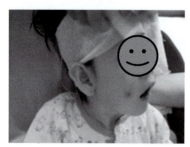

最初に短めの包帯を使用．
1周目は耳を出し耳周りと顔周りの
髪を包帯に収める

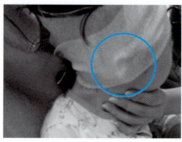

2周目以降は耳を覆うように巻く

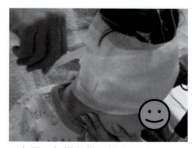

1本目の包帯を巻き終えたら
包帯をサージカルテープで固定

> **Pitfall**
> 反りや顔振りを有する場合：包帯の横巻きは首の後下部から巻くと外れにくい

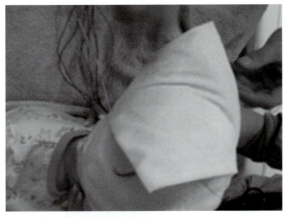
クロスガーゼで頭頂部を覆う

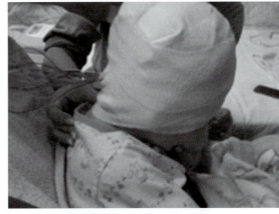
次に包帯1本を使用し1本目同様に巻いていく

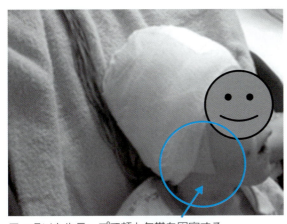
フィクソムルテープで頬と包帯を固定する．
反りが強い場合は首の後ろも同様に固定

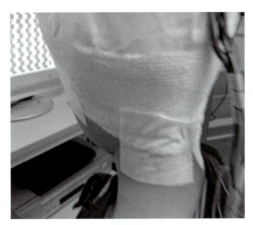
フィクソムルテープで包帯と首の後ろを固定し
サージカルテープで包帯首全体を固定する

7 電極リード線を束ね検査を開始する

1）電極リード線をコイルチューブで束ねる

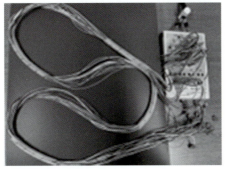
成人・落ち着いて検査できる患者

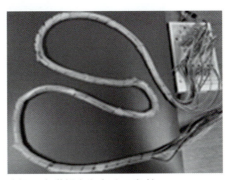
小児・多動傾向を有する患者

①小児または多動傾向を有する患者：電極リード線を引き抜くことがあるため，コード全体が隠れるようにコイルチューブを巻く
②落ち着いて検査できる成人患者：作業時間短縮のため隙間をあけて6〜8本でまとめている

2）小型電極箱をボックスカバーで保護する

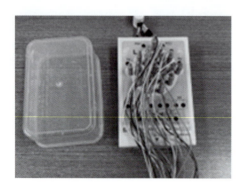
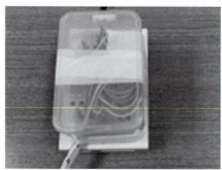

3）小型電極箱を身に付けてもらう

・小児または多動傾向を有する患者：小型電極箱をリュックサック，ウエストポーチ等に入れ患者に身に付けさせる(A)．
・落ち着いて検査できる成人患者：検査付添いなしで注意事項を理解できる患者は安静時体のそばに小型電極箱を置く．移動時は小型電極箱を手で持つまたは斜め掛けにする(B)．

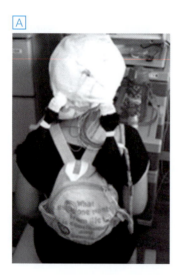
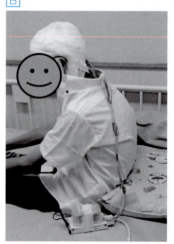

（佐藤哲也）

索 引

凡 例

1. 各項目を和文索引，欧文索引に大別した．配列は原則として，和文索引では五十音順に，欧文索引ではアルファベット順(語頭に数字がある場合には，数字を除く語順)に掲載した．
2. 和文索引と欧文・ギリシア文字索引は，それぞれに独立しているわけではなく相互に補完するものである．したがって，索引に際しては双方の索引を検索されたい．

和文索引

あ・い・う

アーチファクト　39, 41, 261
遺伝子変異　108
内側側頭葉てんかん　252

か

海馬硬化　234
過呼吸　262
間欠的光刺激誘発検査　35
感度　52
顔面血管腫　185

き

キニジン　122
機能的棘波　100
境界領域の脳波　29
凝視　90
強直発作　202
筋電図　195
筋トーヌスの亢進　90

く・け

クロルヘキシジン　267
群発　166
外科治療の術前評価　90
限局性皮質異形成(FCD)　237, 255

こ

高周波フィルター　52
高振幅徐波律動　90

後頭部優位律動　16
口部自動症　89

さ・し

サージカルテープ　268
視床下部過誤腫　186
時定数　52
周期性放電(periodic discharges：PDs)　27
焦点起始強直発作　145
焦点起始自律神経発作　97
焦点発作　49
小児期発症自然終息性てんかん　100
小児後頭視覚てんかん　102
徐波　23
シリーズ形成　123
神経皮膚症候群　184
進展 evolution　51
新皮質てんかん　252

す・せ

睡眠　263
睡眠時棘徐波活性化を示すてんかん性脳症　95
睡眠紡錘波(spindle)　19
正常(非てんかん)脳　12
閃光刺激　262
漸増律動(recruiting rhythm)　203
全般強直間代発作　73
全般性棘徐波　75
全般性棘徐波複合　64
全般性遅棘徐波複合(slow spike and wave complex)　198

索 引

全般性突発性速波活動（generaized paroxysmal fast activity） *200, 203*
全般発作 *53*

そ

素因性 *62*
側頭極皮髄界不鮮明（Temporopolar blurring） *236*
速律動（rapid rhythm, burst of fast rhythm, generalized paroxysmal fast activity） *27*

た・て

大脳皮質形成異常 *108*
体肺動脈側副血管 *122*
定型欠神発作 *58*
低振幅の律動波形 *90*
てんかん重積状態 *97*
てんかん症候群の国際分類 *5*
てんかん性スパズム *123, 160*
てんかんの国際分類 *4*
てんかん発作 *264*
てんかん発作の国際分類 *3*
電極装置 *260*
転倒発作（drop seizure） *197*

な・ね・の

ナトリウムチャネル阻害 *145*
熱性けいれん重積 *84*
脳血流 SPECT *243*
脳軟膜血管腫 *180*
脳波検査 *259*

は・ひ

バーストサプレッション（burst-suppression） *27, 112, 114*
バーストサプレッションパターン *154*
発達性てんかん性脳症 *160*
光・模様感受性 *133*
光駆動反応 *27*

光刺激 *35*
光突破脳波反応 *35*
光ミオクロニー反応 *37*
非定型欠神発作 *61, 203*
ヒプスアリスミア（hypsarrhythmia） *26, 112*
表情の硬直 *90*
ピリドキサールリン酸依存性 *153*
ピリドキシン *153*

ふ・へ・ほ

フィクソムルテープ *267*
ベンゾジアゼピン受容体 SPECT *247*
発作間欠期 *8, 10, 13*
発作間欠期てんかん様発射 *23*
発作時 *8, 10, 14*
発作時脳波 *48*

み・む

ミオクローヌス *227, 232*
ミオクロニー欠神発作 *77*
ミオクロニー脱力発作 *192*
ミオクロニー発作 *67, 69, 71, 73, 227*
無動 *90*
無反応 *90*

め・も

メチルプレドニゾロンパルス治療 *221*
モンタージュ *52*

ゆ・よ

遊走 *117*
要素性幻視 *102*

り・ろ・わ

リード線 *271*
ローランド発射（Rolandic discharge） *27, 92, 96*
笑い発作 *186*

欧文索引

A・B

ABPE　*206*
ASeLECRCTS　*206*
Bottom-of-sulcus dysplasia (BOSD)　*239*
burst-suppression　*27, 112, 114*

C・D・E

CDKL5　*160*
DEE-SWAS　*206*
drop seizure　*197*
EE-CSWS　*206*
EE-SWAS　*206*

F

fast rhythm　*27*
FCD　*237*
FDG-PET　*252*
functional deficit zone　*252*

G・H

Glut1DS　*172*
GNAQ 遺伝子　*180*
hypsarrhythmia 26　*112*

I・K・M

Infantile epileptic spasms syndrome (IESS)
　123

記号・数字

θ 帯域の律動波　*90*

KNCT1 遺伝子　*122*
MRI　*234*

P

PCDH19　*166*
periodic discharges (PDs)　*27*
precision medicine　*115*

R

rapid rhythm　*27*
recruiting rhythm　*203*
Rolandic discharge　*27*

S

SCN1A 遺伝子　*133*
SeLEAS　*216*
SISCOM　*244*
SLC2A1 遺伝子　*172*
slow spike and wave complex　*198*
spindle　*19*
Sturge-Weber 症候群　*180*

T・V

temporopolar blurring　*236*
TIRDA　*86*
Transmantle sign (TMS)　*238*
VHFO　*240*

- **JCOPY** 〈出版者著作権管理機構 委託出版物〉
本書の無断複写は著作権法上での例外を除き禁じられています．
複写される場合は，そのつど事前に，出版者著作権管理機構
（電話 03-5244-5088，FAX03-5244-5089，e-mail：info@jcopy.or.jp）
の許諾を得てください．
- 本書を無断で複製（複写・スキャン・デジタルデータ化を含みます）する行為は，著作権法上での限られた例外（「私的使用のための複製」など）を除き禁じられています．大学・病院・企業などにおいて内部的に業務上使用する目的で上記行為を行うことも，私的使用には該当せず違法です．また，私的使用のためであっても，代行業者等の第三者に依頼して上記行為を行うことは違法です．

新版　どう読む？　こう読む！
てんかんの発作間欠期・発作時脳波

ISBN978-4-7878-2648-0

2024 年 9 月 9 日　初版第 1 刷発行

旧書名「アトラス てんかんの発作間欠期・発作時脳波を読む」
2007 年 10 月 25 日　初版第 1 刷発行

編　集　者	高橋幸利
発　行　者	藤実正太
発　行　所	株式会社　診断と治療社
	〒 100-0014　東京都千代田区永田町 2-14-2　山王グランドビル 4 階
	TEL：03-3580-2750（編集）　03-3580-2770（営業）
	FAX：03-3580-2776
	E-mail：hen@shindan.co.jp（編集）
	eigyobu@shindan.co.jp（営業）
	URL：https://www.shindan.co.jp/
表紙デザイン	株式会社オセロ
印刷・製本	日本ハイコム株式会社

© 株式会社 診断と治療社，2024. Printed in Japan.　　　　　　　　　　［検印省略］
乱丁・落丁の場合はお取り替えいたします．